Detlef Buckwitz

Sicher hinauf – gesund nach Hause
Höhenmedizin für Trekking und Bergsteigen

edition winterwork

Bibliografische Informationen der Deutschen Nationalbibliothek:
Die Deutsche Nationalbibliothek verzeichnet diese Publikation in der Deutschen Nationalbibliografie. Detaillierte bibliografische Daten im Internet über http://www.d-nb.de abrufbar.

Impressum

Detlef Buckwitz, »Sicher hinauf – gesund nach Hause
Höhenmedizin für Trekking und Bergsteigen«
www.edition-winterwork.de
© 2022 edition winterwork
Alle Rechte vorbehalten.
Satz: Detlef Buckwitz
Umschlag: Detlef Buckwitz
Druck und Bindung: winterwork Borsdorf

ISBN 978-3-96014-919-4

Sicher hinauf – gesund nach Hause

Höhenmedizin für Bergsteigen und Trekking

Dr. Detlef Buckwitz

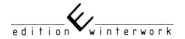
edition winterwork

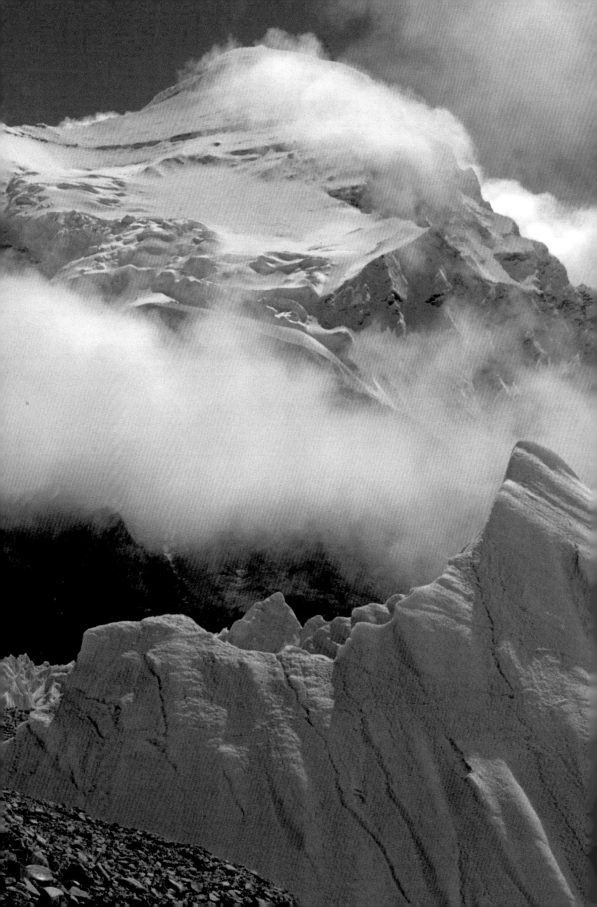

0.   Vorwort

Immer mehr Menschen zieht es in die Berge. Sie genießen die faszinierende Natur, suchen sportliche Herausforderungen oder wollen zu sich selbst finden. Sie besteigen Gipfel oder erkunden ein Gebiet im Rahmen einer Trekkingtour. Einige scheuen nicht die Herausforderung einer Expedition. Dabei werden die Ziele immer anspruchsvoller. Die avisierten Gipfel werden höher, die Trekkingziele liegen in den entlegensten Gebieten der Welt.

Auch die Bergbesucherinnen und -besucher haben sich geändert. In früheren Zeiten war der Zugang einigen wenigen vorbehalten, die die hohen körperlichen, mentalen und nicht zuletzt auch finanziellen Voraussetzungen erfüllen konnten.

In heutiger Zeit treffen wir in den Bergen neben einigen professionell agierenden Bergsteigerinnen und Bergsteigern vor allem Freizeitsportlerinnen und -sportler. Nach Zahlen der WHO suchen weltweit jährlich ca. 40 Millionen Menschen die Berge auf. Sie verfügen über sehr unterschiedliche Kenntnisse, Fähigkeiten und Erfahrungen, mit den Herausforderungen großer Höhen und unzugänglicher Gebiete umzugehen. Insbesondere durch die Nutzung kommerzieller Angebote trifft man in den Bergen Menschen, die diese Voraussetzungen in keiner Weise erfüllen.

Durch den Ausbau der Infrastruktur in interessanten Gebirgs- und Trekkingregionen sind viele Ziele überhaupt erst zugänglich geworden, die früher nur im Rahmen von Expeditionen erreicht werden konnten. Man vergleiche die Reiseberichte der außereuropäischen Bergpioniere mit den heutigen Katalogangeboten. Auch die heute verfügbare moderne Ausrüstung, von wind- und wasserdichter Bekleidung bis zu Navigationsgeräten oder Satellitentelefonen, hat vielen Menschen überhaupt erst den Zugang zu anspruchsvollen Zielen ermöglicht.

Um keine Missverständnisse aufkommen zu lassen, auch der Autor zählt sich zu denjenigen Bergfreunden, die ihrem Hobby nur im Urlaub nachgehen können und auf die logistische Unterstützung von Berghütten oder lokalen Agenturen angewiesen sind. Viele Reiseziele stehen nur zur Diskussion, weil man die Region bequem mit Flugzeug, Bahn oder Bus erreichen kann.

Wir leben in einer Zeit, in der Wachstum und Steigerung der Normalfall sind. Nichts scheint unmöglich. Der eine lässt sich beim Oktoberfest durch High-Tech-Karusselle in die Höhe katapultieren und ein anderer springt an Gummiseilen hängend in die Tiefe. Die Adrenalinausbeute ist immens. Die Techniken sind TÜV-geprüft, objektiv besteht kein Risiko.

Das unterscheidet sich grundlegend von Aktivitäten in großer Höhe. Am Berg fallen die Adrenalinspitzen im Normalfall geringer aus, dafür sind wir stets Risiken ausgesetzt. Diese Gefahren sind allgegenwärtig, aber

Abb. 1, Umschlag: Broadpeak, 8.051 m im Karakorum

Abb. 2: Cho Oyu, 8.201 m vom Eisbruch am tibetischen Basislager gesehen

oftmals nicht sichtbar oder zumindest nicht augenscheinlich. Sie betreffen Unfallrisiken und Gefahren für die Gesundheit im weiteren Sinne.

Anliegen des Autors ist es, der Leserin und dem Leser ein realistisches Bild hinsichtlich der gesundheitlichen Risiken in großen Höhen und diesbezügliche Handlungsempfehlungen zu geben. Manch einem Gipfelaspiranten mögen Gefahrenkonstellationen gewahr werden, die ihn von einer Unternehmung abhalten.

Andere Bergfreunde werden Hinweise finden, die es ihnen ermöglichen, ihre Ziele sicherer und in einem guten gesundheitlichen Zustand und damit mit mehr Lebensqualität zu erreichen. Das Eintreten medizinischer Komplikationen wird durch kluges Verhalten unwahrscheinlicher und die Chance, den Gipfel zu erreichen, größer. Wenn im Bus Unfallopfer immer nur in der ersten Reihe zu beklagen wären, kann man in den hinteren Reihen gelassen reisen.

Der Autor ist davon überzeugt, dass es hilfreich ist, auch über Hintergrundwissen zu verfügen. Wem sich die ursächlichen Zusammenhänge physikalischer Bedingungen und physiologischer oder biochemischer Prozesse erschließen, kann besser verstehen, warum unter bestimmten Bedingungen Krankheiten auftreten und wie diese vermieden oder kuriert werden können.

Zum besseren Verständnis werden Sachverhalte oft grob vereinfacht dargestellt und illustrierende Vergleiche hinken bekanntermaßen immer.

Dem Autor hat es stets ein gutes und sicheres Gefühl vermittelt, wenn er die wahrgenommenen körperlichen Veränderungen im Rahmen der Höhenanpassung nachvollziehen und einordnen konnte. Daraus resultierte ein stimmiges Bild vom eigenen Körper, dass ihn entweder zu Zurückhaltung ermahnte oder in seinem Tun bestärkte. Daran möchte der Autor die Leserinnen und Leser teilhaben lassen.

Die Darstellung der medizinischen Zusammenhänge orientiert sich stark an den Veröffentlichungen von Franz Berghold und Wolfgang Schaffert, die seit über einem Jahrzehnt die Grundlage der Ausbildung von Höhenmedizinern im deutschsprachigen Raum bilden.

Selbstredend mögen sich Frauen und Männer stets gleichermaßen angesprochen fühlen, auch wenn dies nicht explizit erwähnt ist – sorry dafür.

Berlin, Juni 2022   Dr. Detlef Buckwitz

Wichtiger Hinweis zu diesem Buch

Sofern Diagnosestellungen, medizinische Behandlungen oder medikamentöse Therapien erwähnt werden, hat dies nur orientierenden Charakter. Diese stellen grundsätzlich keine Therapie- oder Medikationsempfehlungen des Autors dar. Dieser ist weder befugt, noch hat er die Absicht, ärztlichen Rat zu erteilen.

Alle Ausführungen beziehen sich auf gesunde Personen ohne Vorerkrankungen. Hinsichtlich weiterer Fragen, insbesondere bei Vorerkrankungen sollte der Rat eines höhenmedizinisch geschulten Mediziners eingeholt werden.

Sofern Produktnamen genannt sind, handelt es sich nur um Beispiele. Die meisten Medikamente sind rezeptpflichtig. Lassen Sie sich durch Ihren Arzt oder Apotheker zu Alternativen, Generika, Nebenwirkungen und Kontraindikationen beraten.

Inhaltsverzeichnis

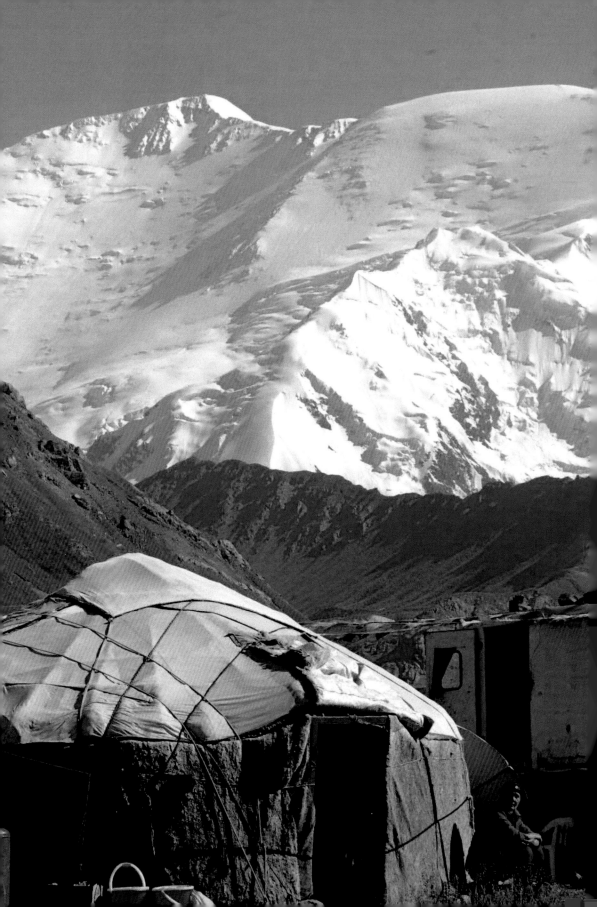

1. Gesundheitliche Risiken von Höhenbergfahrten

Bergfahrten können einen unterschiedlichen Charakter aufweisen.

In erster Linie sind Bergwandern / Trekking und Bergsteigen voneinander zu unterscheiden. Hinzu kommen andere Bergsportarten wie Mountainbiken, Klettern, Skisport und andere, für die viele zu besprechende Aspekte analog gelten.

Sie eint, dass der Sport – wie der Name schon sagt – in exponiertem Gelände ausgeübt wird und dass man sich bei diesen Outdoorsportarten dem Wetter und dessen Kapriolen nicht entziehen kann. Hinzu kommt die Höhe als solche.

Auch kann auf die Organisationsform abgestellt werden, von kommerziell angebotenen Trekkings und Großexpeditionen bis hin zu individuellen Touren und Bergbesteigungen. Die körperliche und mentale Beanspruchung reicht von Aktivurlauben bis hin zu sportlich hoch ambitionierten Unternehmungen.

Hiervon ist abhängig, welche gesundheitlichen Risiken der Teilnehmer unvermeidlich eingeht und welcher Umfang an medizinischer Hilfe erwartet werden kann.

In unserem Denken gehen wir davon aus, dass bei entsprechender Vorsicht nahezu alle Risiken ausgeschaltet werden können. Dieses Narrativ trifft im Hochgebirge nicht zu.

Trotz verbesserter Rahmenbedingungen hinsichtlich Ausrüstung und Logistik nimmt die Anzahl von schweren und tödlichen gesundheitlichen Zwischenfällen nicht adäquat ab. Dank besserer Voraussetzungen werden höhere Risiken eingegangen. Während beispielsweise im Bereich des Deutschen Alpenvereins die Zahl tödlicher Bergunfälle rückläufig ist, nimmt die Zahl von Rettungseinsätzen seit 1990 zu (Kühnhauser, 2017). Oft begeben sich Menschen, wissend, dass im Notfall ein Hubschrauber gerufen werden kann, in eine Situation, der sie nicht gewachsen sind (Dick, 2014).

Die Höhenmedizin entwickelte sich erst Mitte des letzten Jahrhunderts basierend auf zwei Säulen. Die Alpenmedizin als Unfallmedizin entwickelte sich parallel zur Verbreitung des Alpinismus. Bekannt aus früher Zeit sind die Lawinensuchhunde am Großen St. Bernhardpass, die Verunglückte mit Rum versorgten, wobei der medizinische Nutzen von Hochprozentigem eher zweifelhaft gewesen sein dürfte. Während früher nur rudimentäre Hilfe durch Bergkameraden verfügbar war, die sich de facto oft nur auf den Abtransport von Verunglückten beschränkte, stehen heute in den Alpen fliegende Intensivstationen zur Verfügung, die Hilfebedürftige binnen Minuten in Spezialkliniken bringen. Höhenmedizin im Sinne einer Inneren Medizin entwickelte sich erst, nachdem man erkannte, dass bei der Besteigung des Mt. Everest gravierende medizinische Herausforderungen bestehen. Dies führte 1961 zur Silver Hut Expedition, benannt nach den verwendeten Aluminiumhütten, bei der

Abb. 3: Basislager am Pik Lenin (Pamir) auf 3.600 m Höhe, 2012 erstmals systematische höhenmedizinische Untersuchungen durchgeführt wurden (Berghold und Flora, 2018). Seitdem wurden viele Erkenntnisse gewonnen, auf Grund derer wir heute gesundheitliche Risiken vermindern und die Chance auf Gipfelerfolge erhöhen können.

Box 1

Trend oder Hype?

Im Jahr 1982 besuchten ca. 24.000 Bergtouristen das damalige Königreich Nepal. 2007 zählte man bereits 500.000 Besucher und 2018 1.1 Millionen, die letztlich in eine Handvoll Bergtäler drängten – eine Steigerung um 4.500% (Wikipedia, 2022).

Das Khumbu-Tal am Mt. Everest verzeichnet jährlich ca. 25.000 Touristen, die in zwei kurzen Zeitfenstern vor und nach dem Monsun in einem Ameisenzug in Richtung base camp pilgern. Die Annapurna-Runde ist ein leichterer und vor allem einfach zugänglicher Treck und wird folglich mit rund 75.000 Besuchern beehrt.

In Syangboche wurde auf 3.970 m Höhe das Everest-View-Hotel errichtet, dessen Räume mit zusätzlichem Sauerstoff angereichert werden. Zeitweise wurden Direktflüge dorthin angeboten. Dieses besonders bei Japanern beliebte Hotel soll offenbar die Höhenanpassung ersparen. Allerdings holt die Realität den, der es eigenmächtig verlässt, sehr schnell ein (McGuinness, 2007).

Jährlich werden mittlerweile ca. 50.000 Menschen gezählt, die den Kilimanjaro besteigen wollen, 2013 sogar 60.000. Es wundert daher nicht, dass von diesen Menschenmassen nur 20% den Kraterrand und gar nur 5% den Gipfel erreichen. Bezahlt haben natürlich auch diejenigen, die nie eine realistische Chance auf den Gipfelerfolg hatten. Von denjenigen, die abgebrochen haben, dürften die meisten höhenkrank gewesen sein. Ist das Scheitern hier Teil des Geschäftsplanes?

Auch 8.000er liegen im Trend, wobei in Abwägung von Prestige und Realisierbarkeit Mount Everest, Cho Oyu, Manaslu und Ama Dablem (kein 8.000er, aber anspruchsvoll und traumhaft schön) auf der Wunschliste ganz oben stehen (Salisbury et al., 2021).

Seriöse Zahlen für die Gipfel in Nepal liefert seit Jahrzehnten die von Elizabeth Hawley initiierte und heute von Billi Bierling fortgeführte Himalayan Database (Salisbury et al., 2021), in der die Zeit seit 1990 als die kommerzielle Periode bezeichnet wird.

Der höchste Gipfel der Erde wurde bereits 5.351mal bestiegen, davon erreichten nur 217 Bergsteiger den Gipfel ohne Flaschensauerstoff. 187 Bergsteiger haben ihre Intention am Everest mit dem Leben bezahlt (Expeditionsmitglieder ohne Sherpas, Stand 14.04.2022, The Himalayan Database, 2022). Am 23.05.2019 drängten sich 358 Menschen auf dem Gipfel. 1998 stand ein beinamputierter und 2001 ein blinder Mensch auf dem Gipfel, 2003 lief ein Nepali in weniger als 11 Stunden vom Basislager zum Gipfel. Der bisher älteste Gipfelstürmer war 80 Jahre und 224 Tage alt, der jüngste 13 Jahre. Die jüngste Person, die das Basislager erreichte, war die 11 Monate alte Lizzy Hawker – Glückwunsch (Wikipedia, 2022). Ergänzt wird das durch Rekorde von Gleitschirm-, Ski- und Snowboardabfahrten. Was sind die künftigen Steigerungen?

1.1.   Im Trend

Bergtourismus folgt dem Trend zu immer herausfordernder und spektakulärer Betätigung. Besteigungen werden heute von ambitionierten Freizeitsportlern durchgeführt, die früher professionell Aktiven vorbehalten waren. Gleiches gilt für Trekking in den entlegensten Winkeln dieser Welt.

Wer sich ein Bild fragwürdiger „Rekorde" am Mount Everest machen möchte, dem sei die Wikipediaseite „List of Mount Everest Records" (2022) empfohlen (Box 1).

Ist das ein Ausdruck von Eitelkeit und Selbstvermarktung oder Liebe zu den Bergen und fremden Kulturen? Der Autor, selbst Teilnehmer einiger kommerziell unterstützter Expeditionen stellt sich selbstredend ebenso die Frage, inwieweit er selbst Teil des Problems ist.

Das Besondere von Trekking- und Bergfahrten liegt nicht nur im Aufsuchen weit entfernter Regionen, sondern darin, auf sich selbst gestellt zu sein. Die Herausforderung besteht in der eigenverantwortlichen Bewältigung neuer und ungewohnter Situationen. Zu diesen ungewohnten Herausforderungen zählen auch der Erhalt der Gesundheit und die Anpassung an die Höhe.

1.2.   Erkrankungs- und Todesfallrisiken

All diese Menschen sind in unterschiedlichem Ausmaß dem Risiko der Höhenkrankheit, anderer höhenspezifischer Erkrankungen oder Unfällen ausgesetzt. Neben verschiedenen anderen Aktivitäten kann vereinfachend folgende Unterteilung vorgenommen werden:

Bergsteigen und Bergwandern in den Alpen erfolgt in einer Höhe, in der sich der Körper anpassen kann. Beim Auftreten von Krankheitssymptomen kann zumeist so weit abgestiegen werden, dass die Symptome zurückgehen. Zudem ist in Europa oder Nordamerika kurzfristig medizinische Hilfe auf hohem Niveau verfügbar.

Höhentrekking erfolgt in Höhen bis ca. 5.300 m oft abseits der Zivilisation. Das Risiko einer tödlich verlaufenden Erkrankung ist mit 0,015% deutlich höher, aber immer noch eher gering (Berghold und Schaffert, 2012).

Im Vergleich hierzu ist die Todesfallrate (Mortalität) beim Höhenbergsteigen mit 3% und einem Erkrankungsrisiko (Inzidenz) von 25% ca. 300mal höher als beim Höhentrekking und sogar 30.000mal höher als bei einer Bergtour in den Alpen. Im Bereich der Achttausender liegen die Quoten nochmals deutlich höher (Kap. 6.9).

Bergsteigen in extremer Höhe führt über 5.300 m hinaus, wo sich der Körper nicht mehr dauerhaft anpassen kann. Medizinische Hilfe ist nicht oder erst zeitverzögert verfügbar. Hauptursache sind laut Statistik mit großem Abstand Unfälle.

Das sollte stutzig machen, denn in extremer Höhe steigen die gewählten Kletterschwierigkeiten nicht annähernd in dem Maß, wie Unfälle zunehmen. Ein sehr großer Anteil von Unfällen und anderen schweren Gesundheitsschäden und Todesfällen ist auf Fehlentscheidungen im weiteren Sinne zurückzuführen. Ursache hierfür sind oft durch Sauerstoffmangel bedingte geistige Fehlleistungen. Somit ist ein Großteil schwerer Gesundheitsschäden ursächlich auf Höhenerkrankungen zurückzuführen.

Der menschliche Organismus ist hier vier Einflussfaktoren ausgesetzt, die zumeist zusammenwirken und sich auch im Krankheitsgeschehen wechselseitig beeinflussen:

- Sauerstoffmangel (Hypoxie) mit dem Risiko der Beeinträchtigung der Hirnfunktion (cerebrale Schäden) oder der Lungenfunktion

- Unterkühlung (Hypothermie) mit dem Risiko von Erfrierungen

- Verminderter Blutzuckerspiegel (Hypoglykämie) / Mangel an ausreichender energetischer Versorgung bei hohem Energieverbrauch

- Wasserverlust (Dehydrierung) vorrangig durch Abatmung bei unzureichender Flüssigkeitszufuhr, der Erfrierungen begünstigt und zu organischen Schädigungen bis hin zur Lungenembolie führen kann.

Gerade vor dem Hintergrund des immer leichteren Zugangs zu den Bergen möge dem Leser der erforderliche Respekt und eine angemessene Demut vor großen und extremen Höhen nahegebracht werden.

Für diese Höhen ist der menschliche Organismus im Rahmen der Evolution nicht angepasst, vereinfacht gesagt, haben wir dort nichts verloren. Wenn wir dennoch unsere Grenzen erweitern wollen, so seien Hinweise gegeben, um unsere Ziele sicherer zu erreichen und vor allem um gesund nach Hause zu kommen. Wenn der Bergtourist die Gesetzmäßigkeiten kennt, nach denen sein Körper auf die Höhe reagiert, gibt ihm das Sicherheit und Selbstvertrauen. Er erkennt aber auch Alarmsignale, die es ihm

ermöglichen, kritische oder gar lebensbedrohliche Erkrankungen zu vermeiden.

1.3. Rettungs- und Gesundheitssysteme

In Europa und Nordamerika sind wir ein hochentwickeltes Gesundheitssystem gewohnt. Medizinische Hilfe ist innerhalb von Minuten vor Ort. Durch die Verfügbarkeit von Mobiltelefonen oder besser gesagt, den entsprechenden Funknetzen ist auch in den Alpen die Hubschrauberrettung gefühlt immer und überall verfügbar. Durch eine Reisekrankenversicherung oder die Alpenvereinsmitgliedschaft entstehen im Idealfall nicht einmal Kosten. Da wird manch ein Gipfelaspirant mutig.

Sobald man Europa oder Nordamerika verlässt, also im weitaus größeren Teil der Welt, ergibt sich ein gänzlich anderes Bild. Darüber dürfen auch komfortable Basislager und Satellitentelefone nicht hinwegtäuschen, wenngleich sich die Situation in den letzten Jahren verbessert hat.

Objektive Restriktionen

In abgelegenen Hochgebirgen sind Bergrettungen oftmals kaum zu bewältigende Herausforderungen. In sehr großen Höhen muss akzeptiert werden, dass Rettungen oftmals schlichtweg unmöglich sind. Auch dem Handlungsspielraum eines anwesenden Expeditionsarztes sind objektiv sehr enge Grenzen gesetzt, erst recht dem eines medizinischen Laienhelfers.

> Neben dem Sauerstoffmangel stellt der Wasserverlust das größte gesundheitliche Risiko in großer Höhe dar.

In Nepal, dem Trekkingland Nummer eins, existiert kein einziger notfallmedizinisch ausgestattetet Hubschrauber. Zwar sieht man Hubschrauber allenthalben fliegen, aber zumeist nur bis in Höhen von 5.000 m und nur bei gutem Wetter, da die Piloten natürlich selbst auch überleben möchten.

Wenn berichtet wird, dass in Pakistan und Nepal mittlerweile Rettungen aus 7.000 m Höhe erfolgten (Sumann und Durrer, 2018), so handelt es sich um Einzelfälle, die alle paar Jahre unter absolut idealen Bedingungen möglich sind.

In Kirgistan oder Aserbaidschan beispielsweise existiert keinerlei Flugrettung.

Der Autor erlebte 2013, dass am Broad Peak in Pakistan ein amerikanischer Bergsteiger mit gebrochenem Bein mehrere Tage auf flugtaugliches Wetter warten musste, obwohl wir den laienhaften Eindruck guter Witterung hatten. Höhenwinde sieht man eben nicht.

Kaufmännische Aspekte

Jedem Reisenden ist selbstredend bewusst, dass er nicht nur ein gern gesehener Gast, sondern auch Einkommensquelle der Einheimischen ist.

Auch wenn man in einer bedrohlichen Notlage jede Hilfe erhalten wird, so muss klar sein, dass man auch hier wirtschaftliches Subjekt ist. Letztlich liegt in der Notlage der als steinreich empfundenen Europäer für jeden Einheimischen die Chance, eine Vergütung in Höhe von mehreren landestypischen Jahreseinkommen zu generieren. Der Autor hat Erfahrungen in Peru, Russland, Pakistan und Kirgistan machen dürfen. Beim ersten Erleben wird man entsetzt sein, wie ignorant und korrupt einzelne Beamte sein können.

Es sei nicht unterstellt, dass ein Bergführer von einer Tausende Dollar kostenden Rettung mehr profitieren könnte, als von einem Gipfelerfolg. Es ist aber auch kein Geheimnis, dass bei Flügen, die oft viele Tausend Dollar kosten, hohe Provisionen gezahlt werden. Zunehmend berichten Reisende, dass sie zu schnellen Aufstiegen motiviert wurden, bei denen dann der Hubschraubereinsatz vorprogrammiert war.

Hier gilt dann das Prinzip von Angebot und Nachfrage. Der Autor erlebte dies im Karakorum. Der Flug von der Distriktkauptstadt zum Basislager wäre für ca. 4.000 $ möglich gewesen. Zum Rücktransport einer tödlich verunglückten Person wurden für die gleiche Strecke retour Preise bis 22.000 $ aufgerufen, letztlich zahlten wir 12.000 $.

Hubschrauber starten jedoch erst, nachdem der Preis tatsächlich bezahlt oder eine akzeptierte Zahlungsgarantie hinterlegt wurde. Ein Erstattungsanspruch durch eine Versicherung hilft hier nicht. Jeder Individualreisende möge vorab regeln, wie er in den Genuss einer Rettung kommen würde. Folgende Varianten bieten sich hier an, sinnvoller Weise in Kombination:

- Hinterlegung einer Kreditkarte mit entsprechendem Verfügungsrahmen oder Guthaben zusammen mit erteiltem Blanko-Belastungsauftrag bei der Expeditionsagentur;

- Vorhandensein einer Expeditionsversicherung, die per Fax oder Mail dem Fluganbieter verbindliche Zahlungszusagen erteilt. Dies sollte ein Versicherer sein, der eine solche Situation sofort und unbürokratisch 7/24 managen kann.

- Bankguthaben zur Verfügung einer Vertrauensperson in der Heimat, die erforderliche Beträge schnell transferieren kann (z. B. über wise.com u. a.);

- Mitführung von erheblichem Bargeld sicherheitshalber aufgeteilt auf mehrere Reiseteilnehmer.

Grundsätzlich ist ein seriöser Ansprechpartner vor Ort hilfreich, der ein eigenes wirtschaftliches Interesse an einem guten Verlauf der Dinge hat.

Selbst nach einem Rücktransport nach Kathmandu wird man kein einziges Krankenhaus finden, in dem eine angemessene intensivmedizinische Behandlung möglich wäre, so dass eine Flugrückholung möglich sein sollte.

Nicht anders sieht es in allen Entwicklungsländern aus. Während die touristische Infrastruktur ausgebaut wird, gilt dies nicht adäquat für die medizinischen Versorgung.

Für den Autor führte eine gesundheitlich erforderliche vorzeitigen Abreise vom Basislager im Tienschan nach Deutschland (Hubschrauber, Bus, Fernflug) zu immensen Mehrkosten. Da der Arzt im Basislager keinen Patientenbrief verfasste und seine Barvergütung nicht quittierte, konnte die Erkrankung nicht exakt belegt werden. So zahlten weder die Auslandsreisekrankenversicherung noch die Reiserücktrittsversicherung.

Der Autor möchte dem Leser nicht die Freuden einer herausfordernden Bergfahrt verderben, sondern ganz im Gegenteil ihm Hinweise an die Hand geben, die Ziele realistisch einzuschätzen, sicher zu erreichen und vor allem gesund nach Hause zu kehren.

Hierzu betrachten wir zuerst die physikalischen Besonderheiten im Hochgebirge (Kap. 2), dann die normalen biochemischen und physiologischen Anpassungsprozesse des Körpers (Kap. 3) sowie die Voraussetzungen für einen Höhenaufenthalt (Kap. 4). Dann folgt der praxisorientierte Teil mit konkreten Fragen der Höhenakklimatisation (Kap. 5), der akuten Höhenkrankheit (Kap. 6) sowie weiterer höhentypischer Erkrankungen (Kap. 7).

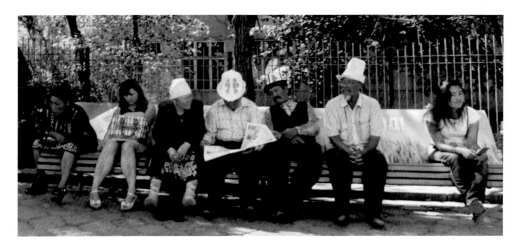

Abb. 4: Kirgiesen zum Feierabend

Abb. 5: Abendstimmung am Elbrus (Kaukasus)

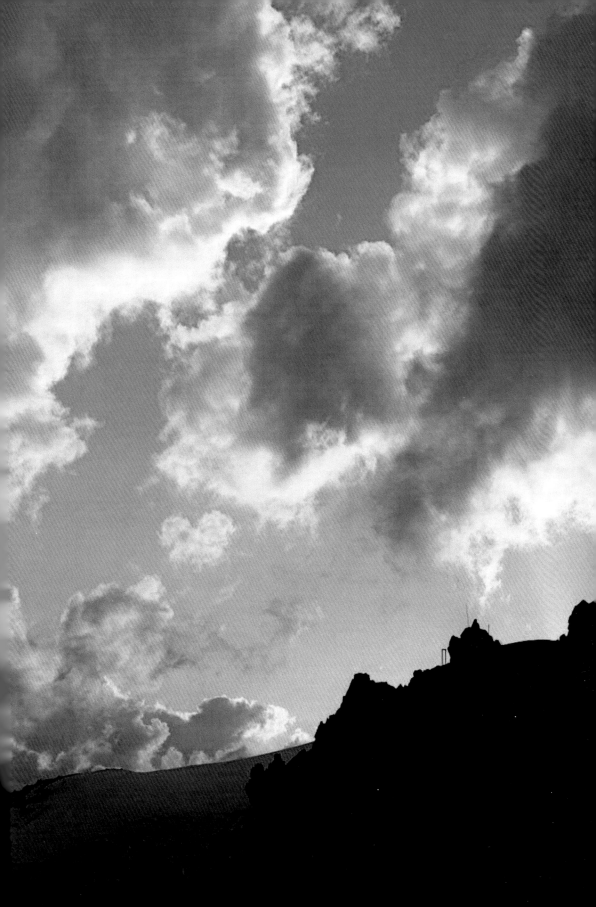

2. Physik großer und extremer Höhen

2.1. Höhenstufen

Bevor die Reaktionen des menschlichen Körpers in der Höhe dargestellt werden, wollen wir betrachten, in welcher Umwelt wir uns dort befinden. Entsprechend den unterschiedlichen Auswirkungen auf den Menschen erweist sich die Unterscheidung folgender Höhenbereiche als nützlich:

- **Geringe Höhen (bis 1.500 m)**: In diesen Höhen werden keine physiologischen Veränderungen wahrgenommen.

- **Mittlere Höhen (bis 2.500 m)**: In diesem Höhenbereich sind bei schnellem Aufstieg physiologische Veränderungen messbar, beispielsweise im Bereich des Nachtsehens und hinsichtlich komplexer Hirnfunktionen. Die Leistungsfähigkeit beginnt abzusinken und das Atemminutenvolumen nimmt zu. Sie führen jedoch im Regelfall nicht zu Beeinträchtigungen. Der Körper reagiert mit einer Sofortanpassung.

  Die Höhenkrankheit ist im oberen Bereich (insbesondere bis 3.000 m) zunehmend verbreitet.

- Der Bereich um 2.500 m wird als **Schwellenhöhe** bezeichnet und kennzeichnet die Grenze, ab dem sich der Körper an die Höhe anpassen muss und ab der höhenbedingte gesundheitliche Probleme relevant werden. Die Häufigkeit (Inzidenz) von leichter Höhenkrankheit (AMS) liegt bei einer Schlafhöhe von 2.500 m bereits bei 10-15% (Berghold und Schaffert, 2012).

Heute wird die Schwellenhöhe jedoch nicht mehr als fixe Größe betrachtet, sondern als ein sehr individueller Höhenbereich, in dem eine Sofortanpassung ausreichend ist (Berghold, 2018b).

- **Große Höhen (bis 5.300 m)**: Die Sofortanpassung reicht nicht mehr aus. An diesen Höhenbereich muss sich der Körper gezielt anpassen, um schadlos überleben zu können (Akklimatisation). Die Leistungsfähigkeit ist eingeschränkt. Eine vollständige und dauerhafte Anpassung ist möglich. Hierauf nimmt die Höhentaktik, d. h. die Strategie zum Erreichen großer Höhen, Bezug.

  Die Höhenkrankheit auch in der schweren Form tritt häufig auf.

- **Extreme Höhen (über 5.300 m)**: Ab dieser Höhe ist eine dauerhafte Anpassung nicht mehr möglich und Aufenthalte sind zeitlich begrenzt. Der Körper reagiert mit einer Atemanpassung, die kurzes verweilen ermöglicht. So befinden sich die höchstgelegenen Siedlungen stets unterhalb dieses Höhenbereiches: La Rinconada in Peru auf 5.100 m oder Gorak Shep in Nepal auf 5.300 m. Diese Höhengrenze gilt auch für die Basislager der Achttausender.

Die Übergänge sind fließend und die Einteilung erfolgt in der Literatur nicht einheitlich. Insbesondere werden mittlere Höhen heute oft bis 3.000 m gerechnet (Berghold, 2018b).

Die für uns relevante unterste Luftschicht wird als Troposphäre bezeichnet. Sie enthält 90% der gesamten Luft und in ihr spielt sich der überwiegende Teil des Wetters ab. Während sie am Äquator 18 km hoch ist, beträgt ihre Dicke an den Polen auf Grund der Erdrotation nur 8 km im Sommer und 6 km im Winter (Abb. 6).

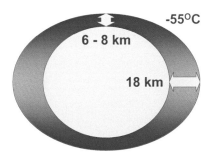

Abb. 6: Troposphäre der Erde

Zu den Größen, die sich in der Höhe verändern und die wir uns im Folgenden anschauen, gehören die in Tab. 1 genannten.

Luftdruck	-11,3 %
Sauerstoffpartialdruck	-11,3 %
Luftdichte	-7,1 %
Luftfeuchtigkeit	-25 %
UV-Strahlung	+13 %
Temperatur	-6,5°C

Tab. 1: Veränderungen bei Höhenzunahme Meereshöhe auf 1.000 m

2.2. Luftdruck

Der uns bekannte Luftdruck entsteht dadurch, dass die Luft durch die Gravitation der Erde angezogen wird und Luftschichten durch ihr Gewicht einen entsprechenden Druck ausüben. Der Luftdruck entspricht immer dem Gewicht der über einer Fläche befindlichen Luftsäule. In beispielsweise 5.000 m Höhe ist die Luftsäule über uns um ebendiese 5.000 m kürzer als auf Meereshöhe und übt einen entsprechend geringeren Druck aus (Box 2).

Box 2

Luftdruckangaben

Die Angabe des Luftdrucks erfolgt in Hektopascal (hPa), was zahlenmäßig identisch ist mit der Angabe in (mbar). Eine alte Maßeinheit ist Torr, die zahlenmäßig Millimetern Quecksilbersäule (mm Hg) entspricht. Der Normalwert für Meereshöhe und 0 ˚C beträgt

1.013 hPa = 1.013 mbar =

760 Torr = 760 mm Hg.

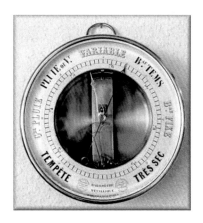

Abb. 7: klassisches Dosenbarometer

Nach dem Gesetz von Boyle Mariotte ist das Produkt aus Luftdruck und Volumen konstant. Ein halber Luftdruck bedeutet doppeltes Volumen für eine bestimmte Anzahl von Luftmolekülen, bedeutet also halbe Dichte der Luft, bedeutet „nur noch halb so dicke Luft".

Entsprechend der sogenannten barometrischen Höhenformel (Box 3) erfolgt die Abnahme des Luftdrucks nicht linear, sondern "verlangsamt" sich mit der Höhe (negativ exponentiell). Während an der Erdoberfläche der Druck alle 8 m um 1 hPa abnimmt, nimmt er in 5.000 m Höhe nur alle 16 m und auf 10.000 m Höhe nur alle 32 m um ebendiese 1 hPa ab. Diese Stufen, in denen der Luftdruck um 1 hPa abnimmt, werden als **barometrische Höhenstufen** bezeichnet.

Die negativ exponentielle Druckabnahme ist dadurch verursacht, dass die Luft selbst durch den auf ihr lastenden Druck komprimiert, also verdichtet wird. Deshalb leisten die unteren Luftschichten einen

> Die Druckabnahme in den ersten 1.000 Hm beträgt 114 hPa bzw. 86 mm Hg, also ca. 11%.

größeren Beitrag zum Luftdruck, als die dünnen oberen.

Im Detail sind die Luftdichte und der Luftdruck von weiteren Faktoren abhängig, insbesondere von der Temperatur.

Kalte Luft ist schwerer als warme. Wenn kalte und schwere Polarluft bei nördlichen Winden in unsere Breiten strömt, schiebt sie sich unter die warme Luft.

Zudem nimmt die Temperatur mit der Höhe ab. Deren Einfluss auf die Luftdruckabnahme wird rechnerisch durch eine modifizierte barometrische Höhenformel wiedergegeben (Box 3). Zudem hängt die Luftdruckabnahme von der Grundtemperatur und damit auch von der geographischen Breite ab.

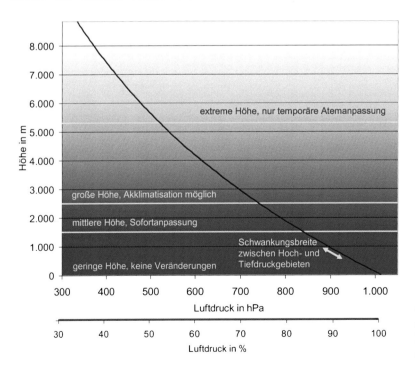

Abb. 8:
Abnahme des Luftdrucks in der Höhe

Box 3

Barometrische Höhenformel

Luftdruck (p) und Luftdichte (d) ändern sich in gleichem Maße, ihr Quotient ist eine temperaturabhängige Konstante (Erklärung siehe unten, Zustandsgleichung idealer Gase):

$$p / d = R * T$$

Durch Integration der entsprechenden Differentialgleichung erhält man die barometrische Höhenformel, mit der eine nährungsweise Berechnung des Luftdrucks für beliebige Höhen möglich ist (Roedel, 2000):

$$p(H) = p_0 \exp(-H / 7.990 \text{ m})$$

Die barometrische Höhenformel gilt für eine konstante Temperatur.

In der Realität nimmt selbige aber mit der Höhe ab. Vereinfachend kann eine lineare Abnahme um 6,5°C je 1.000 Hm angenommen werden (feucht-adiabatischer Temperaturgradient, Box 4).

Der physikinteressierte Laie ist mit seinen Rechenkünsten schnell am Ende, weil sich nun Druck, Dichte und Temperatur gleichzeitig mit der Höhe ändern. Das Ergebnis ist die modifizierte barometrische Höhenformel:

$$p(H) = p_0 * [(T_0 - a * H) / T_0] \exp(M g / R a)$$

Durch Einsetzen der unten genannten Werte erhält man:

$$p(H) = p_0 * [(T_0 - 0,0065 * H) / T_0] \exp(5,255)$$

Wie aus Abb. 9 ersichtlich, führt die Berücksichtigung der abnehmenden Temperatur vor allem für kalte Klimate zu stärkeren Luftdruckabnahmen in der Höhe.

Der Einfluss der Abplattung der Erde ist vernachlässigbar. Am Pol ist der Radius 21 km geringer und die Erdanziehung um 0,7% größer. Das entspricht lediglich einer um 2°C verminderten „Grundtemperatur".

Entgegen langläufiger Meinung ist der Effekt der Erdrotation ebenfalls sehr gering. Durch die Zentrifugalbeschleunigung am Äquator erhöht sich die Erdanziehung nur um 0,034 m/s², also nur um 0,34%.

$p(H)$	Luftdruck in Abhängigkeit von der Höhe H in m	
p_0	Luftdruck auf Meereshöhe	
d	Luftdichte	
H	Meereshöhe	
T_0	absolute Temperatur auf Meereshöhe in Kelvin (0°C = 273,16 K)	
M	= 0,02896 kg / mol	molare Masse der Luft
g	= 9,807 m / s²	Erdbeschleunigung, Erdanziehung
R	= 8,314 J / K mol	allg. Gaskonstante
a	= 0,065 K / m	adiabatischer Temperaturgradient

Box 4

Wie erklärt sich die Abkühlung?

Zur Veranschaulichung mag man sich einen größenveränderlichen Wetterballon vorstellen, der eine konstante Menge Luft enthält. Am Boden presst der Luftdruck den Ballon mitsamt seinem Inhalt zusammen, so dass er ein kleines Volumen hat. Steigt er in Schichten mit geringem Luftdruck auf, so nimmt in gleichem Maß der Druck in seinem Innern ab und er dehnt sich aus. Nach dem Gesetz von Boyle-Mariotte ist das Produkt aus Volumen und Druck konstant.

Physikalisch gesehen ist die Temperatur Ausdruck der mittleren Bewegungsenergie der Luftmoleküle. Durch die Ausdehnung des Ballons befinden sich weniger Teilchen und damit auch weniger Energie in jeder Volumeneinheit. Das wiederum bedeutet nichts anderes als eine Verminderung der thermischen Energie und damit eine Abnahme der Temperatur. Aus der Druckänderung folgt also eine Temperaturänderung. Solche Temperaturänderungen werden **adiabatisch** genannt

In der Meteorologie werden zwei adiabatische Prozesse unterschieden.

Ein **trockenadiabatischer Temperaturgradient** besteht, wenn in der Luft kein Wasserdampf kondensiert. Die relative Luftfeuchtigkeit muss also unter 100% liegen. Unter diesen Bedingungen nimmt die Temperatur um 9,8°C je 1.000 Höhenmeter (Hm) ab.

Ein **feuchtadiabatischer Temperaturgradient** tritt auf, wenn die relative Luftfeuchtigkeit 100% erreicht und demzufolge Wasserdampf kondensiert. Hierdurch wird Wärme freigesetzt (2.257 kJ/kg Wasserdampf) und die Luft kühlt sich nicht so schnell ab. Je nach Umgebungstemperatur liegt die Abnahme dadurch nur zwischen 4°C und 9°C je 1.000 Hm. Hinzu kommen Abweichungen durch Strömungsvorgänge wie z. B. die Konvektion aufsteigender warmer und damit leichter Luft. Im Detail kann die Temperaturabnahme mit der Höhe auch wetterabhängig variieren oder sich bei Inversionswetterlagen in einzelnen Schichten sogar umkehren.

Der für das Bergsteigen in Mitteleuropa zumeist realistische Wert liegt bei 6,5 °C je 1.000 Hm und ist somit feucht adiabatisch. In der Tat sind Wolkenbildungsprozesse in den Bergen der Normalfall. Dieser Wert ist jedoch ein variierender Mittelwert und keine Konstante. Weitere Informationen siehe (Häckel, 1999; Roedel, 2000).

Adiabatische Temperaturänderungen kennen wir auch aus dem täglichen Leben. Entweicht Luft aus einer Druckluftflasche, so kühlt sich diese ab. Wird Luft in einer Luftpumpe zusammengepresst, erwärmt sich diese.

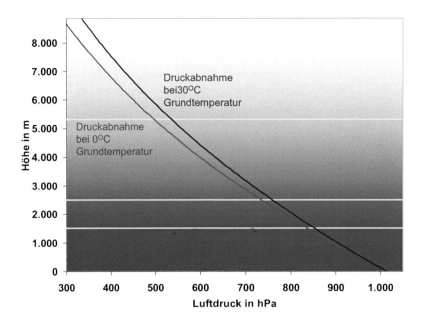

Abb. 9: Abnahme des Luftdrucks bei unterschiedlicher „Grundtemperatur". Blaue Linie: in Äquatornähe bei einer „Grundtemperatur" von 30˚C, Rote Linie: in Polnähe bei einer „Grundtemperatur" von 0°C. In Polnähe nimmt der Luftdruck mit der Höhe stärker ab.

Dies führt in großer Höhe zu deutlichen Unterschieden, je nachdem, ob ein Gipfel in Äquatornähe mit hoher "Grundtemperatur" oder ein solcher in Polnähe mit geringer „Grundtemperatur" betrachtet wird. In kalter Umgebung nimmt der Luftdruck deutlich stärker ab (Abb. 9).

Für den Denali in Alaska stellt sich beispielsweise die Situation wie folgt dar (Abb. 10): Entsprechend der geographischen Breite sei eine „Grundtemperatur" von 0°C angenommen. In 6.194 m Gipfelhöhe herrscht ein Druck von nur noch 450 hPa. Einen solchen Luftdruck erreicht man in den Tropen bei einer angenommenen „Grundtemperatur" von 30°C erst in einer Höhe von 6.850 m. Auf Grund der eisigen Temperaturen herrscht hier also ein Luftdruck wie auf sonst 650 m höheren Bergen.

Die Amundsen-Scott-Station am Südpol auf 2.835 m Höhe weist im Hochwinter einen durchschnittlichen Luftdruck von 675 hPa auf. In den wärmeren Breiten wird in dieser Höhe ein Druck von 730 hPa gemessen. Der Südpol liegt also scheinbar auf einer Höhe von ca. 3.470 m, eine Differenz von 635 m (Berghold und Schaffert, 2012).

Hinsichtlich der Temperatur haben wir in Polnähe also zwei Effekte zu betrachten (Abb. 11): Die höhere Dichte der bodennahen kalten Luft und den stärkeren Druckabfall in der Höhe. Das bedeutet: Zu den Polen hin ist der Luftdruck in Bodennähe höher, in der Höhe aber geringer als am Äquator. An den Polen nimmt der Druck bei steigender Höhe also stärker ab, als in warmen Breiten.

Auf Grund dieses Effekts wäre z. B. eine Besteigung des Mt. Everest in Polnähe ohne Flaschensauerstoff undenkbar. Im Vormonsun beträgt der Luftdruck durchschnittlich 337 hPa und im kalten Januar 324 hPa. Befände sich der Gipfel wie der Denali in Kanada auf dem 63. Breitengrad,

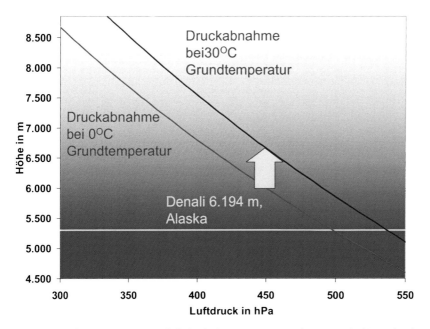

Abb. 10: Luftdruck am Denali (Alaska) in 6.194 m Höhe. Durch die Kälte herrscht auf dem Gipfel ein Luftdruck, wie auf 650 m höheren Bergen in den Tropen.

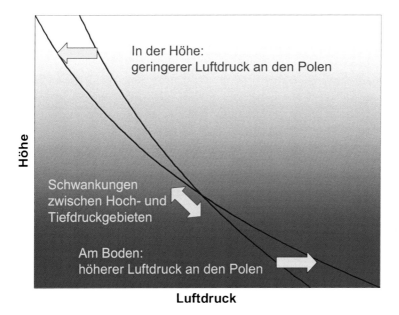

Abb. 11: Abnahme des Luftdrucks in Polnähe. In Bodennähe ist der Luftdruck größer, in der Höhe geringer als in den Tropen.

so läge der Luftdruck im Sommer nur bei 319 hPa und im Winter gar nur bei 290 hPa – zu wenig für Menschen.

Da die Temperatur in unmittelbarer Bodennähe durch Wärmeabstrahlung oftmals erhöht ist, wird ein höherer Luftdruck gemessen, als in freier Atmosphäre gleicher Höhe.

Letztlich ist der Luftdruck wetterabhängig. Nutzer von Höhenmessern, die den Luftdruck registrieren, wissen, dass bei Durchzug eines Tiefdruckgebietes die gemessene Höhe scheinbar zunimmt. Durch starke Tief- und Hochdruckgebiete kann diese Schwankung durchaus ± 100 m betragen.

Kaum einen Einfluss auf die Abnahme des Luftdrucks haben die Erdabplattung an den Polen und die Zentrifugalkräfte in Äquatornähe.

2.3. Sauerstoffpartialdruck

Nach dem Gesetz von Dalton resultiert der Gesamtluftdruck der Luft aus den anteiligen Drucken der enthaltenen Gase. Dies sind die **Partialdrucke**.

Die in der Luft enthaltenen Gase erzeugen additiv den Luftdruck. Mit einem Anteil von 20,95 Volumen-% trägt Sauerstoff zum Standard-Luftdruck von 1.013 hPa deshalb mit einem Partialdruck von 212 hPa bei.

Da die Zusammensetzung der Luft in der Troposphäre konstant bleibt, resultiert bei geringerem Luftdruck auch ein geringerer Sauerstoffanteil d. h. ein geringerer Sauerstoffpartialdruck. Alle obigen Aussagen zum Luftdruck gelten gleichermaßen auch für diesen Parameter. Die durch den geringeren Luftdruck bewirkte Abnahme des Sauer-

stoffpartialdrucks wird als **hypobare Hypoxie** bezeichnet.

> **Sauerstoffgehalt der Luft: 20,95 %**
>
> **Sauerstoffpartialdruck pO$_2$ auf Meereshöhe: 212 hPa = 159 mm**

2.4. Temperatur

Bis zu einer Höhe von durchschnittlich 11 km nimmt die Temperatur kontinuierlich ab, letztlich bis auf ca. -55°C.

Warum ist die Luft in der Höhe, die von der Sonne schließlich zuerst erreicht wird, kälter?

Aus Gründen der Physik führt unter atmosphärischen Bedingungen ein geringerer Druck automatisch zu einer geringeren Temperatur (Box 4), völlig unabhängig von der Sonnenstrahlung.

Zudem wird die Luft nicht durch die Sonnenstrahlung direkt erwärmt, sondern das kurzwellige sichtbare Licht heizt die Erdoberfläche auf. Die warme Erdoberfläche strahlt nun langwellige infrarote Strahlung ab, die die Temperatur der Luft erhöht. Jeder kennt den Effekt, dass die Luft vor einer sonnenbeschienenen Hauswand wärmer ist.

Die hohen Luftschichten profitieren hiervon nicht. Weil Luft ein guter Isolator ist, findet keine Wärmeleitung in die Höhe statt. Wärmetransport ist nur durch Konvektion, also das Aufsteigen warmer Luft möglich.

Entscheidend ist jedoch die zuvor beschriebene adiabatische Temperaturabnahme. Sie hat oft missverstanden auch nichts zu tun mit einer Energieabstrahlung in den Weltraum.

In Mitteleuropa nimmt die Temperatur um durchschnittlich 6,5°C je 1.000 Höhenmeter (Hm) ab.

Temperaturabnahme
durchschnittlich 6,5°C je 1.000 Hm

Da den Bergsteiger vorrangig die Temperatur in den ersten Metern über der jeweiligen Erdoberfläche interessiert, spielt deren Beschaffenheit (Fels oder Eis) ebenfalls eine erhebliche Rolle. Zudem ist die direkte Aufwärmung des Körpers durch die Sonnenstrahlung von Bedeutung. In extremer Höhe und bei sehr niedrigen Temperaturen wird man sich überlegen, wie zeitig man vor Sonnenaufgang aufbricht und wie lange man sich der Kälte ohne die wärmende Sonne aussetzen will.

Höhe	Luft-druck	Luft-druck	Luft-druck	pO_2 trockene Luft	pO_2 feuchte Luft	Luft-dichte	Tem-peratur
m	hPa	mm Hg	%	mm Hg	mm Hg	%	°C
0	1013	760	100	159	149	100	15
1.000	899	674	89	141	131	91	8,5
2.000	795	593	78	125	115	82	2,0
3.000	701	526	69	110	100	74	-4,5
4.000	616	463	61	97	87	67	-10,9
5.000	540	405	53	85	75	60	-17,5
6.000	472	354	47	74	64	54	-23,9
7.000	411	308	41	65	55	48	-30,4
8.000	356	267	35	56	46	43	-36,9
9.000	308	231	30	48	39	38	-43,4

Tab. 2: Veränderung von Luftdruck, Sauerstoffpartialdruck mit der Höhe (Demej und Schwaberger, 2018). Der Unterschied zwischen trockener und feuchter Luft resultiert aus dem unterschiedlichen Temperaturgradienten (trocken- oder feuchtadiabatisch). Der Ausgangwert für 100% Luftdichte beträgt 1,225 Kg/m³. Die Temperaturen gelten für willkürlich angenommene 15°C auf Meereshöhe (Domej und Schwaberger, 2018a).

Aus den dargelegten Gründen der Gasphysik nimmt auch der Siedepunkt von Wasser mit der Höhe um ca. 1°C je 285 ... 300 Hm ab. Beispielsweise kocht Wasser auf 3.000 m bei ca. 90°C. In der Höhe erfahren die Wassermoleküle weniger Gegendruck, um sich in die Luft zu begeben.

2.5. Luftfeuchtigkeit

Zum Verständnis der Zusammenhänge muss zwischen absoluter und relativer Luftfeuchtigkeit unterschieden werden. Die in einem Liter Luft enthaltene Menge Wasserdampf ist die absolute Luftfeuchtigkeit.

Bei einer bestimmten Temperatur ergibt sich ein Maximalwert für die absolute Luftfeuchtigkeit. Dieser entspricht einer relativen Luftfeuchtigkeit von 100%.

Bei sinkender Temperatur kann Luft weniger Feuchte aufnehmen. 100% relativer Luftfeuchtigkeit entsprechen bei geringer Temperatur also einer geringeren Wassermenge und geringeren absoluten Feuchtigkeit als bei höherer Temperatur. Während Luft bei 30°C 30,4 g/m^3 Wasserdampf aufnehmen kann, sind es bei 0 °C nur noch 4,8 g/m^3 und bei -20°C gar nur noch 0,88 g/m^3 (Abb. 12).

Sinkt die Temperatur beispielsweise nachts, nimmt die relative Luftfeuchtigkeit zu, während die absolute Luftfeuchtigkeit gleichbleibt. Erreicht erstere den Wert von 100% und sinkt die Temperatur weiter, kondensiert die Feuchtigkeit als Nebel, Tau oder Reif.

Je 1.000 Hm nimmt die absolute Luftfeuchtigkeit temperaturbedingt um durchschnittlich 25% ab. Der Luftdruck selbst hat keinen Einfluss (mehr in Häckel, 1999). Relevant ist die Temperaturabhängigkeit der Luftfeuchtigkeit vor allem für den Flüssigkeitsverlust durch Abatmung in großen Höhen.

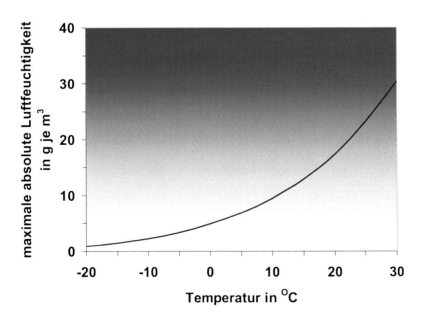

Abb. 12: Maximale absolute Luftfeuchtigkeit in Abhängigkeit von der Temperatur. Kalte Luft kann weniger Feuchtigkeit aufnehmen.

Kalte Luft ist trockener

Abnahme der absoluten
Luftfeuchtigkeit: 25% je 1.000 Hm

gegen auch in tiefere. Sichtbares Licht kann einen Finger durchscheinen, was man mit einer Taschenlampe im Dunkeln gern ausprobieren kann.

Auch Wolken, Nebel und Glas kann UV-A gut durchdringen.

Da das Licht im Winter flacher einfällt und einen weiteren Weg durch die Atmosphäre zurücklegt, wird bei flachem Sonnenstand relativ weniger UV-A herausgefiltert und dessen prozentualer Anteil steigt.

2.6. UV-Strahlung

Jenseits des sichtbaren Lichts schließt sich im kurzwelligen Bereich des Spektrums das ultraviolette Licht, unterteilt in UV-A (380 – 315 nm) und UV-B (315 – 280 nm) an.

Der überwiegende Teil des UV-B wird von der Ozonschicht absorbiert und erreicht die Erdoberfläche nur zu einem geringen Teil. Noch kürzere Wellenlängen (UV-C) erreichen die Erdoberfläche gar nicht. Auch wenn der Anteil von UV-B deshalb nur 5% und der von UV-A 95% beträgt, so ist das UV-B-Licht auf Grund der kürzeren Wellenlänge 1.000-fach energiereicher als UV-A.

Umgekehrt kann energiereiches UV-B nur in die obersten Hautschichten eindringen (Epidermis), das langwelligere UV-A da-

Sowohl UV-A als auch UV-B können Sofort- und Spätschäden verursachen. UV-Strahlung kann chemische Bindungen aufspalten und Moleküle verändern. Eine Übersicht gibt Koller (2018).

UV-A

In früheren Jahren war man der Meinung, dass UV-A eher harmlos sei, inklusive der Idee, dass auf einen UV-A-bedingt an Hautkrebs Gestorbenen 30 Menschen kommen, denen durch UV-B Hautkrebs erspart bleibt (Speth, 2008). Neue Erkenntnisse führen zu einer gänzlich anderen Sichtweise (Koller, 2018).

UV-A führt durch Konformationsänderung des Farbpigments Melanin zu einer kurzzeitigen Hautbräunung (Solarienbräune), die keinen Lichtschutz bewirkt. Das Sonnenbrandrisiko ist gering.

Durch Schädigung der Kollagenfasern der tieferen Lederhaut altert die Haut und durch die Bildung freier Radikale steigt das Hautkrebsrisiko (Melanome). Zudem kann es Dermatosen auslösen (siehe nachfolgend).

Der früher vermutete Schutz vor schwarzem Hautkrebs (Basilome) ist nicht begründet, da die hierfür verantwortlichen Zellen

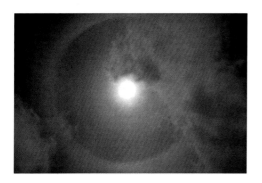

Abb. 13: Ein seltenes 22°-Halo. Vor der Sonne befinden sich Wolken mit hexagonalen Eiskristallen. Diese brechen das Sonnenlicht analog einem Prisma mit einem Winkel von 22°. Die Aufnahme gelang im Basislager am Cho Oyu.

Zunahme der UV-Strahlung: 13% je 1.000 Hm

„Solarienbräune schützt nicht vor Hautkrebs" (Koller 2018, S. 118)

(Keratinozyten und Melanozyten) unge-schützt über den Zellen liegen, in denen UV-A eine Bräunung hervorruft.

Es verursacht Dermatosen und wirkt an der Entstehung von Karzinomen mit (siehe nachfolgend).

UV-B

Durch UV-B wird in der Oberhaut nach ca. 3 Tagen neues Melanin gebildet und es kommt zu einer langfristigen Bräunung, die die Haut vor weiterem Licht schützt. In tieferen Hautschichten erzeugt es Sonnen-brand. Anderseits bildet es das lebensnot-wendige Vitamin D_3 (Cholecalciferol) und schützt vor Krebs, insbesondere vor Haut-krebs.

Sonnenbrand (Erythma solare)

Klassischer Sonnenbrand tritt nach 3 – 6 Stunden Sonnenexposition auf, wenn die UV-B-Dosis eine individuelle Erythem-Schwelle übersteigt. Bereits deutlich davor sind in der Epidermis DNA-Schäden mess-bar. Die maximale Rötung tritt nach 12 bis 24 Stunden auf.

Die Sonnenbrandsymptome resultieren aus entzündlichen Reparaturvorgängen. Bei starkem Sonnenbrand werden dadurch Zytokine (Interleukin-1 und TNF- α) frei-gesetzt, die im gesamten Körper die bekann-ten Symptome wie Schüttelfrost und Fieber hervorrufen.

Diese Veränderungen an den Keratinozyten und Melanozyten der Haut sind auch Aus-gangspunkt für spätere Tumorerkrankun-gen.

Fotodermatosen

Hierunter versteht man Erkrankungen, die durch bestimmte Chemikalien oder Medi-kamente bei Sonneneinwirkung ausgelöst werden. Auslöser können auch die in der Bergmedizin verwendeten Medikamente (Nifedipin, nichtsteroidale Antirheumatika, einige Antibiotika).

Hautkrebs

Hier gilt: steter Tropfen höhlt den Stein. Während weißer Hautkrebs (Basaliome) auf die lebenslange kumulierte UV-Exposition zurückgehen, resultiert schwarzer Haut-krebs eher aus der Summe der erlittenen Sonnenbrände.

Sonnenschutz

Vor erhöhter Sonnenstrahlung kann man sich schützen durch

- UV-schützende Kleidung,

- Sonnenschutzmittel,

- Verminderung der Sonnenexposition.

Schutz durch beispielsweise langärmlige Kleidung ist hilfreich, hat aber Grenzen. Auch die Sonnenexposition wird man beim Bergsteigen nur bedingt vermeiden.

Aufenthalt unter einem Sonnenschirm ent-spricht einem Lichtschutzfaktor von ledig-lich 2.

Bleiben Sonnenschutzmittel (Cremes oder Sprays). Diese sollten gegen UV-A und UV-

B wirken und enthalten deshalb zumeist mehrere schützende Substanzen.

Die Wirkung kann auf physikalischer Basis durch Reflexion oder chemischer durch Adsorption des Lichts erfolgen.

Die physikalische Wirkung geht meist von mineralischen Verbindungen aus. Zinkoxid schützt vor UV-A und Titanoxid von UV-B. Durch mikrokleine Pigmente ist der Anwender nicht mehr durch weiße Haut gezeichnet. Es können nur moderate Lichtschutzfaktoren erzielt werden, weshalb oftmals mit chemischen Filtern kombiniert wird. Da diese Substanzen chemisch inaktiv sind, sind sie besonders gut verträglich und daher gerade für Kinder geeignet.

Der Lichtschutzfaktor (LSF) gibt an, um wievielmal länger man sich der Sonne aussetzen kann, bis eine Rötung eintritt.

Der Autor hat mit preiswerten Cremes mit LSF 50, sicherlich oftmals zu dünn aufgetragen, stets gute Erfahrungen gemacht, dies in Kombination mit normaler langärmliger Kleidung und einem Basecap zum Schutz der Kopfhaut wegen lichteren Haarwuchses. Auf Expeditionen überwiegt bei Männern der Nutzen von längeren Haaren und sich entwickelndem Vollbart gegenüber dem nachteiligen Aussehen.

Zwei Wermutstropfen bleiben: Auch bei erfolgreichem Unterschreiten der Erythem-Schwelle verbleibt eine gewisse karzinogene Wirkung. Und der typische Nutzer trägt die Creme zu dünn auf. Dabei ist zu beachten: Trägt man bei LSF 16 nur die Hälfte der erforderlichen Menge auf, so beträgt die Wirkung nicht LSF 8, sondern Wurzel (16) = 4.

Kinder bedürfen eines besonderen Schutzes.

Augen

Einen Überblick der Wirkung der Höhe auf unser Sehvermögen gibt Schuhmann (2018). Alle besprochenen höhenbedingten Veränderungen wirken sich auf den Sehapparat aus aber dank der Autoregulation des Auges bekommen wir weiterhin scharfe Bilder, vergleichbar mit dem Autofokus einer Kamera. Oberhalb 5.000 m treten teilweise Beeinträchtigungen auf, oberhalb 6.000 m nimmt die Sehleistung ab. Die gemessenen Einschränkungen relativieren sich allein dadurch, dass man selbst mit 50% Sehschärfe noch Lkw fahren darf.

Äußerst gefährdet sind die Augen, weil UV-Strahlung Bindehautentzündungen („Schneeblindheit") und Hornhauttrübung hervorrufen kann.

In der Höhe nimmt die UV-Strahlung um 13% je 1.000 Hm zu. Durch Reflexion auf Wasser verdoppelt und auf Schnee verachtfacht sich die UV-Strahlung (Schuhmann, 2018).

Auch bei Nebel, Bewölkung oder Schneefall erhöht sich die Wirkung, weil bei verminderter Helligkeit die Pupillen weiter geöffnet sind.

Gletscherbrillen

Sonnenbrillen sind oftmals nicht mehr ausreichend, da sie noch 18% - 43% des Lichtes durchlassen.

Vorsicht ist auch bei dunkeln Brillen geboten, die seitlich offen sind. Durch die Abdunklung ist die Pupille weiter geöffnet und reflektiertes UV-Licht kann ungehindert schädigen.

Gletscher- und Skibrillen bieten guten Schutz. Sie sollten einen vollständigen UV-Schutz (UV-400-Filter) gewährleisten. Optimal ist Glas der Gruppe 4 mit nur 3%

– 8% Lichtdurchlässigkeit. Sie filtern so
stark, dass man mit ihnen kein Auto mehr
fahren darf. Beschichtungen erhöhen den
Sehkomfort und vermindern Reflexionen.

Eine Reservebrille in der Gruppe verhindert
ein vorzeitiges Aus. Brillenträger müssen
sich zu einer praktikablen Lösung durch-
ringen.

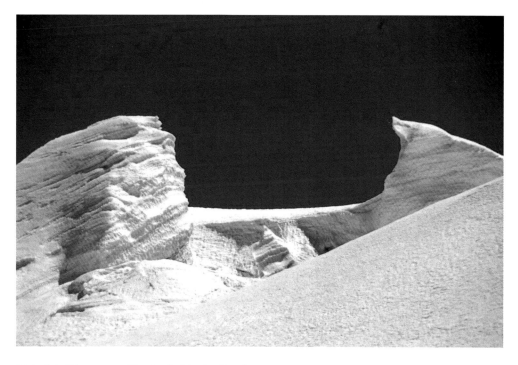

Abb. 14: Séracs am Muztagh Ata im Pamir

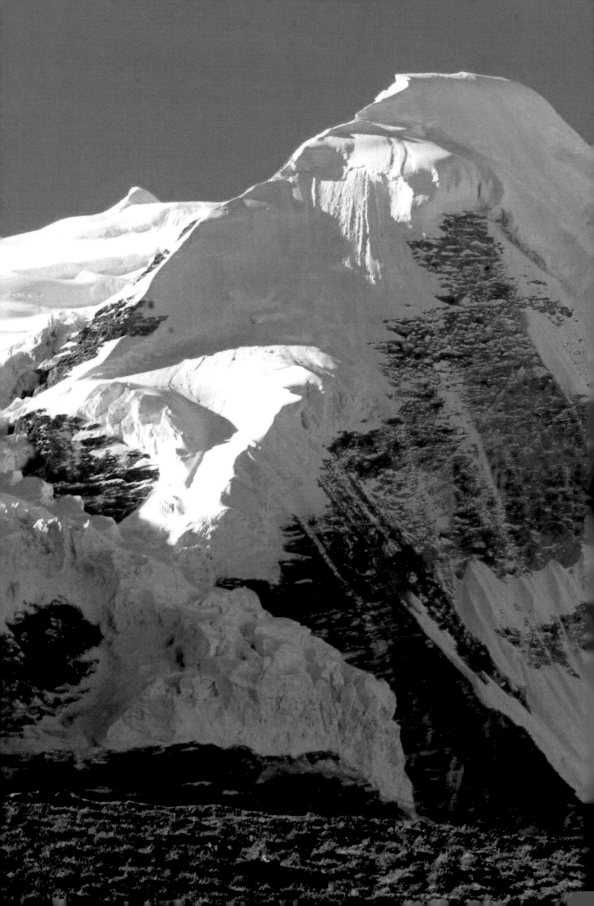

3. Höhenanpassung

In diesem Kapitel soll untersucht werden, wie wir auf die Höhe reagieren und beschränken uns vorerst auf den gesunden Körper. Im vorherigen Kapitel haben wir folgendes festgestellt: Je 1.000 Höhenmetern verzeichnen wir

- 119 hPa Luftdruckabnahme,

- 6,5°C Temperaturabnahme,

- 25% Abnahme der absoluten Luftfeuchtigkeit,

- 13% Zunahme der UV-Strahlung.

(Domej und Schwaberger, 2018b)

3.1. Hypobare Hypoxie

Der entscheidende Aspekt für die Überlebens- und Leistungsfähigkeit in der Höhe ist der Sauerstoffmangel.

Genau genommen ist es der verminderte Luftdruck (hypobar), der zwangsläufig im gleichen Maß zu einem verminderten Sauerstoffpartialdruck (Hypoxie) führt. Deshalb wird diese Ursache als **hypobare Hypoxie** bezeichnet.

Die Höhe selbst ist irrelevant, so lange durch diese kein Sauerstoffmangel auftreten würde. Wir kennen dies aus dem Flugzeug. Wir befinden uns hier in extremer Höhe

und haben keinerlei Probleme, weil wir ausreichend mit Sauerstoff versorgt sind.

Die Anpassung des Körpers auf Hypoxie erfolgt auf folgenden Ebenen:

- Anpassung der Atmung;

- Anpassung des Sauerstofftransports im Blut;

- Anpassung der Sauerstoffnutzung in den Zellen.

Während die Atmungsanpassung quasi sofort einsetzt, benötigen die beiden anderen Ebenen längere Zeit.

Insgesamt ist ein geringerer und langsamer einsetzender Sauerstoffmangel gut tolerierbar. Ein schnell einsetzender und großer Sauerstoffmangel ist schwer kompensierbar und führt zu Höhenkrankheit und Tod.

Wir Menschen sind evolutionär nicht an große Höhe angepasst. Wenn wir uns in diese begeben, müssen wird hinnehmen, wie der Körper reagiert und das Beste daraus machen.

Unter dieser Maßgabe ist es umso erstaunlicher, dass selbst der Mt. Everest ohne Flaschensauerstoff bestiegen werden konnte. Man sollte also nicht entsetzt sein, welche Krankheiten in der Höhe auftreten können, sondern sich freuen, dass diese durch kluges handeln weitgehend vermieden werden können.

Abb. 15: Mera Peak, 6.476 m im Khumbu-Gebiet in Nepal, 2018. Von seinem Gipfel hat man einen phantastischen Blick auf Cho Oyu, Ama Dablam, Nuptse, Everest, Lhotse, Lhotse-Shar, Baruntse, Makalu und Kangchendzönga – davon 6 Achttausender.

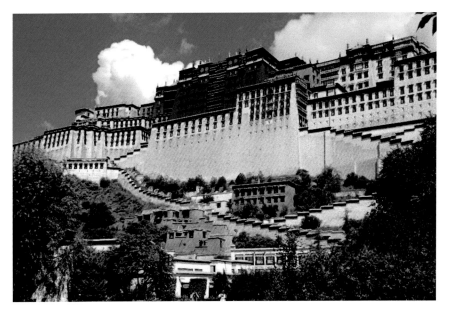

Abb. 16: Lhasa ist auch touristisch ein Höhepunkt. Hier der Potala, der
ehemalige Sitz des Dalai-Lama.

3.1.1. akute Hypoxie

Als der Autor einem befreundeten Arzt
erzählte, dass er sich mit 80% Sauerstoffsättigung wohl fühlte und weiter aufstieg,
erwiderte dieser, dass man ihn zu Hause
sofort auf die Intensivstation gebracht hätte.

Ein schneller Abfall der Sauerstoffsättigung
auf 85 – 90% erfordert mit dem Risiko von
Herzrhythmusstörungen eine intensivmedizinische Behandlung. Im Rahmen der all-
mählichen Höhenanpassung sind dagegen
höhenabhängig 80%, ja sogar 65% Sauerstoffsättigung gut zu ertragen.

Entscheidend ist der Zeitfaktor.

Bei einer sofortigen Höhenexposition treten
Körperreaktionen besonders drastisch auf:

- ab 4.000 m Schwindel, Herz- und Atem-
  störungen;

- ab 5.000 m Gleichgewichtsstörungen
  und Sehverminderungen;

- ab 6.000 m Kollapszustände, Zyanose
  (violette bis blaue Verfärbung der Haut),
  Bewegungsstörungen, Krämpfe und
  Bewusstlosigkeit;

- Ab 7.000 m würden rund 80 % und

- auf Everesthöhe (8.848 m) praktisch alle
  Menschen innerhalb von 2 - 3 Minuten
  bewusstlos und kurz darauf sterben
  (Berghold und Schaffert, 2012). Der-
  artige Erfahrungen machten Heißluft-
  ballonfahrer Ende des 19. Jahrhunderts.

Eine akute Hypoxie beschränkt sich in der
Praxis des Bergsteigens vor allem auf die
Nutzung technischer Hilfen (Seilbahn,
Jeep, Hubschrauber, Flugzeuganreise in La
Paz 4.100 m, Lhasa 3.660 m oder Leh 3.500
m) und soll hier nicht weiter betrachtet
werden.

Ein nur kurzzeitiger Aufenthalt in großer
Höhe ist eher unproblematisch. Ein
schneller Aufstieg mit anschließendem

Bis 2.500 m Höhe ist eine Sofortanpassung ausreichend.

Bis 5.300 m ist eine dauerhafte Akklimatisation möglich und erforderlich.

Über 5.300 m sind nur befristete Aufenthalte durch Atemanpassung möglich.

Verbleib in der Höhe ist risikobelastet (Beispiele: Seilbahn zum Jungfraujoch und Übernachtung auf der Mönchsjochhütte 3.650 m, Seilbahn zu Punta Indren und Übernachtung auf Margherita-Hütte 4.554 m, sofort oder mit einer Zwischenübernachtung auf der Gnifetti-Hütte 3.647 m). Gleiches gilt für schnelle Anreisen in hohe Basislager, z.B. Everest-Basecamp oder Cho Oyu in Tibet von Lhasa in 2 bis 3 Tagen.

3.1.2. nicht-akute Hypoxie

Die Reaktionen auf hypobare Hypoxie sind zeitabhängig. Je langsamer der Aufstieg erfolgt, desto eher ist ein Überleben möglich. Grundsätzlich sind 3 Prozesse zu unterscheiden:

- **Adaptation** bezeichnet die biologischen Veränderungen, die sich im Laufe der evolutionären Entwicklung bei höhenbewohnenden Völkern vollzogen haben. Dies betrifft vor allem die Bewohner Tibets, der Andenregion und des Äthiopischen Hochlandes. Besonders die Bewohner Tibets, die schon sehr lange im Hochland wohnen, konnten ihre Atmung genetisch anpassen, verfügen über eine höhere Sauerstoffsättigung des Blutes und erkranken seltener an chronischer Höhenkrankheit.

- **Akklimatisation** nennt man die Prozesse, die sich ereignen, wenn Höhen oberhalb der Schwellenhöhe von 2.500 m aufgesucht werden, an der der Körper nicht angepasst ist. Ziel dieser Prozesse

ist es, trotz des verminderten Sauerstoffpartialdrucks die Versorgung der Zellen aufrecht zu erhalten. Nach Durchlaufen des Akklimatisationsprozesses innerhalb der Akklimatisationsdauer ist man für die betreffende Höhe dauerhaft angepasst, d. h. akklimatisiert. Steigt man weiter auf, ist man für die neue Höhe wiederum noch nicht angepasst und es muss eine erneute Akklimatisation erfolgen. Durch eine stufenweise Akklimatisation kann eine Anpassung an Höhen bis ca. 5.300 m erzielt werden.

- **Deterioration** ist der Vorgang, der sich bei längeren Aufenthalten in Höhen über 5.300 m abspielt. Auch unter idealen Bedingungen baut der Körper kontinuierlich ab, was sich in Appetit-

---

Box 5

Beginn der höhenmedizinischen Forschung

Der Effekt der Höhendeterioration wurde während der ersten wissenschaftlichen Höhenexpedition entdeckt, die von Sir Edmund Hillary und dem Physiologen Griffith Pugh 1960/61 am Fuße des Mt. Everest durchgeführt wurde. Das Team überwinterte 9 Monate auf 5.800 m Höhe und stellte fest, dass sich die Bergsteiger an diese Höhe nicht anpassten, sondern stetig abbauten. Wegen der Aluminiumhütte, in der die Forscher lebten, wurde das Unternehmen Silver-Hut-Expedition genannt.

Geringe Höhe	Bis 1.500m	Keine physiologischen Veränderungen	Höhenkrankheit kommt nicht vor.
Mittlere Höhe	Bis 2.500m	**Sofortanpassung ausreichend** Trotz des verminderten Sauerstoffgehalts in der Luft beträgt die Sauerstoffsättigung des Hämoglobins SaO_2 noch 90%. So ist die Gewebeversorgung kaum eingeschränkt. Die Atmung unter Belastung als auch in Ruhe ist verstärkt.	
Große Höhe	Bis 5.300m	**Dauerhafte Anpassung durch Akklimatisation möglich** Luftdruck und Sauerstoffpartialdruck sinken bis auf die Hälfte des Normalwertes, wodurch die Sauerstoffsättigung des Hämoglobins SaO_2 auf bis zu 70% sinkt. Verminderter Sauerstoffgehalt des arteriellen Blutes (Hypoxämie); Es werden alle Symptome der Höhenanpassung wahrgenommen. Die Akklimatisation ist der limitierende Faktor für die Leistungsfähigkeit.	Höhenkrankheit möglich
Extreme Höhe	Über 5.300m	**Keine vollständige Akklimatisation mehr möglich** **Atemanpassung ermöglicht befristete Aufenthalte** **Einsetzende Höhendeterioration** Die Beeinträchtigung aller Körperfunktionen führt langfristig zum Tod, daher der Begriff „Todeszone". Neben vermindertem arteriellem Sauerstoffgehalt (Hypoxämie) tritt auch verminderter Kohlendioxidgehalt (Hypokapnie) auf. Befristete respiratorische Anpassung durch schnelle, flache Atmung (Hyperventilation) zur Sicherung des Überlebens bis ca. 7.500 m. Der Zeitbedarf zum Aufbau einer Anpassung liegt bei ca. 40 Tagen.	

Tab. 3: Anpassungsprozesse in den Höhenstufen

losigkeit, Lethargie, Gewichtsverlust und Einschränkung der geistigen Fähigkeiten abzeichnet und letztlich zum Tode führt. Auch dieser Prozess ist zeitabhängig und erfolgt oberhalb von 5.300 m binnen Wochen, oberhalb von 8.000 m jedoch in wenigen Tagen. Wegen der nicht mehr möglichen Akklimatisation und der einsetzenden Höhendeterioration erfolgt die Unterscheidung großer und extremer Höhen an der 5.300 m-Grenze.

Entsprechend den Anpassungsmöglichkeiten des Körpers und der Häufigkeit des Auftretens der Höhenkrankheit werden die in Kap. 2.1 und Tab. 3 dargestellten Höhenstufen unterschieden.

Die Höhen beziehen sich auf die Schlafhöhen und nicht auf die erreichten Gipfelanstiege.

3.1.3. Was entscheidet, Luftdruck oder Sauerstoffgehalt?

Die Zusammensetzung der Luft ist immer die gleiche, so also auch der Sauerstoffanteil von 21%. Deshalb nehmen in den Bergen Luftdruck und Sauerstoffpartialdruck gleichermaßen ab (hypobare Hypoxie).

Nun stellt sich die Frage, welcher dieser beiden Faktoren für die Körperreaktionen verantwortlich ist. Während man früher annahm, dass der verminderte Luftdruck ursächlich sei, weiß man heute, dass der Sauerstoffpartialdruck ausschlaggebend ist.

Egal, ob der Sauerstoffpartialdruck vermindert ist, weil ein geringerer Luftdruck herrscht oder bei normalem Luftdruck der Sauerstoffpartialdruck vermindert ist, weil der Sauerstoffanteil herabgesetzt, ist, reagiert der Körper im Wesentlichen gleich.

Der Effekt wird als **Äquivalenzprinzip** bezeichnet. (Domej und Schwaberger, 2018a; Domej, 2018b).

Dieses Äquivalenzprinzip besagt beispielsweise, dass der Körper gleich reagiert, egal, ob ich

- auf 4.000 m bei einem Luftdruck von 463 mm Hg und 21% Sauerstoffanteil einen Sauerstoffpartialdruck von 97 mm Hg habe, oder
- ich mich in einem Raum befinde, in dem der Stickstoffanteil auf 86% erhöht wurde. Bei 1% Restgasen resultiert nämlich ein Steuerstoffanteil von nur 12,8%. Das führt ebenso zu einem Sauerstoffpartialdruck von 760 mm Hg * 0,23 = 97 mm Hg.

Vermindert man unter Laborbedingungen bei konstantem Druck den Sauerstoffgehalt der Luft (normobare Hypoxie), so treten im Wesentlichen die gleichen Symptome auf, wie in der Höhe. Das Prinzip eines verminderten Sauerstoffpartialdrucks bei normalem Luftdruck findet heute weite Anwendung:

- Höhenmedizinische Forschung,

- Professionelles Höhentraining,

- Vorakklimatisation (Kap. 4.5).

Nur der Schweregrad der Veränderungen bzw. der Höhenkrankheit ist bei ebenfalls vermindertem Druck größer.

Umgekehrt können heute aus der Kenntnis dieser Zusammenhänge Arbeitsplätze in besonderen Höhen aufrechterhalten werden. So erhöht man bei vermindertem Luftdruck künstlich den Sauerstoffanteil (hypobare Normoxie), beispielsweise in chilenischen Bergarbeiterunterkünften und in Observatorien auf Hawaii.

3.2. Atmungsanpassung in der Höhe (HVR)

Am schnellsten reagiert der Körper durch eine Atemanpassung auf die Höhe, die als Hypoxic ventilatory response (HVR, Atemantwort unter vermindertem Sauerstoffpartialdruck) bezeichnet wird.

Diese setzt etwa ab der Schwellenhöhe von ca. 2.500 m ein.

Die Atemanpassung wäre für sich genommen aber selbst für Höhen um 4.000 m nicht ausreichend. So werden Flugreisende, die in La Paz mit dem Flugzeug unangepasst anreisen trotz der Atemantwort fast alle höhenkrank.

Der verminderte Sauerstoffpartialdruck (Hypoxie) wird durch Chemosensoren in den Glomuskörperchen (Glomus caroticum) der Halsschlagader (Arteria carotis, deshalb auch teils als Karotiskörperchen bezeichnet) und denen am Aortenbogen (Glomus aorticum) erfasst. Ist der Sauerstoffwert vermindert, wird über eine Nervenverknüpfung das Atemzentrum im Stammhirn aktiviert und der Atemantrieb erhöht. Das führt zu einer schnellen, flachen Atmung (Hyperventilation).

Zudem messen diese Sensoren auch den p_aCO_2, den pH-Wert und Glukose. Realisiert werden die Rezeptoren durch spezielle Ionenkanäle (Domej und Schwaberger, 2018b).

Um den Körper ausreichend mit Sauerstoff zu versorgen, wird in den Lungenbläschen ein ausreichender Sauerstoffpartialdruck benötigt. Den erreicht man, indem die Luft in der Lunge regelmäßig durch Frischluft ersetzt wird. Wenn die Atemluft jedoch in der Höhe selbst einen geringeren Sauerstoffpartialdruck hat, muss der Luftaustausch umso intensiver erfolgen.

So ist beispielsweise das Atemminutenvolumen auf Mt.-Everest-Höhe verdoppelt. Dadurch steigt der Sauerstoffpartialdruck in den Lungenbläschen, was die Sauerstoffbeladung des Hämoglobins als auch die Gewebeversorgung verbessert.

Dieser Effekt setzt binnen Sekunden ein und prägt sich in 2 Wochen voll aus. Das bedeutet, dass auch nach erfolgter Anpassung die Hyperventilation erhalten bleibt und diese auch bei leichter Beanspruchung auftritt. Dies irritiert oftmals, ist aber normal.

> Auch nach erfolgter Anpassung sind wir bei leichter Beanspruchung sofort kurzatmig.

Wie in Abschnitt 3.4 dargestellt, haben auch der pH-Wert, d. h. der Säure-Base-Haushalt des Körpers und der Kohlendioxidgehalt des Blutes einen großen Einfluss auf die Atemregulation. Durch die verstärkte Atmung nimmt der Sauerstoffgehalt in den Arterien zu. Gleichzeitig wird aber vermehrt Kohlendioxid (korrekt Kohlenstoffdioxid) abgegeben wodurch das Blut alkalischer wird. Da diese Alkalose durch die Atmung verursacht wird, spricht man von einer **respiratorischen Alkalose**.

Diese Atmungssteigerung nimmt bis zu einer Höhe von 6.300 m zu. Darüber hinaus steigt zwar die Atemfrequenz weiter, das Volumen je Atemzug nimmt jedoch ab (Flachatmung), so dass das Gesamt-Atemminutenvolumen und damit die Sauerstoffversorgung wieder sinken.

Die Sensibilität der Chemorezeptoren in den Glomuskörperchen nimmt bei längerem Aufenthalt zu, weshalb die in Sekundenschnelle einsetzende Atemantwort (HVR) in den ersten 2 Wochen eines Höhenaufenthaltes weiter zunimmt.

Deshalb wird auch nach erfolgter Akklimatisation nicht die Leistungsfähigkeit erreicht, die wir auf Meereshöhe gewohnt sind.

Es ist faszinierend, dass diese Anpassungsmechanismen sogar ein zeitlich befristetes Überleben auf Everest-Höhe ermöglichen, für die der Mensch evolutionär wahrlich nicht angepasst sein kann. Bergsteiger haben evolutionär gesehen einfach Glück, dass die Regulation in diesen Höhen noch funktioniert.

Der muskuläre Kraftaufwand für die Atmung steigt mit der Höhe, wobei der Körper zunehmend das Einatmen verstärkt und das Ausatmen eher vernachlässigt. Es ist hilfreich, dem durch bewusstes Ausatmen entgegenzuwirken (Domej und Schwaberger, 2018b).

Insgesamt kann die Hyperventilation extreme Ausmaße annehmen. Das Atemminutenvolumen kann auf das 5-fache gesteigert werden. Nur dadurch kann auf Everest-Höhe mit 30 %-igem Luftdruck noch ein arterieller Sauerstoffpartialdruck p_aO_2 von 35 mm Hg aufrechterhalten werden, der eine lebenserhaltende ca. 40% die Sauerstoffsättigung des Hämoglobins erlaubt (Domej und Schwaberger, 2018b).

3.2.1. Einflussfaktoren der Atemantwort (HVR) / Trainingszustand

Die Atemregulation unterliegt auch weitere Einflussgrößen (Hormone, Schmerz, Stress, Medikamente). Diverse Substanzen dämpfen den Atemantrieb und behindern die HVR und damit die Akklimatisation und sollten obsolet sein (Domej und Schwaberger, 2018b).

Die HVR kann durch die in Tab. 4 genannten Faktoren beeinflusst werden.

Azetazolamid (Diamox®) hingegen steigert die HVR durch leichte Ansäuerung und dadurch Minderung der respiratorischen Alkalose.

Die rechte Seite der Tabelle legt dar, was man sich ersparen sollte.

Geschlecht und Trainingszustand sind ohne Einfluss. Letzteres ist eine betrübliche

Mitteilung für alle Durchtrainierten. Trainingszustand und Höhenanpassung sind verschiedene Dinge.

> **Hinsichtlich der Anpassung hat der gut trainierte Bergsteiger keinen Vorteil.**

Leistungsfähigkeit ist ein Muskel-Thema, Anpassung eine Lungen-Sache.

Man ist gut beraten, wegen seiner Fitness bei der Anpassung keine Abstriche zu machen.

Vielfach wurde beobachtet, dass gerade sehr gut trainierte Personen nicht das Leistungsniveau erreichen, dass entsprechend der Höhe eigentlich möglich sein sollte. Die Ursache liegt darin, dass nicht die Muskulatur, sondern die Lungenfunktion leistungsbegrenzend wird. Dagegen erreichen mäßig Trainierte, relativ gesehen, oftmals ein hohes Leistungsniveau, weil für die mäßig trainierte Muskulatur die Lungenkapazität immer noch ausreichend sein kann.

Der Autor hat für sich festgestellt, dass für seine bescheidenen Muskeln seine mäßige Lungenkapazität immer noch ausreichte. Eine geringe Erwartungshaltung an die

eigene Sportlichkeit vermindert Fehleinschätzungen. So konnte er mit der Höhe am
Muztagh Ata (7.500 m) noch gut um am
Cho Oyu oberhalb 8.000 m ohne Flaschensauerstoff noch irgendwie umgehen.

Menschen sind evolutionär Lauf-Tiere. Vor
der Erfindung des Autos mussten wir, durch
die Savanne rennen. Deshalb sind unsere
Lungen hinreichend leistungsfähig. Der
Marathonläufer verlässt sich intuitiv auf
seine Leistungsfähigkeit. Die Lungenfunktion ist nie begrenzend.

Diese evolutionäre Anpassung ist jedoch für
die Ebene entstanden und funktioniert in
großer Höhe nur noch eingeschränkt.

Leistungsbegrenzend nach erfolgter Höhenanpassung ist die Lungenfunktion und nicht
etwa der Blutkreislauf oder die Muskulatur
(Domej und Schwaberger, 2018b). Be-
dauerlicherweise ist die Lunge kaum
trainierbar.

Um es überspitzt zu sagen: Der Untrainierte
gibt auf, weil er nicht mehr kann. Der
Durchtrainierte geht weiter und läuft Gefahr durch eine Höhenkrankheit ausgebremst zu werden.

Der große Vorteil des gut Trainierten ist
natürlich, dass er hinsichtlich der Ausdauer
über wesentlich höhere Reserven verfügt.

Erhöhte Atemantwort	Verschlechterte Atemantwort
• Aufenthalt in der Höhe	• Alkohol
	• Hustenmittel (Antitussiva, Codein)
• Koffein	• Schmerzmittel (einige)
	• Antidepressiva
• Azetazolamid	• Hypnotika
	• Tranquilizer
	• Anästhetika
	• Sedativa
	• Antihistaminika
	• Opiate und Opioide
	• zunehmendes Alter

Tab. 4: Einflussfaktoren der HVR (Berghold und Schaffert, 2012)

3.2.2. individuelle Ausprägung der Atemantwort

Die Atemantwort (HVR) ist individuell unterschiedlich ausgeprägt. Die Faktoren für diese Unterschiede scheinen erblich zu sein. Bei Andenbewohnern und noch mehr bei Tibetern ist die HVR grundsätzlich erhöht.

Im statistischen Mittel weisen Menschen mit einer ausgeprägten HVR (Hyperresponder) ein vermindertes Auftreten von Höhenlungenödemen auf. Das gilt jedoch nicht für den Einzelnen. Die Effizienz der HVR ist nur ein Teilaspekt und lässt keine Aussage über die Wahrscheinlichkeit, dass eine Höhenkrankheit entsteht, zu.

Personen mit sehr ausgeprägter HVR können sich in großen Höhen in der Regel besonders gut akklimatisieren. Leider wendet sich der Effekt in extremer Höhe ins Nachteilige. Die Atemeffizienz (Atem-minutenvolumen) nimmt durch eine immer flacher werdende Atmung progressiv ab. Dies führt zu einer verminderten Atemreserve beispielsweise beim Gipfelanstieg (Berghold und Schaffert, 2012).

Andere Menschen weisen dagegen eine verminderte HVR auf. Die Ursachen können genetisch, durch Vorerkrankungen oder durch Medikamenteneinnahmen bedingt sein. Bergsteiger, die zu Höhenlungenödemen neigen, weisen oft auch eine verminderte HVR auf. Umgekehrt kann aus einer verminderten HVR im Einzelfall keine höhere Anfälligkeit für das Auftreten der Höhenkrankheit geschlossen werden.

Demjenigen, der die Höhe schlechter verträgt oder bereits einmal höhenkrank wurde, sind die Berge nicht automatisch versperrt. Er kann eventuell langsamer aufsteigen oder Fehler, die zu der Erkrankung führten, vermeiden. Ärztlicher Rat ist hier besonders angeraten.

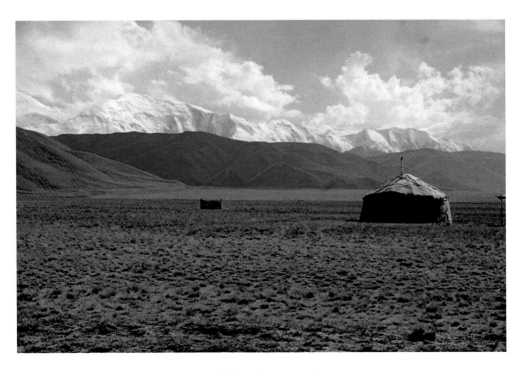

Abb. 17: Alaital in Kirgistan mit Pamir im Hintergrund

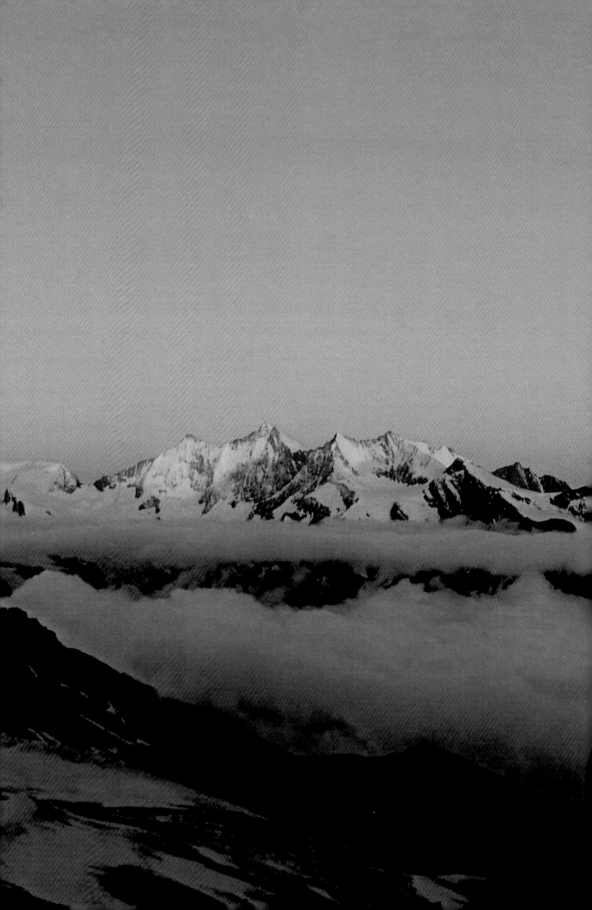

3.3. Grundprinzipien des Sauerstofftransorts

3.3.1. Diffusion

Sauerstoff wird in nahezu allen Zellen für die Energieversorgung benötigt, konkret für die sogenannte Zellatmung in den Mitochondrien, den Kraftwerken der Zellen. Diese muss der Luftsauerstoff letztlich erreichen.

Triebkraft für den Sauerstofftransport ist neben dem Bluttransport die Diffusion des Gases. Die Diffusion bezeichnet einen physikalischen Prozess, bei dem sich bei vorhandenen Konzentrationsunterschieden in Gasen oder Flüssigkeiten Moleküle durch die Brownsche Molekularbewegung bewegen. Das führt letztlich zu einem Ausgleich der Konzentration, ohne dass sich das Medium hierbei selbst bewegt (Abb. 18).

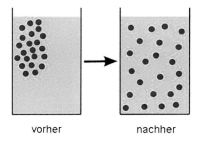

vorher   nachher

Abb. 18: Diffusion: Die hohe Konzentration der roten Teilchen links wird durch Diffusion ausgeglichen, bis keine Konzentrationsunterschiede mehr bestehen.

In einem Zimmer kann man beispielsweise ein Parfüm auch ohne Luftbewegung bald im gesamten Raum riechen. Die Parfümmoleküle verteilen sich von einem Ort hoher Konzentration letztlich im gesamten Raum.

Das Konzentrationsgefälle ist die treibende Kraft der Diffusion. Die Moleküle bewegen sich effektiv stets aus Bereichen höherer Konzentration in Bereiche geringerer Konzentration, bis ein vollständiger Ausgleich erreicht ist (Abb. 20).

Erfolgt jedoch an der einen Seite ein Abtransport der Teilchen und auf der anderen Seite eine permanente Zuführung, so kann sich das Konzentrationsgefälle nicht ausgleichen und es entsteht ein kontinuierlicher Diffusionsstrom. Sauerstoff wird in den Lungenbläschen durch die Atmung kontinuierlich bereitgestellt. Im Blut wird er durch die Bindung an das Hämoglobin permanent abtransportiert. Das ermöglicht in den Lungenbläschen einen fortwährenden effizienten Transport auf kleinstem Raum.

Der Flüssigkeitstransport durch GORE-TEX®-Membranen erfolgt in gleicher Weise. Innen herrscht hohe Feuchtigkeit, in der äußeren Luft eine geringe. Die Wassermoleküle diffundieren in beiden Richtungen durch die Membran, von innen nach außen jedoch mehr als von außen nach innen. Innen wird durch Schwitzen Feuchtigkeit nachgeliefert, außen wird diese durch den Wind abtransportiert. Daraus resultiert ein kontinuierlicher Feuchtigkeitstransport durch Diffusion.

Hierbei ist es unerheblich, ob andere Stoffe in die gleiche oder entgegengesetzte Richtung diffundieren. Insbesondere Sauerstoff und Kohlendioxid diffundieren oft gleichzeitig in entgegengesetzter Richtung.

Abb. 19: Sonnenaufgang im Pamir. Blick vom Pik Lenin nach Süden, 2012

Moleküle   Membran

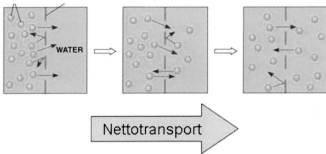

Nettotransport

Abb. 20: Diffusion an einer Membran. Die Teilchen bewegen sich in alle Richtungen. So lange eine Konzentrationsdifferenz besteht, bewegen sich mehr Teilchen von der Seite der hohen Konzentration zu der mit der geringen Konzentration. Es resultiert ein Nettotransport. Ist das Konzentrationsgefälle ausgeglichen, bewegen sich gleich viele Teilchen in beide Richtungen. Es findet kein Nettotransport mehr statt.

3.3.2. Die Sauerstoffkaskade

Um die Sauerstoffversorgung des Gewebes zu gewährleisten, muss entlang der gesamten Strecke des Sauerstofftransports von der Atemluft bis zu den Mitochondrien in den Zellen, wo der Sauerstoff benötigt wird, ein permanentes Konzentrationsgefälle aufrechterhalten werden.

Das erfordert einen kontinuierlich abnehmenden Sauerstoffpartialdruck von der Außenluft bis zu den Mitochondrien. Sonst funktionieren weder der Transport durch Diffusion, noch der per Hämoglobin.

Der Sauerstofftransport mittels Hämoglobins im Blut stellt nur einen Turbo zur Überwindung längerer Distanzen dar, der aber gleichermaßen nur auf Grund des Konzentrationsgefälles funktioniert.

Wenn man Wasser ableiten will, muss es immer bergab gehen. Andernfalls käme es zum Rückstau und es entstünden Pfützen. Beim kleinsten bergan käme der Transport zum Erliegen. Dieses Risiko besteht beispielsweise, wenn es anfangs zu schnell bergab geht. Dann fehlt am Ende hinreichend Gefälle.

Dies gilt gleichermaßen für den Sauerstofftransport. Das geniale Ergebnis der Evolution besteht darin, dass der Sauerstoffpartialdruck tatsächlich immer nur schrittweise sinkt. Dieser Gradient ist auf Meereshöhe, wie in Abb. 21 und Abb. 22 (obere Werte) dargestellt, gegeben

In der Höhe ist der Anfangswert des Sauerstoffpartialdrucks erheblich vermindert. Für den Transport zu den Zellen steht also nur weniger Gefälle zur Verfügung.

Trotzdem muss es kontinuierlich bergab gehen, eben nur mit weniger Gefälle. Bei geringerem Gefälle fließt Wasser aber langsamer. Es käme weniger Wasser am Zielort an. Wenn das Wasser am Zielort ausreichend bleiben soll, muss der Konstrukteur die Wassertreppe sehr effizient gestalten und darf kein Gefälle verschenken.

Wenn man Wasser durch Sauerstoff ersetzt, hat man die Herausforderung der Höhenanpassung verstanden.

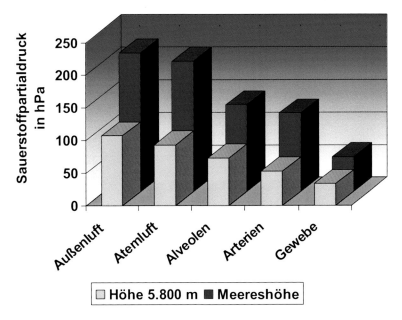

Abb. 21: Sauerstoffkaskade. Auf Meereshöhe und in der Höhe besteht ein kontinu-ierlicher Gradient des Sauerstoffpartialdrucks von der Außenluft bis in die Zellen.

Ziel der Höhenanpassung ist es vor allem, dieses Konzentrationsgefälle bis hin zu den Mitochondrien trotz des verminderten Ausgangswertes (pO_2) aufrecht zu erhalten (Abb. 21 und Abb. 22 untere Werte).

Auffällig ist, dass sich der Druckabfall zwischen Einatemluft und der Luft in den Lungenbläschen (Alveolen) in der Höhe mehr als halbiert (Tiefland: 200 - 133 = 67 hPa, Höhe: 93 – 66 = 27 hPa).

Im Tiefland gehen wir bei der Atmung großzügig mit dem Gefälle um. Wir können es uns leisten, ruhig zu atmen. Wenn man in der Höhe kein Gefälle zu verschenken hat, muss man effizient damit umgehen. Erreicht wird dies u. a. durch eine verstärkte Atmung im Rahmen der Akklimatisation, die eine verbesserte Belüftung der Lungenbläschen bewirkt.

Hingegen bleibt die Druckdifferenz zwischen Lungenbläschen und Arterien im

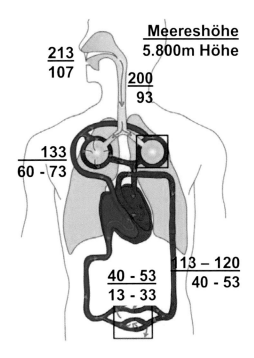

Abb. 22: Sauerstoffkaskade, Sauerstoffpartialdruck p_aO_2 in hPa, obere Werte in Meereshöhe, untere Werte in 5.800 m Höhe.

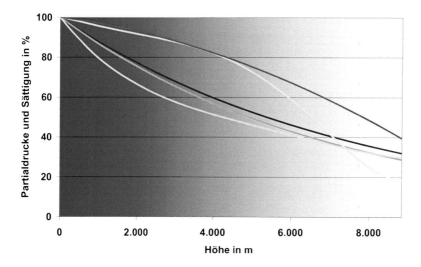

Abb. 23: Sauerstoffpartialdrucke in der Luft (dunkelblau), der Einatemluft (türkis) und den Arterien (hellblau), Kohlendioxidkonzentration (gelb) und Sauerstoffsättigung des Hämoglobins (rot) in Abhängigkeit der Höhe (Berghold und Schaffert, 2012).

Ruhezustand nahezu unverändert (ca. 12 hPa). Nur unter Belastung nimmt die Druckdifferenz durch Erhöhung des arteriellen Blutdrucks in der Lunge zu.

Wir erinnern uns: Geringeres Gefälle bedeutet verminderte Transportkapazität. Die Menge des transportierbaren Sauerstoffs nimmt in der Höhe also ab. Dieser Effekt ist begrenzend für die körperliche Leistung, da die Lunge diesbezüglich kaum trainierbar ist.

Wie in Abb. 23 (dunkelblaue Linie) bzw. Tab. 5 dargestellt, sinkt in der Höhe der Sauerstoffpartialdruck kontinuierlich, in 2.500 m Höhe beispielsweise auf 71,8%. Dagegen bleibt die Sauerstoffsättigung des Blutes (rote Linie) auf dieser Höhe auf einem hohen Niveau von 89%.

Dies beruht auf einer trickreichen evolutionären Anpassung, die es uns ermöglicht, auch in mittleren Höhen topfit zu agieren. So liegt die Ausdauerleistungsfähigkeit noch bei 90% (Verminderung 10% je 1.000 Höhenmeter gerechnet ab 1.500 m Höhe).

Ähnliches gilt für die Konzentration des Kohlendioxids, das maßgeblich für die Regulation des Säure-Base-Haushalts des Körpers verantwortlich ist (Abb. 19, gelbe Linie). Medizinisch relevant sind vor allem die sehr niedrigen Kohlendioxid-Werte (p_aCO_2) oberhalb 7.000 m, weil hier die Pufferkapazität zunehmend eingeschränkt ist, was wiederum zu gesundheitsschädlichen Veränderungen führen kann.

Im Blut wird der Sauerstoff durch den roten Blutfarbstoff Hämoglobin transportiert. Durch komplexe Regulationsvorgänge wird das Hämoglobin in der Lunge mit Sauerstoff beladen. Im Gewebe wird der Sauerstoff wieder abgegeben und von den Zellen zu deren Versorgung aufgenommen. Entscheidend ist hierbei, dass zwischen der Lunge und dem Gewebe eine ausreichend große Differenz des Sauerstoffpartialdrucks besteht. Auf Details wird in Abschnitt 3.8.1 eingegangen.

Höhe	Luftdruck	Luftdruck	p_iO_2	p_aO_2	p_aCO_2	SaO_2
m	hPa	%	hPa	hPa	hPa	%
0	1.013	100	198	125	55	97
1.500	840	82,9	163	88	52	92
2.500	751	71,8	144	80	49	89
3.000	697	68,8	133	71	48	85
3.600	644	63,5	121	69	46	83
4.600	549	54,2	101	59	43	75
5.500	505	49,9	92	53	39	71
6.100	465	45,9	84	51	28	65
7.300	373	36,8	69	45	21	50
8.848	337	33,3	57	37	10	40

Tab. 5: Veränderung des Luftdrucks, des Sauerstoffpartialdrucks der Atemluft piO_2, des arteriellen Sauerstoffpartialdrucks paO_2 und der des Kohlendioxids $paCO_2$ sowie der Sauerstoffsättigung des Hämoglobins SaO_2 in Abhängigkeit der Höhe (Berghold und Schaffert, 2012).

3.4. Veränderungen im Säure-Base-System

Alle biochemischen Prozesse sind stark abhängig vom pH-Wert (Box 6). Schon geringe Änderungen des pH-Wertes verändern das Gleichgewicht im Körper. Umgekehrt wird der pH-Wert seinerseits durch die Stoffwechselvorgänge in den Zellen beeinflusst. Um bedrohliche Schwankungen des pH-Wertes zu vermeiden, greift der Körper auf Puffersysteme zurück. Während in einem ungepufferten System eine geringe Säuremenge einen starken Abfall des pH-Wertes bewirkt, führt die gleiche Säuremenge in einem gepufferten System nur zu einer minimalen pH-Absenkung. Für steigende pH-Werte durch Basen gilt dies analog. Die Wirkung beruht darauf, dass die Puffersysteme Wasserstoffionen (H^+) binden oder freisetzen können, wenn sich der pH-Wert ändert. Das wichtigste Puffersystem im Körper stellt das Kohlensäure-Bikarbonat-System dar.

$$H_2CO_3 \longleftrightarrow HCO_3^- + H^+$$

Bei einer Ansäuerung werden Wasserstoffionen (H⁺) an das Bikarbonat (HCO₃⁻) gebunden, so dass sich dieses in Kohlensäure (H₂CO₃) umwandelt und sich das Gleichgewicht nach links verschiebt. Die Ansäuerung wird dadurch wesentlich vermindert.

Bei basischen pH-Werten, quasi einem Säuremangel, verschiebt sich das Gleichgewicht nach rechts und der Säuremangel wird ausgeglichen.

Parallel steht die Kohlensäure mit Kohlendioxid im Gleichgewicht. Wir kennen das vom Sprudelwasser. Kohlensäure ist in Wasser gelöstes Kohlendioxid.

$$H_2CO_3 \longleftrightarrow CO_2 + H_2O$$

Gleichzeitig ist Kohlendioxid das Stoffwechselendprodukt der Zellen, das über die Blutbahn transportiert und in die Lunge abgegeben wird. Bikarbonat wird über die Niere ausgeschieden.

Der Körper muss also gleichzeitig seine Stoffwechselendprodukte entsorgen und mit diesen gleichzeitig seinen Säure-Base-Haushalt regulieren – eine immense Herausforderung.

Die Konzentrationen von Kohlendioxid und Bikarbonat und damit das Säure-Base-System können vom Körper über die Lunge und die Niere reguliert und somit konstant gehalten werden. Hierbei gilt folgendes Prinzip:

Die Lunge kümmert sich um das Kohlendioxid.

Die Niere kümmert sich um das Bikarbonat.

- Fehlregulationen der Lunge werden über die Niere kompensiert.

- Fehlregulationen der Niere werden über die Lunge kompensiert.

Box 6

pH-Wert

Durch den pH-Wert wird der Säuregehalt einer Flüssigkeit angegeben. Er ist er negative dekadische Logarithmus der Konzentration der Wasserstoffionen (H⁺):

$$pH = - \log c(H^+)$$

Diese logarithmische Skalierung muss sich man sich vor Augen halten, wenn im Körper vergleichsweise geringe pH-Abweichungen betrachtet werden.

Bei einer pH-Verringerung von 7,4 auf 7,3 erhöht sich die H⁺-Konzentration um 26% (von $3,98 \cdot 10^{-8}$ mol/l auf $5,01 \cdot 10^{-8}$ mol/l).

Analog bedeutet ein pH-Anstieg auf 7,5 (entspricht $3,16 \cdot 10^{-8}$ mol/l) eine um 20% verminderte H⁺-Konzentration.

Der Normalwert liegt bei 7,4 ± 0,05, liegt also zwischen 7,35 und 7,45.

pH < 7,35   Blut ist zu sauer = **Acidose**

pH > 7,45   Blut ist zu basisch = **Alkalose**

Wie ordnen sich diese Puffergleichgewichte in die physiologischen Vorgänge der Höhenanpassung ein?

Die CO_2-Abgabe ist in der Höhe aus zwei Gründen verstärkt:

- Triebkraft für die CO_2-Abgabe ist dessen Konzentrationsunterschied zwischen Blut und Atemluft. Durch den höhenbedingt verminderten Kohlendioxid-Partialdruck der Luft (pCO_2) wird verstärkt Kohlendioxid abgegeben. Durch den erhöhten Konzentrationsunterschied zwischen Blut und Luft verstärkt sich die Diffusion durch die Wand der Lungenbläschen (Abb. 24, links oben „1").

- Durch die verstärkte Atmung infolge des Sauerstoffmangels erfolgt ein effizienterer Gasaustausch in der Lunge. Dieser betrifft neben der Sauerstoffaufnahme automatisch auch die Kohlendioxid-Abgabe.

Das Dissoziationsgleichgewicht zwischen Bikarbonat (HCO_3^-) und Kohlensäure (H_2CO_3) bzw. Kohlendioxid (CO_2) wird nun in Richtung Kohlendioxid (rechte Seite) verschoben, um dessen verminderte Konzentration wieder auszugleichen. Das wiederum vermindert die Konzentration der Wasserstoffionen (H^+, linke Seite), d. h. es wird alkalischer, der pH-Wert steigt und es resultiert eine **respiratorische Alkalose**.

3.4.1. Säure-Base-System und Atmung

Wir hatten gesehen, dass der Körper auf Hypoxie unmittelbar mit einer Atemantwort reagiert. Mit dem Wissen um die Säure-Base-Regulation, können wir uns diese Atemreaktion noch einmal im Detail ansehen.

In der Höhe gerät der Körper hinsichtlich der Atemregulation in einen Interessenkonflikt, für den auch noch zwei unterschiedliche Atemzentren verantwortlich sind:

Die Chemorezeptoren des **Atemzentrums im Hirnstamm (Medulla oblongata)** messen den CO_2-Gehalt und den pH-Wert des Blutes. Erhöht sich der CO_2-Partialdruck (pCO_2) und vermindert sich der pH-Wert wird die Atmung erhöht (Domej und Schwaberger, 2018b). Das ist evolutionär eine gute Idee, so wird der Körper überschüssiges CO_2 los.

Diese Atemregulation ist auf Normalhöhe effizient, in der Höhe, für die wir evolutionär ohnehin nicht angepasst sind, leider ineffizient und kontraproduktiv. Hier haben wir die gegenteilige Ausgangslage: der CO_2-Partialdruck (pCO_2) ist vermindert und der pH-Wert erhöht (respiratorische Alkalose). Somit wird die Atemaktivität vermindert.

Das ist kein Problem, so lange man bei Luftmangel willentlich verstärkt atmen kann. Ungünstig wirkt sich dies während des Schlafs aus (Kap. 3.11.3), während dem der Körper per Autopilot gesteuert wird und deshalb die Atemaktivität tatsächlich durch eine flachere und langsamere Atmung deutlich vermindert ist.

Nun zum zweiten Atemzentrum, den bereits erwähnten **Glomuskörperchen an der Halsschlagader** (Kap. 3.2):

Durch das Absinken des Sauerstoffpartialdrucks p_aO_2 wird über diese der Atemreflex aktiviert, um diesen Mangel wieder auszugleichen.

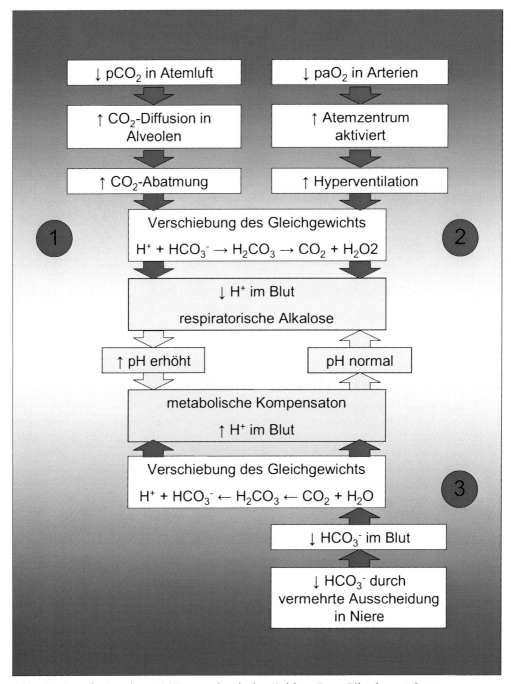

Abb. 24: Regulation des pH-Wertes durch das Kohlensäure-Bikarbonat-System

Dieser Regelmechanismus ist auf normaler und in größer Höhe effizient.

Nebenbei bemerkt verfügen Vögel, die ja auch in großer Höhe Leistung erbringen müssen nur über den zweiten Regelmecha-

nismus und werden demzufolge nicht durch den ersten „ausgebremst".

In uns Menschen dauert dieser Kampf der Systeme viele Tage bis sich eine Regulation zu Gunsten der besseren Sauerstoffversorgung durchsetzt und wir wieder besser schlafen können.

Die verbesserte Atmung verbessert die Sauerstoffversorgung, aber als Nebeneffekt wird dadurch noch mehr Kohlendioxid abgegeben, was die respiratorische Alkalose verstärkt (Abb. 24, rechts oben „2"). Dies ist der gleiche Interessenkonflikt aus Sicht der anderen Seite.

Nach dem vorgenannten Grundprinzip „Fehlregulationen der Lunge werden über die Niere kompensiert" erfolgt der Ausgleich der atmungsbedingten Alkalose über die Niere, d. h. renal (Abb. 24, rechts unten „3"). Es wird vermehrt Bikarbonat ausgeschieden, um das Kohlensäure-Bikarbonat-Gleichgewicht wieder in die Balance zu bringen (renale Kompensation).

Erkennbar wird dieser Effekt durch häufigen, vor allem auch nächtlichen Harndrang.

Da sich das Kohlensäure-Bikarbonat-System zur Nachbildung des ausgeschiedenen Bikarbonats wieder nach links verschiebt, erhöht sich auch die Wasserstoffionen-Konzentration. Der pH-Wert nimmt wieder auf normale Werte ab. Die Alkalose geht zurück.

Das Atemzentrum ist ebenfalls wieder glücklich. Im angepassten Zustand bewirkt es wieder einen bedarfsgerechten Atemantrieb. Wir merken, dass wir wieder etwas ruhiger atmen können.

Problematisch wird es für den Organismus jedoch dann, wenn beide Komponenten des Puffersystems in großem Umfang ausgeschieden werden - Kohlendioxid über die Lunge und Bikarbonat über die Niere. Dann bleibt der pH-Wert im Gleichgewicht, die Pufferkapazität ist jedoch gefährlich vermindert. Treten pH-Wert-Veränderungen auf, können diese nur begrenzt gepuffert werden.

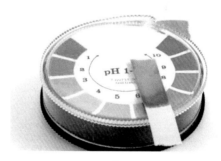

Abb. 25: Unitestpapier zur ungefähren pH-Bestimmung

Box 7

Kompensation einer metabolischen Acidose infolge Laktatbildung

Im Detail tritt auch ein gegenläufiger Prozess auf: Unter Sauerstoffmangel werden im Stoffwechsel vermehrt Säuren gebildet, allen voran Milchsäure (Laktat). Das mindert den pH-Wert, es kommt zu einer **metabolischen Acidose**. Diese tritt jedoch normalerweise nicht offen zu Tage, da durch die vorbeschriebene verstärkte Abatmung der pH-Wert wieder erhöht wird.

Auch hier folgt der Körper dem gleichen Grundprinzip: eine stoffwechselbedingte Abweichung wird über die Lunge kompensiert: die metabolische Acidose wird durch eine respiratorische Alkalose ausgeglichen.

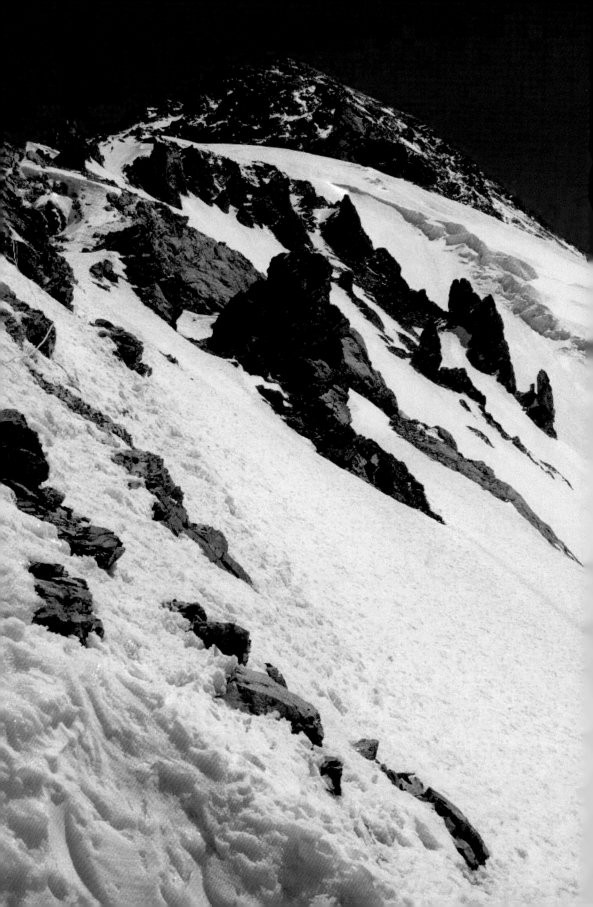

3.5. Anpassung des Herz-Kreislauf-Systems

Ebenso wie die Atmung reagiert auch das Herz-Kreislauf-System, um in der Höhe die Sauerstoffversorgung des Gewebes aufrecht zu erhalten. Im Vordergrund steht die Erhöhung des Herzminutenvolumens. Chemorezeptoren der Glomuskörperchen erkennen, wie bereits dargelegt, den verminderten Sauerstoffpartialdruck in den Arterien (p_aO_2). Über das Nervensystem (Sympathikus) wird auch das Herz aktiviert. Die Erhöhung des Blutvolumens, das durch das Herz gepumpt wird, erfolgt durch die Steigerung der Herzfrequenz, d. h. durch einen erhöhten Puls. Das Blutvolumen je Herzschlag bleibt hingegen konstant bzw. nimmt nach einigen Tagen leicht ab, weil das Plasmavolumen vermindert ist und Lungenarterien verengt sind (pulmonale Vasokonstriktion) (Domej und Schwaberger, 2018b).

Durch eine Blutdrucksteigerung fließt das Blut schneller und es gelangt häufiger durch die Lunge. Hierdurch erhöht sich die Transportkapazität. Busse, die schneller fahren, können unter dem Strich mehr Menschen transportieren.

3.5.1. Puls

In den ersten Tagen in der Höhe kann der Puls um ca. 20% erhöht sein, was einer Zunahme um 10 bis 15 Schläge entspricht.

Im Idealfall sollte die Erhöhung 20% nicht überschreiten, was in der Realität in großen Höhen nur selten eingehalten werden kann. In extremer Höhe treten individuelle Unterschiede besonders hervor, so dass allgemeine Regeln zunehmend versagen. Hier kommt

es umso mehr auf Vergleiche mit dem eigenen Puls der vergangenen Tage an.

Im Laufe des Akklimatisationsvorgangs nimmt der Puls wieder ab (cardic sparing effect). Das ist mit einem Rückgang des Herzminutenvolumens auf verbunden. Der Puls nimmt auf normale Werte ab, aber die Minderung der Herzleistung durch das reduzierte Plasmavolumen und den erhöhten Lungenwiderstand bleibt bestehen (Domej und Schwaberger, 2018b).

In Abb. 27 ist der Pulsverlauf eines Bergsteigers dargestellt, der zwei identische Aufstiege mit einem zeitlichen Abstand von 8 Akklimatisationstagen durchgeführt hat.

Der Ruhepuls betrug auf Meereshöhe 62 /s. Dies ist der persönliche Referenzwert.

Beim ersten Aufstieg lag der durchschnittliche Puls bei 118 Schlägen. Dieser Belastungspuls ist jedoch nicht entscheidend. Relevant ist der Ruhepuls, der sich beispielsweise während einer Pause bei 95 /s einpegelte (waagerechte Linie nach 200 min Gehzeit auf 4.000 m Höhe).

Beim 2. Aufstieg ist der durchschnittliche Belastungspuls mit 105 /s um 13 Schläge je Sekunde vermindert. Auch hier wieder entscheidend: Der Ruhepuls bei der gleichen Pause lang nur noch bei 75 /s.

Ebenso wie auf Meereshöhe steigt das Herzminutenvolumen bei körperlicher Anstrengung. Da die körperliche Leistungsfähigkeit in der Höhe durch Hypoxie auch nach der Anpassung vermindert bleibt, wird eine maximale Herzleistung wie auf Meereshöhe nicht abgefordert. Das bedeutet, dass in der Höhe das Herz-Kreislauf-System nicht leistungsbegrenzend ist.

Abb. 26: auf dem Weg zu Camp 3 am Broad Peak im Karakorum, 2013

durchschnittliche Herzfrequenz: **2. Aufstieg** zum Lager 1 am 23. August 2012: **105**

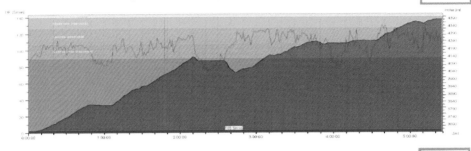

durchschnittliche Herzfrequenz: **1. Aufstieg** zum Lager 1 am 15. August 2012: **118**

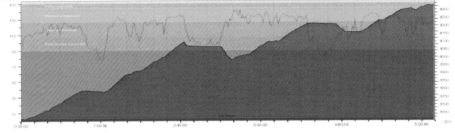

Abb. 27: Pulsverlauf zweier identischer Aufstiege aus dem Baislager (3.600 m) zu Camp 1 (4.400 m) am Beginn der Akklimatisation und nach einer Woche mit erfolgter Anpassung am Pik Lenin (Pamir); Beim zweiten Aufstieg (oben) ist der Puls um durchschnittlich 13 /s geringer.

3.5.2. Puls in extremer Höhe

In extremer Höhe nimmt das Herzminutenvolumen wieder ab. Ursachen sind der erhöhte „Gegendruck" durch die Verengung der Lungenarterien, die erhöhte Viskosität des Blutes durch Verminderung des Plasmavolumens und eine Reduktion der maximal möglichen Herzfrequenz (Burtscher, 2018).

So kann das Atemminutenvolumen bis ca. 6.300 m Höhe gesteigert werden, wo es bei einem pO_2 von 60 mm Hg (Tab. 2) ein Maximum erreicht. Darüber nimmt das Atemvolumen trotz erheblicher weiterer Zunahme der Atemfrequenz insgesamt wieder ab. Die Atemmenge je Luftzug nimmt überproportional ab (Hechelatmung, Totraumhyperventilation).

In äußerst extremer Höhe ist aber auch folgendes richtig: Der maximal mögliche Puls unter Anstrengung nimmt mit der Höhe auf extrem hohem Niveau ab und der Ruhepuls steigt wie zuvor beschrieben stark an. Auf Everest-Höhe engt sich der Spielraum zwischen Ruhepuls und einem Maximalpuls stark ein. Der Kreislauf stellt effektiv nur noch sehr wenig Leistungsreserve bereit (Mees, 2011).

3.5.3. Blutdruck

Die Reaktion des Blutdrucks auf Hypoxie kann sehr unterschiedlich ausfallen. Durch Aktivierung der sympathischen Nerven kommt es zu einer Gefäßverengung in der Muskulatur, aber auch zu einer Weitung der Koronargefäße des Herzens.

Insgesamt steigen im Zuge der Höhen-anpassung Herzfrequenz, der Blutdruck und der Gefäßwiderstand.

Daneben haben auch individuelle Faktoren Einfluss auf den Blutdruck, wie Stress, Angst oder körperliche Belastung. Auch die Auskühlung der Extremitäten kann einen Blutdruckanstieg bewirken.

Die Erhöhung des Hämatokritwertes (zuerst durch Minderung des Plasmavolumens, später durch Erythrozytenneubildung) erhöht die Viskosität des Blutes und führt ebenso zu einem Blutdruckanstieg.

Die dargestellte höhenbedingte Druck-steigerung in den Lungenarterien kann sich ebenso drucksteigernd auf den ganzen Körper auswirken.

Insgesamt bleiben die Veränderungen bei Gesunden im Bereich der Normalwerte. Individuell kann sich der Blutdruck aber leicht vermindern oder erhöhen. Erhebliche Drucksteigerungen sind bis 4.000 m Höhe nicht zu erwarten (Domej, 2018c). In Folge der Akklimatisation normalisieren sich Ruhepuls und Blutdruck nach einigen Tagen.

Für gut eingestellte Trainierte sind Höhentrekkings nach ärztlicher Rück-sprache möglich, für unkontrollierte Hypertoniker scheidet dies aus. Bei Menschen mit Bluthochdrucksymptomen führen rasche Höhenaufstiege mehr noch als bei Gesunden zu einer erheblichen Adre-nalinausschüttung. Bei Aufstiegen über mittlere Höhen hinaus ist deshalb mit erheblichen Beschwerden zu rechnen. Vor-heriges Ausdauertraining ist hilfreich (Domej, 2018c).

Indigene Höhenbewohner im Himalaja und in den Anden haben einen generell niedrigeren Blutdruck und leiden auch im Alter deutlich weniger an Bluthochdruck-erkrankungen, was vorrangig auf die gesündere Lebensweise zurückzuführen sein sollte, zumal in Lhasa wohnende Tibeter in den letzten Jahren auch eine steigende Inzidenz aufweisen.

3.6. Anpassungsvorgänge in den Lungenbläschen

In den Lungenbläschen (Alveolen) tritt der Sauerstoff in die Lungenkapillaren über

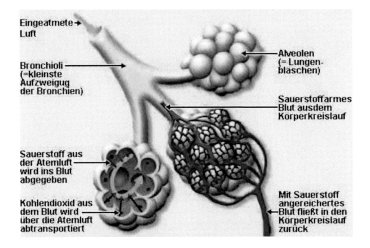

Abb. 28: Prinzipdarstellung des Gasaustauschs in den Lungenbläschen (Alveolen)

(Abb. 28, Abb. 29, Abb. 30). Auch hierfür ist die Diffusion verantwortlich (pulmonale Perfusion).

Verengung der Lungengefäße HPVR

Durch den sog. alveolo-vaskulären Reflex werden unter Hypoxie die Lungengefäße verengt (Vasokonstriktion, **Hypoxic pulmonary vascular response, HPVR**). Wie bereits dargestellt, steigt auch das Herzminutenvolumen. Beide Effekte führen zu einer Erhöhung des Blutdrucks in den Lungenarterien (pulmoarterieller Druck, PaP). Unter körperlicher Anstrengung oder körperlicher Flachlage erhöht sich der Lungenarteriendruck weiter.

Durch diese Hypertonie wird eine gleichmäßige Durchströmung aller Lungenareale erreicht. Das funktioniert folgendermaßen: Wenn ein Areal schlecht beatmet ist, verengen sich lokal die kleinen Arterien (Arteriolen). Dadurch fließt ein größerer Teil des Blutes parallel durch andere Gefäße. In diesen gut belüfteten Arealen kann dann der erforderliche Sauerstoffaustausch sichergestellt werden. In einem gewissen Druckbereich verbessert dies die Sauerstoffaufnahme insgesamt.

Problematisch wird dies unter höhenbedingt insgesamt hypoxischen Bedingungen. Dann stehen zum Ausweichen keine gut belüfteten Areale mehr zur Verfügung, weil von der schlechten Beatmung die gesamte Lunge betroffen ist. In der gesamten Lunge verengen sich die Arterien. Das Ergebnis ist eine hypoxische pulmoarterielle Hypertonie HPAH.

Dies führt zu folgenden Nachteilen für den Organismus:

- Schnelleres Durchströmen der Alveolen und damit weniger Zeit für den Gasaustausch; Daraus resultiert ggf. unvoll-

ständige Sauerstoffdiffusion von den Alveolen in das Blut und eine suboptimale Sauerstoffbeladung des Hämoglobins.

- Erhöhte Rechtsbelastung des Herzens (Vorsicht bei Herz-Vorschädigung)

- Stärkere Belastung der Gefäße;

- Erhöhung des Flüssigkeitsanteils zwischen den Zellen in den Alveolen (Interstitium);

- Die letzten beiden Effekte führen zu der Gefahr von Lungenödemen HAPE (Kap. 6.4).

In großen Höhen und bei starker individueller Reaktion kann die Sauerstoffversorgung dadurch effektiv vermindert sein. Verstärkt wird der Effekt, wenn in sehr großer Höhe parallel noch das Volumen je Atemzug durch flache Atmung nachlässt. Dadurch wird die Lungenfunktion in großer Höhe leistungsbegrenzend.

Auch hier zeigt sich wieder, dass wir Menschen evolutionär als Tieflandbewohner angepasst sind. Die Logik einer hervorragenden Regulation, die eine ausreichende Sauerstoffversorgung sicherstellt, auch wenn einzelne Lungenbereich schlecht belüftet sind, verkehrt sich in der Höhe in ihr Gegenteil.

Diese Regulation erfolgt autonom innerhalb der Lunge (also nicht über Nerven oder Hormone gesteuert) über Rezeptoren nach dem Prinzip von Ionenkanälen.

Die HPVR bleibt deshalb auch nach erfolgreicher Akklimatisation erhalten.

Eine große regulatorische Rolle spielt hierbei Stickoxid (NO). NO entsteht durch den Abbau der Aminosäure Arginin und

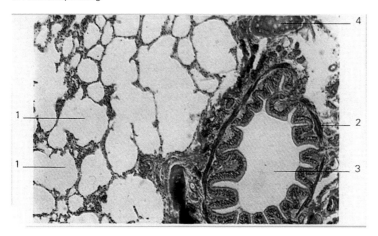

Abb. 29: Mikroskopische Ausnahme einer Lunge mit Lungenbläschen / Alveolen (1) und Muskelzellen (2), die die feinsten Zweige der Bronchien (3) (Bronchioli, ca. 1mm Durchmesser) umgeben (Kühnel, 1989).

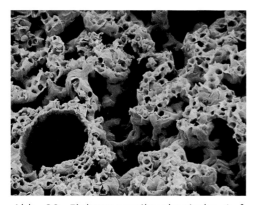

Abb. 30: Elektronenmikroskopische Aufnahme eines Lungenbläschens (links unten) 500fach vergrößert

wird insbesondere im Endothel der Blutkapillaren und im Epithel der Alveolen gebildet. Eine Erhöhte NO-Bildung führt zu einer Gefäßweitung und wirkt HPVR entgegen (Domej und Schwaberger, 2018c). Menschen, die zu verstärktem HPVR neigen, zeigen auch eine verminderte NO-Bildung (Domej, 2018a).

Das individuelle Ausmaß der HPVR kann individuell sehr verschieden sein (von extremen Respondern bis zu non-Respondern). Die HPVR nimmt mit steigender Höhe zu. Gesunde Europäer zeigen auf 4.000 m Höhe in Ruhe eine Druck-

erhöhung von 30% bis 50%. Der Druck kann sich aber auch verdoppeln (Domej und Schwaberger, 2018c).

Betroffen sind Trainierte wie Untrainierte. Kinder und Jugendliche reagieren stärker.

Bei schnellem Höhenaufstieg und unvollständiger Akklimatisation sind die Inhomogenitäten der Lungendurchblutung besonders stark ausgeprägt, woraus eine tendenziell erhöhte HPVR resultiert, die wiederum zu einem erhöhten Risiko für Höhenlungenödeme HAPE und akuter Herzinsuffizienz (Rechtsbelastung) führt (Wagner, 2000).

Die an große Höhe angepassten Tibeter, Äthiopier und Andenbewohner zeigen dagegen eine verminderte HPVR. Ebenso ist die HPVR von Yaks und Lamas geringer als die von Rindern. Dies könnte die oder zumindest eine Ursache für die angeborene Höhenanpassung dieser Völker sein.

Hinzu kommen eine höhere maximale Sauerstoffaufnahmekapazität und ein verbesserter Blutfluss durch die Kapillaren, verbunden mit einer erhöhten Sauerstofffreisetzung in den Muskeln (Domej und Schwaberger, 2018c).

Der erhöhte Druck in den Lungenarterien wiederum führt zu einem verbesserten und gleichmäßigeren Sauerstoffaustausch von den Lungenbläschen in die Kapillaren, weil weitere Areale der Lunge in den Gasaustausch einbezogen werden. Als gegenteiliger Effekt erschweren die resultierende schnellere Fließgeschwindigkeit und damit die kürzere Kontaktzeit der Blutzellen in den Alveolen einen vollständigen Gasaustausch. Diese sich in der Höhe einstellende Diffusionslimitierung macht sich insbesondere bei körperlicher Belastung bemerkbar (Domej und Schwaberger, 2018b).

Nichtsdestoweniger ist in der Höhe der Sauerstoffübertritt von den Lungenbläschen in die Kapillaren durch den verminderten Sauerstoffpartialdruck erschwert. Ist bei körperlicher Anstrengung zudem der Puls und dadurch die Fließgeschwindigkeit des Blutes erhöht, so reicht die Verweilzeit der Blutkörperchen in der Lunge nicht mehr aus, das Hämoglobin vollständig mit Sauerstoff zu beladen (Burtscher, 2018). Die Diffusion wird hier zum leistungslimitierenden Faktor.

Auch Kälte bewirkt eine Vasokonstriktion mit ähnlichem Effekt. In Kombination kann ein deutlich erhöhter lungenarterieller Druck zu Lungenödemen (Kap.6.4) führen.

Lange Höhenaufenthalte können zu chronischem HPAH führten. Ursächlich ist ein struktureller Umbau der Gefäßwände durch deren Verdickung. So wird der erhöhte Gefäßwiderstand fixiert und Gefäßquerschnitt weiter verengt (Domej und Schwaberger, 2018c).

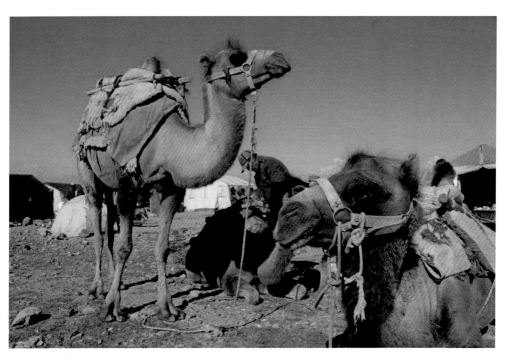

Abb. 31: Der Ausrüstungstransport am Muztagh Ata erfolgte mit Kamelen.

Abb. 32: Ama Dablam überhalb des Dorfes Panboche

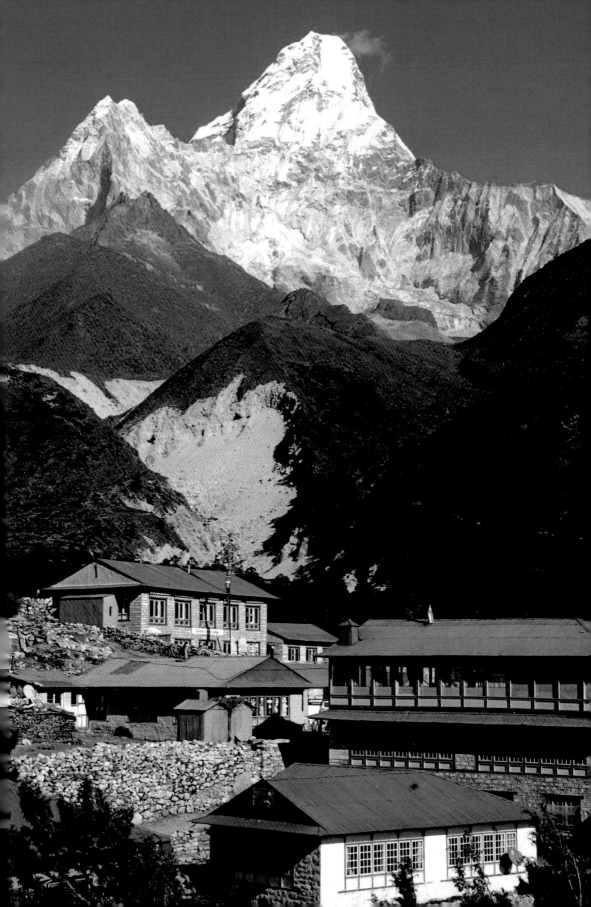

3.7.   Hirndurchblutung

Das Gehirn muss lebenserhaltend auch unter Hypoxie ausreichend mit Sauerstoff versorgt zu sein. Hierzu verfügt das Gehirn über eine Autoregulation: Sinkt der Blutdruck ab, weiten sich die Blutgefäße im Hirn, so dass der Blutfluss konstant bleibt. Bei erhöhtem Blutdruck verengen sich die Blutgefäße entsprechend.

Das Gehirn muss lebenserhaltend sowohl bevorzugt mit Sauerstoff und Glukose versorgt, gleichzeitig auch vor Schadstoffen und Infektionen geschützt werden. Dem dient die Hirn-Blut-Schranke.

Vorab sollte Klarheit bestehen, was hinsichtlich des Gehirns innen und außen ist. Diese Schranke befindet sich nicht etwa irgendwo im Hals. Sie befindet sich zwischen den Blutgefäßen und den Gehirnzellen, anatomisch gesehen also mitten im Gehirn. Die Blutgefäße sind mit einer engen und undurchlässigen Schicht von Epithelzellen ummantelt, die diese Schranke darstellen. Aus Sicht des Gehirns ist außen das fließende Blut und innen alles Gewebe um die Blutgefäße herum.

Ab einem Druck von 180 mm Hg wird die Hirn-Blut-Schranke undicht und Blutplasma tritt aus dem Blut in den Zwischenraum zwischen den Gehirnzellen aus. Gleichen kann bei einer gesundheitlichen Schädigung der Schranke geschehen. Durch die unter Druck ausgetretene Flüssigkeit kommt es zu einer Hirnschwellung oder zu einem extrazellulären Ödem. Durch extremen Druck können die kleinen Blutgefäße abgedrückt werden, was die Durchblutung und damit die Sauerstoffversorgung drosselt.

In großer Höhe – wir hatten festgestellt, dass die Menschen hierfür evolutionär nicht angepasst sind – funktioniert die o. g. Autoregulation nicht reibungslos, auch nicht nach erfolgter Anpassung.

Wir verzeichnen zwei gegenläufige Regelprozesse:

Die Gefäßweite wird durch den Sauerstoffpartialdruck und den pH-Wert reguliert. Bei geringer Sauerstoffsättigung kommt es vermehrt zu anaerobem Glukoseabbau. Es entsteht Milchsäure (also saures Laktat), der pH sinkt, die Gefäße werden geweitet, die Durchblutung steigt. Aber: Durch die vermehrte Abatmung sinkt der pCO_2, der pH-Wert steigt (respiratorische Alkalose), die Gefäße verengen sich resultierend in einer Minderversorgung.

In extremen Höhen von 5.500 bis 6.500 m führen Sauerstoffmangel und Laktat-Ansäuerung (metabolische Acidose) anfangs zu einer Gefäßerweiterung und besseren Versorgung. Nach einigen Tagen dominiert als Gegensteuerung die Regelung über das Kohlendioxid (pCO_2) (Mees, 2011).

Wenn diese beiden Regelprozesse in großer Höhe nicht gut aufeinander abgestimmt sind, kann es zu einer Sauerstoffmangelversorgung im Gehirn kommen.

In Folge treten in der Höhe Fehlfunktionen des Gehirns auf, die umso stärker ausgeprägt sind, je höher und je schneller aufgestiegen wird. Das betrifft motorische, sensorische als auch geistige Fehlleistungen.

Hier überrascht, dass Bergsteiger mit guter Atemantwort (HVR), d. h. die sich besonders gut anpassen können, von diesen Fehlleistungen in größerem Maße betroffen sind. Es wird angenommen, dass die starke Hyperventilation und der starke Kohlendioxid-Abfall zu einer Gefäßverengung im Gehirn führen, so dass hier weniger Sauerstoff abgegeben werden kann.

Nach Aufenthalten in extremer Höhe
wurden mittels Computertomographie
(MRT) mehrfach Dauerschäden im
Großhirn nachgewiesen, deren klinische
Relevanz jedoch noch unklar ist.

Box 8

Fallbeispiel geistige Fehlleistung

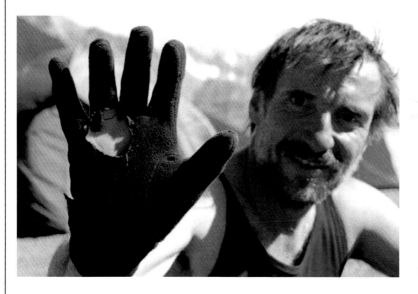

Abb. 33: Beispiel einer harmlosen geistigen „Fehlleistung". Auf 6.100 m Höhe (Kap.
5.3.4) hatte ich Autor die Eingebung, die Hand samt Handschuh in die Flamme meines
Gaskochers zu halten, um zu testen, ob diese noch brennt. Solche Fehler unterlaufen
mir auf Meereshöhe nicht.

Nachfolgend war ich nicht mehr in der Lage, die Zeitdifferenz zwischen zwei Uhrzeiten
zu ermitteln. Sollten zwischen 6 Uhr morgens und 6 Uhr abends tatsächlich 18
Stunden liegen? So lange hätte ich nicht gehen können. Aber umgekehrt, wo sollte der
Fehler in der Rechnung liegen?

Das Empfinden ist ähnlich, wie bei einer Transitorischen Ischämischen Attacke (TIA).
Man merkt, dass man eine Fragestellung (hier eine simple Rechnung) nicht lösen kann,
obwohl man sich bewusst ist, dass dies kein Problem sein dürfte.

Kritisch ist dies bei geistigen Fehlleistungen, bei denen man sich des Mangels nicht
bewusst ist, z. B. Verwechslung von Nord und Süd am Kompass oder inadäquate
Leistungs- oder Gefahreneinschätzung.

Box 9

Fallbeispiel geistige Fehlleistung

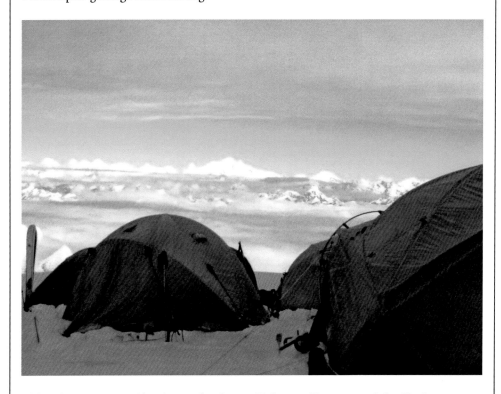

Abb. 34: Camp 3 im Cho Oyu auf 7.600 m Höhe, im Hintergrund der Shishapangma, 2017. Im Camp vergaß ich einen meiner Teleskopstöcke ca. 10 m hinter mir. Weil ich der Meinung war, deswegen nicht noch einmal umkehren zu wollen, fand ich mich damit ab, mit nur einem Stock absteigen zu müssen. Ein Sherpa reichte mir dann das verlustige Exemplar.

Schlimmer war die sich anschließende Schnapsidee:

Als mir vom Expeditionsleiter offeriert wurde, dass ich eine Nacht auf Camp 3 wohl nicht überstehen würde und deshalb weiter absteigen muss, entgegnete ich allen Ernstes, dass ich es ja trotzdem probieren könnte. Vielleicht irrte er sich ja. Nach dem dritten Argumentationsversuch ließ der Expeditionsleiter das Zelt abbauen, so dass die Frage erkennbar geklärt war.

Igor aus der Ukraine hatte sich bereits zum Schlafen ins Zelt gelegt und verweigerte jede weitere Bewegung. Dieses musste an den Füßen aus dem Zelt gezogen und seiner Behausung beraubt werden.

3.8. Sauerstofftransport im Blut

In mittleren Höhen bis 2.500 m wird die Sauerstoffsättigung des Blutes oberhalb 90% liegen.

In großen Höhen kann sie bis 80% abfallen, bei körperlicher Anstrengung darüber hinaus.

Im Rahmen der Höhenanpassung kommt es zu zwei Prozessen, die den Sauerstoff-Transport des Blutes verbessern:

• Steigerung der Effizienz des Hämoglobin-Transportsystems durch Verbesserung der Sauerstoffbindung,

• Steigerung der Kapazität des Hämoglobin-Transportsystems durch Verminderung des Plasmavolumens (Kap. 3.9.1) und später Erhöhung der Erythrozytenzahl (rote Blutkörperchen, Kap. 3.9.2).

3.8.1. Sauerstoffbindung des Hämoglobins (Grundlagen)

Vorab soll auf einen weitverbreiteten Denkfehler im Zusammenhang mit der Sauerstoffversorgung des Gewebes hingewiesen werden. Langläufig wird eine hohe Sauerstoffbeladung des roten Blutfarbstoffs Hämoglobin (Hb) einseitig als vorteilhaft angesehen. Es kommt jedoch nicht nur auf die Beladung, sondern gleichermaßen auf eine effiziente Sauerstoffabgabe im Gewebe an.

Wie bereits dargelegt, müssen für den Transport sowohl in der Lunge als auch im Gewebe Konzentrationsunterschiede des Sauerstoffs vorhanden sein, sozusagen ein Gefälle.

Würden in einer Stadt Busse fahren, in die man bequem einsteigen kann, die aber keinen Ausgang haben, wäre das ebenso sinnlos, wie Busse, in die man nicht einsteigen, sondern aus denen man nur aussteigen kann. Im ersten Fall würden voll besetzte Busse im Kreis fahren, im zweiten Fall leere.

Gleichermaßen ist für den Sauerstofftransport ein Gleichgewicht erforderlich, bei dem in der Lunge genug Sauerstoff gebunden und im Gewebe ausreichend wieder abgegeben werden kann.

Realisiert wird dies durch die besonderen Eigenschaften des Hämoglobins der roten Blutzellen. Im Ergebnis ist die sogenannte Sauerstoffbindungskurve (Abb. 35) nicht linear, sondern sigmoid.

Die Kurve ist im rechten Teil besonders flach. Das führt dazu, dass beispielsweise bei 60% Sauerstoffpartialdruck des Blutes das Hämoglobin nicht nur zu 60% mit Sauerstoff beladen ist, sondern mit 90%. Dadurch kann das Hämoglobin in der Lunge auch bei suboptimalem Sauerstoffangebot effizient mit Sauerstoff beladen werden.

Im linken Teil ist die Kurve überdurchschnittlich steil. Daraus folgt, dass bei geringem Sauerstoffpartialdruck im Gewebe eine kleine Verminderung desselben zu einer erheblichen Entladung des Hämoglobins führt. Das ermöglicht hier eine effiziente Sauerstoffabgabe.

Fazit: Auch für den Sauerstofftransport ist ein Konzentrationsgefälle zwischen Lunge und Gewebe erforderlich. Dieses besteht auf Meereshöhe zwischen zwei eher hohen Sauerstoffkonzentrationen und in der Höhe zwischen zwei eher geringeren Sauerstoffkonzentrationen.

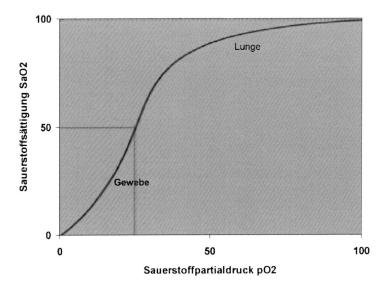

Abb. 35: Sauerstoffbindungskurve, In der Lunge besteht über einen breiten bereich relativ hohen Sauerstoffpartialdrucks (rechte Seite) eine hohe Sauerstoffsättigung. Die Kurvbe ist flach. Im Gewebe ist die Kurve steil. Eine moderate verminderung des Sauerstoffpartialdrucks führt zu einer starken Verminderung der Sauerstoffsättigung.

In extremer Höhe bewegen sich die Sauerstoffpartialdrucke in einem so niedrigen Bereich, in welchem die Hämoglobinbindungskurve sehr steil verläuft. Deshalb führen dort geringe Veränderungen des Sauerstoffpartialdrucks (p_aO_2) zu erheblichen Änderungen der Sauerstoffbeladung des Hämoglobins (SaO_2).

Es ist nicht davon auszugehen, dass sich in der Evolution des Menschen diese Eigenschaften des Hämoglobins herausgebildet haben, damit wir uns in der Höhe aufhalten können. Es ist umgekehrt so, dass diese Eigenschaften grundsätzlich vorteilhaft waren und wir infolgedessen zusätzlich das Glück haben, hohe Gipfel erreichen zu können.

3.8.2. Sauerstoffbindung des Hämoglobins (Details)

Wer sich theoretische Betrachtungen ersparen möchte, kann diesen Abschnitt gern überblättern.

Sauerstofftransport durch Hämoglobin

Es muss biochemisch dafür gesorgt werden, dass das Hämoglobin (Hb) in der Lunge mit Sauerstoff (O_2) beladen und dieser im Gewebe wieder abgegeben werden kann. Es müssen hinsichtlich der O_2-Bindung also möglichst unterschiedliche Verhältnisse vorliegen. Dies wird durch die besonderen Eigenschaften des Hb realisiert.

Das Hb-Molekül besteht aus 4 Protein-Untereinheiten. Diese können in zwei Formen vorliegen, die sich in ihrer Molekülgeometrie und ihrer Bindungsaffinität zu O_2

unterscheiden, die T- und R-Form. Unbeladenes Hb besteht aus 4 T-Untereinheiten. Diese binden O_2 schlecht (deshalb sind sie ja auch unbeladen). Wenn ein O_2-Molekül an eine T-Untereinheit gebunden wird, klappt diese in die R-Form um. Diese hat eine hohe O_2-Affinität. Diese R-Form im Viererverbund des Hb-Moleküls veranlasst auch die anderen Untereinheiten umzuklappen und die R-Form einzunehmen. Daraufhin hat das ganze Hb-Molekül eine hohe Bindungsaffinität.

Bei der O_2-Abgabe läuft es genau umgekehrt. Eine Untereinheit gibt O_2 ab und klappt von der R- in die T-Form, die O_2 schlecht bindet. Das veranlasst auch die anderen Untereinheiten umzuklappen. Das ganze Hb-Molekül gibt sein O_2 ab.

Es herrscht zwischen den 4 Untereinheiten ein hoher Gruppenzwang bzw. eine hohe Kooperativität. Dieser Effekt wird als allosterisches Verhalten bezeichnet (Monod, et al., 1965; Buckwitz et al., 1988; Buckwitz et al. ,1990).

Unser Bus würde also an vollen Haltestellen viele Menschen aufnehmen und an leeren Haltestellen diese umso leichter wieder entlassen.

Hierzu betrachten wir die O_2-Bindungskurve, d. h. die Abhängigkeit der O_2-Sättigung des Hb (SaO_2) vom O_2-Partialdruck pO_2 des Blutes. Diese ist durch das allosterische Verhalten nicht linear, sondern sigmoid (Abb. 35a). Man kann das mit einem Schaltereffekt vergleichen.

Bei hohem pO_2 liegt das Hb in der T-Form vor und ist mit 98% fast vollständig mit Sauerstoff beladen (rechte Seite in Abb. 35). Nimmt der pO_2 leicht ab, d. h. bewegen wir uns in der Abbildung nach links, vermindert sich die O_2-Bindung kaum. Die Kurve ist flach. Die Auswirkung erleben wir in mittlerer Höhe. Trotz des schon geringeren pO_2 in 2.500m Höhe von nur noch 72% wird das Hb noch zu 89% mit O_2 beladen. Es besteht also ein O_2-Überangebot. Sinkt der pO_2 weiter, springt das Hb in die R-Form und das O_2-Bindungsvermögen nimmt rapide ab. Auf 7.300 m Höhe beispielsweise sinkt die SaO_2 sinkt auf 50% und der pO_2 beträgt nur noch 37% seines Normalwertes.

Im Gewebe liegen geringe pO_2-Werte vor, so dass das Hb weitaus weniger O_2 binden kann (Abb. 35 links).

Fließt das O_2-beladene Blut in diese Gewebebereiche, so geht die T-Form in die R-Form über. Diese ist in Bezug auf den hier vorherrschenden geringen pO_2 überladen. Das Hb setzt nun so viel O_2 frei, wie es der aktuellen Bindungskapazität entspricht. Dieser O_2 steht der Versorgung des Gewebes zur Verfügung. Fließt das entladene Blut zurück in die Lunge, so ist es bezüglich des dortigen hohen pO_2 unterbeladen und das Hb bindet erneut O_2. Der Zyklus beginnt von neuem.

In extremer Höhe nimmt die Sauerstoffsättigung des Hämoglobins, wie soeben dargestellt, erheblich ab. Damit käme es zu Problemen, den verbliebenen wenigen Sauerstoff im Gewebe abgeben zu können. Schließlich wäre das Hb nicht mehr in ausreichendem Maße überladen. Glücklicherweise sinkt aber auch der pO_2 des Gewebes mit zunehmender Höhe. In Bezug auf diesen sehr niedrigen p_aO_2 ist auch das „halbbeladene" Hb noch überladen und kann einen großen Teil seines Sauerstoffs abgeben

In Abb. 36 ist die Situation bei unterschiedlicher Höhe noch einmal beispielhaft dargestellt.

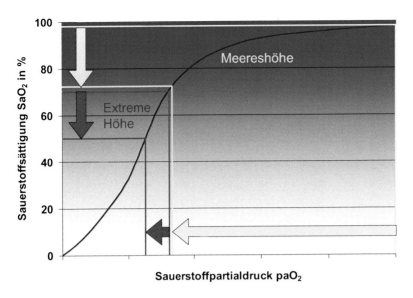

Abb. 36: Sauerstoffbindungskurve auf Meereshöhe und in extremer Höhe: Auf Meereshöhe besteht eine große Differenz des Sauerstoffpartialdrucks pO$_2$ zwischen der Lunge und dem Gewebe (gelbe Pfeile). Diese führt zu einer SaO$_2$-Differenz von ca. 25% SaO$_2$. Dies entspricht der O$_2$-Menge, die im Gewebe abgegeben werden kann. In extremer Höhe besteht zwischen Lunge und Gewebe nur noch eine geringe Differenz des pO$_2$ von 10 bis 20 hPa (rote Pfeile). Da die O$_2$-Bindungskurve in diesem Bereich steiler verläuft, resultiert trotzdem eine ausreichende SaO$_2$-Differenz von ca. 20%.

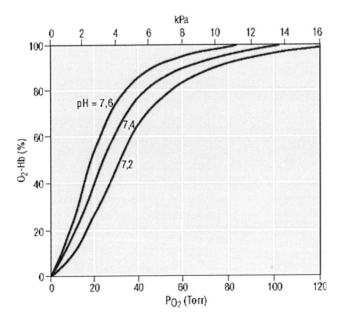

Abb. 37: Verschiebung der Sauerstoffbindungskurve bei vermindertem oder erhöhtem pH-Wert

Die bisherige Darstellung stellt eine Vereinfachung des tatsächlichen Geschehens dar. Tatsächlich kann eine ausreichende O_2-Versorgung in der Höhe erst durch das Mitwirken weiterer Prozesse erfolgen.

So kann die O_2-Bindungskurve nach rechts oder links verschoben werden. Betrachten wir beispielsweise die Linksverschiebung, die durch eine Erhöhung des pH-Wertes von pH 7,4 zu pH 7,6 hervorgerufen wird (z. B. bei höhenbedingter respiratorischer Alkalose, Abb. 37). Bei einem vorgegebenen pO_2 befindet sich die Bindungskurve über der Ursprünglichen. Das bedeutet, dass durch diese Linksverschiebung bei gleichem pO_2 das Hb mehr O_2 binden kann. Interessiert eine bestimmte SaO_2, so erkennt man, dass diese bereits bei geringerem pO_2 erreicht werden kann.

Nur durch diesen hohen pH-Wert ist bei dem extrem geringen O_2-Gehalt des Blutes eine ausreichende O_2-Belastung des Hb möglich.

Den gegenteiligen Effekt hat eine Rechtsverschiebung. Diese führt zu einer verminderten SaO_2, also besseren Entladung des Hb.

Verschiebung der Hämoglobin-Bindungskurve

Nun stellt sich die Frage, durch welche Parameter die Veränderung des Bindungsverhaltens im Körper bewirkt werden kann. Die wichtigsten Faktoren sind in Tab. 6 dargestellt.

Auch Stickoxid (NO) kann an Hb gebunden werden, wobei O_2 und NO ihre eigene Freisetzung allosterisch wechselseitig fördern. Dadurch regelt das Hb-System in den Gewebe-Kapillaren auch den Blutfluss, da das freigesetzte NO die Gefäße weitet.

Linksverschiebung	Rechtsverschiebung
Höhere Affinität und damit bessere Beladung des Hb mit Sauerstoff in der Lunge. Gleichzeitig wird hierdurch die Sauerstoffabgabe im Gewebe erschwert.	Geringere Affinität und damit schlechtere Beladung des Hb mit Sauerstoff. Gleichzeitig wird hierdurch die Sauerstoffabgabe im Gewebe erleichtert.
Höherer pH-Wert (Alkalose)	Geringerer pH-Wert (Azidose)
Geringe Kohlendioxid-Konzentration	Hohe Kohlendioxid-Konzentration
Niedrige Temperatur	Hohe Temperatur
Raucher	Stickoxid NO
	2,3-Bisphosphoglycerat

Tab. 6: Rechts- und Linksverschiebung der Sauerstoffbindungskurve (Domej und Schwaberger, 2018b)

Umgekehrt fördert das NO-System in den Lungenkapillaren die O_2-Beladung (Zinchuk, 2003; Domej, 2018a).

Auch eine erhöhte Temperatur vermindert die O_2-Affinität des Hb und begünstigt die O_2-Abgabe. Das ist hilfreich, wenn im besonders warmen Arbeitsmuskel bei bis zu 39°C überproportional O_2 benötigt wird (Domej, 2018a).

Gleiches gilt für 2,3-Bisphosphoglycerat (2,3-DPG) in den Erythrozyten, das in der Höhe unter anaeroben Bedingungen vermehrt gebildet wird. Somit wird im Gewebe bei einer anaeroben Situation bei beginnender Laktatbildung durch Glykolyse eine bestmögliche O_2-Versorgung angestrebt.

Kurioser Weise zeigen Menschen, deren Hb eine erhöhte O_2-Affinität aufweist, keine bessere, sondern eine schlechtere Versorgung des Gewebes mit O_2. Das Hb ist zwar gut beladen, aber O_2 kann nur schlecht abgegeben werden. Umgekehrt haben Menschen mit einem Hb mit verminderter O_2-Affinität eine verbesserte Gewebeversorgung (Domej, 2018a).

Raucher können sich trotzdem nicht freuen. Ihr Hb gibt O_2 zwar auch besser ab, jedoch ist bei ihnen ein Großteil des Hb durch Kohlenmonoxid (CO) blockiert. Daraus resultiert eine schlechte Gewebeversorgung. Raucher, die im Gebirge nicht rauchen, können den nachteiligen Effekt reduzieren (Davis et al., 1979).

Jetzt haben wir die Informationen, um das Geschehen beim Höhenaufstieg verstehen zu können.

Beim Aufstieg in mittlere Höhen sinkt durch den Sauerstoffmangel (Hypoxie) der pH (Azidose) und der Kohlendioxidpartialdruck (pCO_2) nimmt zu. Zusammen mit der ebenfalls erhöhten Körpertemperatur führt das zu einer Rechtsverschiebung der Sauerstoffbindungskurve. Dadurch wird die Sauerstoffabgabe im Gewebe erleichtert, ohne dass vermehrt geatmet werden muss. Die Sauerstoffbindung und die Sauerstofftransportkapazität sind in dieser Höhe noch nicht eingeschränkt, da die Bindungskurve hier noch sehr flach verläuft und die Sättigung immer über 90% liegt.

In großen und extremen Höhen dagegen nimmt durch die hypoxiebedingte verstärkte Atmung (HVR) der pCO_2 ab. Daraus folgt eine Zunahme des pH-Wertes

(respiratorische Alkalose, siehe 3.4). Höherer pH, verminderter pCO_2 und ggf. eine verminderte Körpertemperatur führen zu einer Linksverschiebung der Sauerstoffbindungskurve. Dadurch nimmt die Sauerstoffbeladung des Hb zu und die Sauerstoffabgabe im Gewebe wird erschwert.

Zusammen mit weiteren Anpassungsvorgängen ist durch diese Linksverschiebung die Sauerstoffbeladung des Hb sogar bei den extremen Gaswerten auf dem Mt. Everest gewährleistet: Obwohl der Luftdruck mit 337 hPa nur noch ca. ein Drittel des Normalwertes beträgt, kann noch eine 50%ige Sättigung erreicht werden. Bei Bergsteigern in guter Verfassung wurden auf 8.400 m Werte von durchschnittlich 54% gemessen. Zurückzuführen ist dies auf extrem geringe pCO_2-Werte von teilweise nur noch 18 hPa und damit einem extrem basischen pH im Blut von bis zu 7,56 (Grocott et al. 2009).

Die metabolische Alkalose wird durch Bikarbonatausscheidung in der Niere kompensiert. Das verringert den pH-Wert auf einen normalen Wert, was wiederum auch die Sauerstoffsättigungskurve wieder nach rechts verschiebt. Sauerstoffaufnahme wird erschwert, die Abgabe erleichtert.

Das Stoffwechselprodukt 2,3-Bisphosphoglycerat (2,3-DPG) ist vor allem in jungen Erythrozyten erhöht und unterstützt hier die Abgabe des Sauerstoffs im Gewebe.

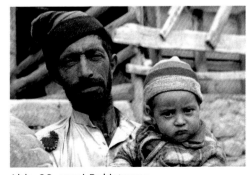

Abb. 38: zwei Pakistaner

3.9. Erhöhung des Hämatokritwertes

Langläufig herrscht die Vorstellung, die Höhenanpassung beruht auf der Zunahme der Anzahl der roten Blutzellen (Erythrozyten). Das ist so nicht korrekt.

Das Hämoglobin, dass den Sauerstoff transportiert, befindet sich in den roten Blutzellen (Erythrozyten). Diese „schwimmen" im Blutplasma. Die Hämoglobinkonzentration kann nun entweder durch mehr Blutzellen oder weniger „Lösungsmittel" steigen.

- Verminderung des Blutplasmavolumens (schnelle Reaktion)

- vermehrte Erythrozytenneubildung (langsame Reaktion)

Das relevante Maß für diese Fragen ist der Hämatokritwert (HK). Er beschreibt den volumenmäßigen prozentualen Anteil der Blutzellen im Blut. Bestimmt wird er, indem eine Blutprobe zentrifugiert wird, bei der sich die schwereren Blutzellen gut sichtbar absetzen (Abb. 39).

Er liegt bei Männern zwischen 42% und 50%, bei Frauen menstruationsbedingt zwischen 37% und 45%.

Hohe HK-Werte wären vorteilhaft für die Sauerstoffversorgung, bergen aber das Risiko von Verstopfungen der Kapillaren. Man darf sich die Erythrozyten nicht wie Tischtennisbälle vorstellen, die im Blutplasma schwimmen, sondern eher wie Säcke, die durch die kaum größeren Kapillaren rollen.

Strömungstechnisch optimal wäre ein HK von 40%. Mit Durchschnittswerten von 45% bzw. 42% sind wir Menschen evolutionär zu Gunsten einer erhöhten Trans-

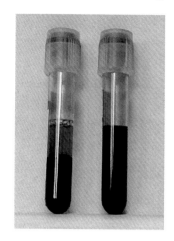

Abb. 39: Hämatokritwert: rechts frische Blutprobe, links mit sedimentierten, abgesetzten Blutzellen. Durch die Gefäßrundung erscheint ihr Anteil höher. Die Bestimmung des HK-Wertes erfolgt in dünnen Glaskapillaren.

portkapazität leicht über diesen optimalen Wert bestens angepasst (Lullies und Trincker, 1974).

3.9.1. Verminderung des Plasmavolumens

Bevor der Prozess der Erythrozytenneubildung greift, kommt es vorab innerhalb von Stunden durch Abnahme des Blutplasmavolumens ebenfalls zu einer Erhöhung der Hämoglobinkonzentration. Der Plasmavolumenverlust kann durchaus 15% bis 25% betragen (Domej und Schwaberger, 2018b). Die Abnahme des Plasmavolumens resultiert aus der regelmäßig zu beobachtenden und schon beschriebenen vermehrten Wasserausscheidung in der Niere (Höhendiurese), ausgelöst durch Hypoxie. Das Ergebnis ist eine erhöhte Sauerstofftransportkapazität pro Blutvolumen. Die auslösenden Ursachen sind vielschichtig, vor allem hormonreguliert. Der Prozess dauert einige Wochen an, bevor wieder die

Ausgangswerte erreicht werden. Die schnelle messbare Erhöhung des Hämatokritwertes hat also nichts zu tun mit der Neubildung von Erythrozyten.

Diesem Anpassungsvorgang sind jedoch enge Grenzen gesetzt. Während die verbesserte Sauerstofftransportkapazität der Akklimatisation dient, hat der Vorgang eine gravierende Kehrseite. Durch die erhöhte Zahl von Blutzellen je Volumeneinheit und den erhöhten Blutdruck in der Lunge steigt die Viskosität des Blutes und die Fließeigenschaften verschlechtern sich. Kritisch wird dieser Effekt bei zusätzlichem Flüssigkeitsverlust durch erhöhte Abatmung, Durchfall oder nicht ausreichendem Trinken. Das Risiko besteht im Auftreten von Thrombosen und oft tödlich verlaufender Lungenembolie. Ebenso kann die Durchblutung der Kapillaren eingeschränkt sein und teilweise sogar zum Erliegen kommen. Dies wiederum erhöht unter anderem das Risiko für Erfrierungen erheblich.

Das unterstreicht die dringende Notwendigkeit, auf ausreichende Flüssigkeitszufuhr zu achten.

Oft hört man die Meinung, in der Höhe das Blut medikamentös „verdünnen" zu sollen, ein völliger Irrglaube, wie in Kap. 5.4 belegt wird. Nur ergänzend sei angemerkt, dass die Blutgerinnung in der Höhe nicht verändert ist.

3.9.2. Erhöhung der Erythrozytenzahl

Bei Höhenexposition setzt die Neubildung roten Blutzellen (Erythrozytose) erst nach 2 – 3 Wochen ein und erreicht nach ca. 6 Monaten einen Gleichgewichtszustand (Domej und Schwaberger, 2018b). Die Bildung

und Reifung von Zellen erfordert eine entsprechende Zeit.

In der Höhe wird durch den verminderten Sauerstoffgehalt des arteriellen Blutes (Hypoxämie) der Spiegel des Hormons Erythropoietin innerhalb einiger Stunden erhöht (Maximum nach 48 bis 72 Stunden), woraufhin im Knochenmark Retikulozyten gebildet werden, die dann zu Erythrozyten reifen (Höhenpolyglobulie). Rote Blutzellen werden ohnehin permanent neu gebildet, um ältere zu ersetzen. Diese Neubildung kann aber von 200 Milliarden auf 2 Billionen Zellen pro Tag erhöht werden (Mees, 2011). Damit nimmt auch die Menge des roten Blutfarbstoffes, des Hämoglobins zu und die Sauerstofftransportkapazität wird erhöht. Voraussetzung ist eine ausreichende Versorgung mit Eisen, Vitamin B12 und Folsäure. Nach Monaten kann der Hämatokrit um bis zu 10% erhöht sein.

Bekannt ist das Hormon Erythropoietin aus dem „Blutdoping", bei dem man den vorgenannten Effekt durch Hormongaben künstlich herbeiführt.

3.10. Sauerstoffversorgung des Gewebes

Zu möglichen Anpassungsprozessen auf zellulärer bzw. intrazellulärer Ebene ist bisher wenig bekannt. Längere Höhenaufenthalte führen trotz hoher sportlicher Aktivität zu einem graduellen Muskelabbau. Bei gleichbleibender Anzahl von Blutkapillaren in den Muskeln und abnehmenden Querschnitten der Muskelfasern nimmt die effektive Durchblutung des Gewebes zu. Ein Hintergrund für diesen Ressourcen schonenden Prozess ist der Umstand, dass gerade bei gut Trainierten die hohe Muskelmasse nicht voll ausgenutzt werden kann, weil ohnehin die Lungenfunktion leistungs-begrenzend ist.

Die effektivere Durchblutung ist hilfreich, um auch bei geringen Sauerstoffkonzen-trationsunterschieden noch hinreichende Gasmengen in das Gewebe übertreten zu lassen.

3.11. Der Akklimatisations-vorgang

Bei Höhenexposition setzt der Akklimati-sationsprozess ein. In dieser Phase ist der Bergsteiger besonders gefährdet, an den verschiedenen Formen der Höhenkrankheit (AMS, HAPE, HACE) zu erkranken. Man spricht daher auch von der kritischen Phase der Akklimatisation.

Der Zeitraum, in denen die Akklimatisation erfolgt, hängt von verschiedenen Faktoren ab: Aufstiegsgeschwindigkeit, erreichte Höhe, Höhenunterschied zur letzten Schlaf-höhe, von der körperlichen Anstrengung und vom Gesundheitszustand. Hinzu kom-men individuelle Unterschiede. Somit lassen sich nur grobe Richtwerte angeben.

Auf 4.000 m Höhe ist mit 3 – 6 Tagen, auf 5.000 m Höhe mit 1 – 2 Wochen zu rech-nen (Abb. 40).

Die Anpassung erfolgt immer nur für die erreichte Höhe. Steigt man weiter auf, so beginnt der Akklimatisationsprozess von neuem. Das kann natürlich nicht bedeuten, dass man Monate benötigt, um auf die gewünschte Zielhöhe zu gelangen. Die Lösung liegt in einer intelligenten Höhen-taktik, bei der während des laufenden

---

Box 10

Genetisches Notprogramm bei Hypoxie

Bisher können wir im Körper unterschiedliche Anpassungsprozesse beobachten, ohne jedoch zu wissen, wie diese in den Zellen letztlich reguliert werden. Zwischenzeitlich wurden genetische Notfallprogramme entschlüsselt, die der Körper unter Hypoxie-bedingungen aktivieren kann.

Hierbei werden bei Sauerstoffmangel Gene aktiviert, die beispielsweise zur Bildung neuer Blutgefäße und zur Umstellung des Zellstoffwechsels beitragen.

Im Zentrum steht ein sogenanntes Siah-Protein. Dieses bewirkt, dass andere Proteine innerhalb der Zellen zum Abbau freigegeben werden. Das Siah-Protein, muss ständig unter Kontrolle gehalten werden, damit es nicht unlimitiert andere, wichtige Proteine der Entsorgung zuführt. Hier wurde ein „Aufpasser"-Protein entdeckt, dass seinerseits die Aktivität von Siah kontrolliert.

Unter Hypoxie geschieht folgendes:

Das Siah-Protein wird von der Leine gelassen und gibt das „Aufpasser"-Protein, von dem es kontrolliert werden soll, selbst zum Abbau frei. Ist das „Aufpasser"-Protein entsorgt, kann Siah umfassend andere Proteine zum Abbau freigeben und dadurch auf breiter Front das zelluläre Hypoxieprogramm aktivieren (Nakayama et al., 2004).

Diese Veränderungen nehmen wir dann als Höhenanpassung wahr (Calzado 2008).

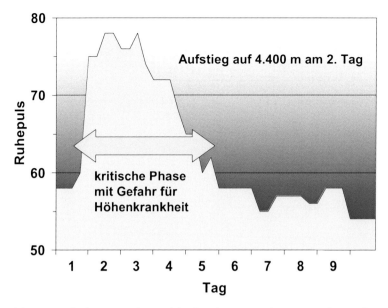

Abb. 40: Erhöhung und anschließende Normalisierung des Ruhepulses während der Akklimatisation; Am 2. Tag wird in akklimatisiertem Zustand am Pik Lenin im Pamir auf ein Lager in 4.400 m aufgestiegen. Bedingt durch die große Höhendifferenz stieg der Puls um deutlich mehr als 20%. Nach 4 Tagen fällt der Puls auf einen Wert leicht unterhalb des Ausgangsruhepulses.

Anpassungsprozesses stufenweise weiter aufgestiegen wird.

3.11.1. Akklimatisationssymptome

Bei körperlichen Veränderungen muss zwischen normalen Anpassungssymptomen und krankheitsrelevanten Veränderungen unterschieden werden.

Es ist wie beim Impfen: Wenn ich eine Anpassungsreaktion hervorrufen möchte, sollte ich mich über Körperreaktionen eher freuen als ärgern.

Folgende Symptome sind normale Zeichen des Anpassungsprozesses und für sich genommen kein Hinweis einer Höhenerkrankung:

- Ruhepuls um mehr als 20% erhöht;

- Lufthunger, gefühlte Atemnot;

- Klaustrophobisches Gefühl im Zelt;

- Unterhautödeme im Gesicht (geschwollene Augenlieder, Kap. 6.7.1);

- Schlafstörungen (Kap. 3.11.3);

- Neigung zu Kopfschmerzen;

- Vermehrter Harndrang;

- Nachts periodische Atmung mit sekundenlangen Atempausen (Apnoephasen, Cheyne-Stokes-Atmung).

> **Anzeichen einer erfolgreichen Akklimatisation**
>
> - **Wieder normaler Ruhepuls**
>
> - **Vertiefte Atmung in Ruhe und unter Belastung**
>
> - **Weiterhin periodische Schlafatmung**
>
> - **Vermehrter / nächtlicher Harndrang**

3.11.2. Anzeichen einer erfolgten Akklimatisation

Die erfolgte Anpassung an eine neue Höhe zeichnet sich durch folgende Anzeichen aus (Berghold, 2018b):

- Rückkehr des Ruhepulses auf den Normalwert; Dies ist das geeignetste Zeichen, mit dem der Bergsteiger an sich feststellen kann, dass die Akklimatisation erfolgt war (Abb. 40). Hierzu empfiehlt es sich, den Ruhepuls vor, als auch während der Bergtour zu messen. Um vergleichbare Werte zu erhalten, ist die Ermittlung nach dem Aufwachen im Zelt bzw. auf der Berghütte sinnvoll.

- Andere körperliche Veränderungen bleiben auch nach erfolgter Akklimatisation erhalten. Das betrifft vor allem die verstärkte Atmung (Hyperventilation) sowohl in Ruhe als auch unter Belastung. Anders als der Puls, geht die Atmung nach der Anpassung nicht auf den Ursprungswert zurück. Die auch unter leichter Belastung oft einsetzende empfundene Atemnot irritiert manchen Bergsteiger. Dies ist jedoch auch nach erfolgter Anpassung normal.

- Periodische Schlafatmung (Apnoe, Kap. 3.11.3); Auch dieses höhentypische Phänomen besteht nach der Anpassung fort, wenn auch vermindert.

- Vermehrter und nächtlicher Harndrang (Polyurie und Nykturie); Eine Harnausscheidung von mehr als einem Liter in 24 Stunden ist ein Zeichen einer gut verlaufenden Akklimatisation. Fehlt dieses häufige, vor allem auch nachts auftretende Urinieren, besteht die Gefahr einer Dehydrierung oder einer gestörten Anpassung. Auch dieser Effekt ist gut selbst kontrollierbar.

- Wiedererlangen der Ausdauerleistungsfähigkeit; Während die Ausdauerleistung während der akuten Anpassung eingeschränkt ist und größere körperliche Belastungen die Akklimatisation behindern, steht die volle aerobe Ausdauerleistungsfähigkeit nach Abschluss der Anpassung wieder zur Verfügung. Zu beachten ist natürlich, dass das Leistungsniveau hypoxie- also höhenbedingt vermindert bleibt (um 10% je 1.000 Hm gerechnet ab 2.000 m).

- Weitere, nicht so offensichtliche Veränderungen, die erhalten bleiben, sind ein verminderter Sauerstoffverbrauch des Herzmuskels, die Abnahme des Plasmavolumens, die zu einem erhöhten Hämatokritwert führt, die Blutdruckerhöhung in der Lunge auf Grund der Verengung der Lungenarterien sowie die erhöhte Durchblutung des Gehirns.

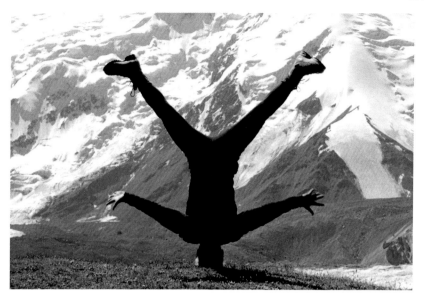

Abb. 41: Alexios ist perfekt angepasst.

Aufenthalte in extremen Höhen führen zu Gewichtsabnahmen. Kurzfristige Gewichtsabnahmen, d. h. solche, die von Tag zu Tag festgestellt werden, resultieren überwiegend aus Flüssigkeitsverlusten.

Darüber hinaus ist ein permanenter Gewichtsverlust festzustellen, der primär auf die Verbrennung von Körperfett und sekundär auf Abbau von Muskelmasse zurückzuführen ist. Als Ursachen für den Fettabbau werden ein sich zunehmend aufbauendes Kaloriendefizit, eine verschlechterte Nährstoffaufnahme und eine negative Stickstoffbilanz diskutiert.

3.11.3. Schlaf und Höhe

Bei Höhenaufenthalten ist eine Verminderung der Schlafqualität zu verzeichnen, die auch nach der Akklimatisation fortbesteht und mit der Höhe zunimmt. Zumindest subjektiv werden vermehrte Wachphasen festgestellt. Es besteht eine

hohe individuelle Variabilität und genetische Prädisposition.

Beobachtet wurden eine Abnahme der Tiefschlaf- und REM- (Traum-)phasen zu Gunsten oberflächlichen Schlafes sowie eine Zunahme sekundenlanger Wachphasen mit hohem Puls und schneller Atmung. Die Atmung kann auch kurzzeitig für durchschnittlich 15 s (aber auch bis zu 40 s) ganz aussetzen (Apnoe).

Durch panischen Luftmangel wird man wach und auch die Zeltgenossen sind oftmals irritiert ob der fehlenden Atmung. Diese unregelmäßige Atmung wird durch eine nichtlineare Sensitivität der genannten CO_2-Sensoren verursacht und als Cheyne-Stokes-Atmung bezeichnet.

Insgesamt wird die Atemaktivität im Schlaf durch eine flachere und langsamere Atmung vermindert und bis auf die Hälfte reduziert.

Das Wechselspiel zwischen HVR und Alkalose-bedingter Atemhemmung ist Teil der Höhenanpassung. Es ist jedoch nicht perfekt ausgeglichen.

Worauf ist der schlechte Schlaf zurückzuführen?

Die Cheyne-Stokes-Atmung das Resultat einer Fehlregulation zwischen der Steuerung auf p_aO_2-Basis (Glomuskörperchen an der Halsschlagader) und der auf p_aCO_2-Basis (Atemzentrums im Hirnstamm, Medulla oblongata).

Man atmet schnell, um einen O_2-Mangel auszugleichen. Das führt zu vermehrter CO_2-Abgabe. Der resultierende geringere p_aCO_2 mindert den Atemreflex und man atmet weniger und es kommt zu Atempausen. Der resultierende O_2-Mangel aktiviert die Chemorezeptoren der Glomuskörperchen. Das führt zu starker Atmung und der Zyklus beginnt von neuem (Netzer, 2018).

Durch panischen Luftmangel verbunden mit hohem Adrenalinausstoß wird man wach. Dieses Wiedereinsetzen der Atmung bewirkt die schlechte Schlafqualität.

Die nächtliche Minderatmung merkt man bereits auf mittlerer Höhe durch schlechten Schlaf auf Alpenhütten, weshalb eine gute Durchlüftung derselben hilfreich ist, also „lieber erfrieren als erstinken".

Die Beeinträchtigung durch Apnoe und Schnarcher tritt vorzugsweise auf mittleren Höhen auf, während in großer Höhe zunehmend periodische Atmung dominiert.

In Höhen ab 7.000 m bei einer dauerhaften O_2-Sättigung unter 80%, also extremen Hochlagern ist kontinuierlicher Schlaf erfahrungsgemäß kaum noch möglich, außer bei hochgradiger Erschöpfung. Der subjektive Eindruck gar nicht geschlafen zu haben ist das Ergebnis eines sehr fragmentiertes Schlafmusters. Auch im Gehirn selbst existieren O_2-sensible Zellen, die bei Hypoxie über das sympathische Nervensystem eine Adrenalinausschüttung verursachen können. Deren Effekt dominiert bei diesen Höhen, was zu einer adrenalininduzierten hochfrequenten Atmung führt und schlafen quasi unmöglich macht (Netzer, 2018).

Weitere Faktoren, die die Schlafqualität mindern:

• Ungewohnte und ungemütliche Schlafumgebung;

• Kälte und kalte Atemluft;

• Enge Kleidung und Schuhe;

• Verdauungsprobleme;

• Übelkeit und Kopfschmerzen;

• Evtl. Schmerzen;

• Hohe Adrenalinspiegel von der Anstrengung des Tages;

• Schnarch- und Windgeräusche;

• Nächtlicher Harndrang (Nykturie);

• Angstzustände.

Kritisch ist die Situation für Personen, die bereits auf Meereshöhe Schlafstörungen mit Sauerstoffsättigung erleben. Wenn es bereits auf Meereshöhe bei flacher Sauerstoffbindungskurve Probleme gibt, werden sich diese in der Höhe bei steiler Sauerstoffbindungskurve verstärkt auswirken.

Nach Netzer (2018) kann dem wie folgt begegnet werden:

• Oberkörper höher lagern;

• Beim Aufwachen aufsetzen und verstärkt atmen;

- Absteigen;

- Atemunterstützung mit O₂-Demand-
  Systemen mit geringer Flussrate;

- Ggf. 125 – 250 mg Azetazolamid (Dia-
  mox®) nehmen;

- Ggf. Benzodiazepine nach ärztlicher
  Verordnung;

- Keine Schlafmittel, diese würden die
  Sauerstoffversorgung zusätzlich mindern.

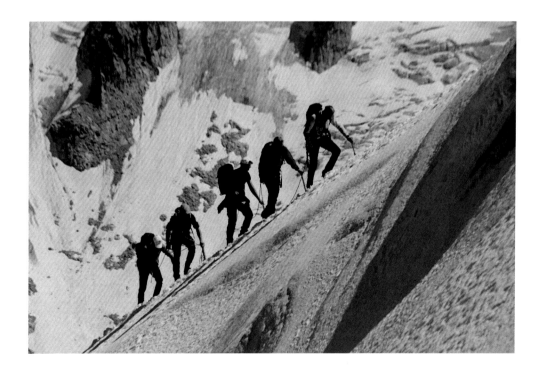

Abb. 42: Aufstieg am Mont Blanc, 2016

Abb. 43, Folgeseite: Morgens am Gipfelgrat der Signalkoppe (Punta Gnifetti, 4.559 m,
Monte-Rosa-Massiv)

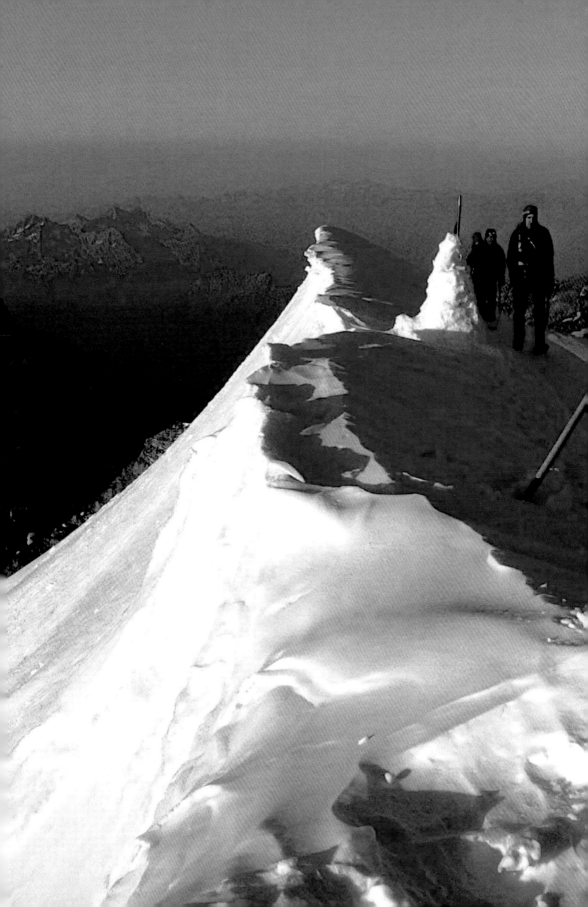

4. Voraussetzungen für Höhenaufenthalt

> Selbst 80% aller Personen mit erhöhtem Risiko oder früherer Höhenerkrankung bleiben bei konsequenter Einhaltung einer geeigneten Höhentaktik gesund.

4.1. Planungsvorbereitung

Vor diesem Hintergrund möchte der Autor mit kritischen Anmerkungen niemandem die Freude an Bergfahrten nehmen, sondern Hinweise geben, diese gesund und sicher genießen zu können.

In Vorbereitung einer Bergfahrt sollten verschiedene Fragen zur Gesundheit beantwortet sein, wobei es sinnvoll sein kann, die Hilfe des Hausarztes oder eines Höhenmediziners in Anspruch zu nehmen. Die nachfolgende Checkliste soll ergänzend hilfreich sein (Box 11).

Es besteht immer die Gefahr, sich die angestrebte Unternehmung als machbar schönzureden. Daher ist es sicherer, vorab die eigenen Kriterien herauszuarbeiten und diese anschließend mit der geplanten Tour abzugleichen.

Persönliche Höhen-Erfahrungen sollten nur mit Vorsicht auf größere Höhen extrapoliert werden. Bei den ersten Touren ist es ratsam, sich defensiv an allgemeine Empfehlungen zu halten und den eigenen Erfahrungsschatz sukzessive aufzubauen. Für diese Sportler ist es besonders wichtig, die Anzeichen einer gestörten Anpassung rechtzeitig zu erkennen und sich nicht zu überanstrengen.

Die Analyse zu Unfallursachen bei Bergtouren führt fast immer zu den gleichen Fehlern, die ihren Ursprung bereits vor der Tour haben (Hoi, 2018):

- Mangelhafte Planungsvorbereitung,

- Mangelnde Trainingsvorbereitung,

- Selbstüberschätzung,

- Falsche Routenwahl,

- Wetter missachtet,

- Mangende Technikbeherrschung,

- Falsche Ausrüstung.

Box 11

Gesundheitliche Planungsvorbereitung

☐ Erfassung des eigenen Gesundheitszustandes. Bestehen oder bestanden Vorerkrankungen, die dem Vorhaben entgegenstehen oder besonderer Beachtung bedürfen?

☐ Welche Erfahrungen bestehen aus früheren Bergfahrten? Wie habe ich Höhenaufenthalte vertragen? Mit welcher Höhentaktik war ich erfolgreich? Welche gesundheitlichen Probleme traten auf? Eine ehrliche Höhenanamnese ist der beste Weg, künftige Erkrankungen zu vermeiden.

☐ Bewertung der eigenen Leistungsfähigkeit; Das betrifft die Leistungsfähigkeit in der Höhe bei früheren Unternehmungen und den aktuellen Trainingszustand.

☐ Entwicklung einer Höhentaktik, die meinem eigenen Können und meiner eigenen Leistungsfähigkeit entspricht?

☐ Prüfen, ob die vom Veranstalter avisierte Höhentaktik meinen Kriterien entspricht; Bewertung des geplanten Höhenprofils und des Besteigungsstils;

☐ Erstellen einer Packliste für die Unternehmung und die einzelnen Teilabschnitte. Zu schweres Gepäck vermindert die Leistungsfähigkeit und erschwert die Anpassung.

☐ Medizinische Infrastruktur in der Reiseregion; Steht ein Expeditionsarzt zur Verfügung? Wo ist ärztliche Hilfe möglich? Wie kann die Verständigung mit einheimischen Ärzten erfolgen, wenn diese ggf. nicht englisch sprechen (Dolmetscher, Wörterbuch)? Wie kann ein Abtransport in ein Krankenhaus erfolgen? Wie kann ein Rückflug organisiert werden? Wie kann eine Bergrettung veranlasst werden? Wie kann eine Hubschrauberrettung vorab bezahlt werden? Hierzu ggf. Kontaktaufnahme mit der eigenen Auslandsvertretung;

☐ Erstellen einer Übersicht der wichtigsten Telefonnummern / Mailadressen;

☐ Kontrolle, dass Auslandsreiseversicherungen den gewünschten Leistungsumfang haben und bezahlt sind (Kap. 4.6);

☐ Besteht ausreichender Impfschutz, sind Reiseschutzimpfungen erforderlich?

☐ Wann wurde der Zahnstatus überprüft? Sind Zahnbehandlungen abgeschlossen?

☐ Benötige ich Medikamente, die im Ausland nicht ohne weiteres beschafft werden können? Bleiben diese hinreichend verwendbar?

☐ Zusammenstellung einer Notfallapotheke / Emergency Pack

☐ Ersatzbrille vorhanden? Kontaktlinsen?

> Alle Ausführungen gelten grundsätzlich nur für gesunde Personen. Bei vorliegenden Erkrankungen sollte der Rat eines hinsichtlich höhenmedizinischer Fragen erfahrenen Arztes eingeholt werden. Der Autor kann und darf keinen medizinischen Rat geben.

4.2. Gesundheitliche Voraussetzungen

In der Literatur sind diverse Untersuchen beschrieben, in denen versucht wurde, die Anfälligkeit für die verschiedenen Formen der Höhenkrankheit abschätzen zu können. Die Ergebnisse sind widersprüchlich, bestenfalls sind Tendenzen erkennbar. Personen mit guter Atemantwort (HVR, Kap. 3.2) scheinen weniger empfindlich zu sein. Offenbar besteht eine genetische Disposition für mehr oder minder gute Höhentauglichkeit.

Diese Erkenntnisse nützen dem Einzelnen jedoch nichts, da dies nur ein statistischer Zusammenhang ist. Auch ein Bergsteiger

---

Box 12

„Klimatherapie"

Die Idee, gesundheitlichen Nutzen aus dem Aufenthalt in mittlerer Höhe zu ziehen, machte 1856 den kleinen Alpenort Davos weltbekannt. Was damals als „Klimatherapie" bezeichnet wurde, nennen wir heute verallgemeinert Gesundheitstourismus. Der Vorteil mittlerer Höhen liegt in der nur moderaten Hypoxie und der deshalb schonenden und zügigen Akklimatisation (Schobensberger und Schobensberger, 2018).

---

mit guter HVR kann höhenkrank werden und der mit gering ausgeprägter HVR kann gesund bleiben. Grundsätzlich kann jeder eine Höhenkrankheit erleiden, wenn er sich entsprechend verhält, egal ob mit guter oder schlechter Atemantwort (HVR).

Ohne Einfluss für die Höhenverträglichkeit sind offenbar das Alter (langsamere Anpassung), das Geschlecht und die Ausdauerleistungsfähigkeit. Letztere ist von großer Bedeutung, um nach erfolgter Akklimatisation sicher gute Leistungen am Berg erzielen zu können.

4.2.1. Vorerkrankungen

Herzinfarkt ist die häufigste nicht-unfallbedingte Todesursache in der Höhe. Wer zu Hause beispielsweise mit Arteriosklerose symptomfrei lebt, kann in großer Höhe erhebliche Probleme bekommen. Wer mit chronischer Bronchitis schon zu Hause leistungsmäßig eingeschränkt ist, kommt seltener auf die Idee, in große Höhen vorzustoßen.

Deshalb ist es dringend angeraten, bei bestehenden Vorerkrankungen, auch solchen, die zu Hause nicht einschränken, ärztlichen Rat einzuholen. Aus diesem Grund ist der Abschnitt kurzgefasst, ausführlich äußert sich Fischer (2018a).

In Bezug auf Vorerkrankungen oder gesundheitliche Einschränkungen im weitesten Sinne treten zwei Fragestellungen auf:

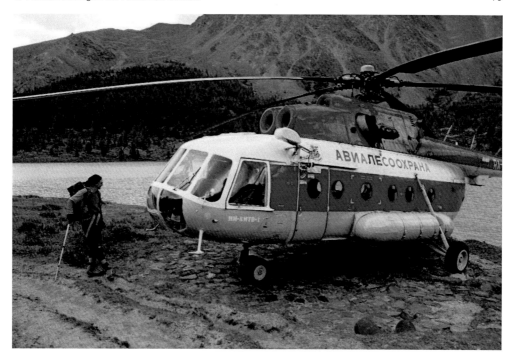

Abb. 44: Ein Hubschrauber MI-8 (Baujahr 1998, Technik von 1967) der russischen Forstaufsicht wartet im Altai auf Flugwetter. Nachdem ein über Tage anhaltender Sturm aufgezogen war, stürzten eine Bergsteigerin und der russiche Bergführer an der Belucha (Gipfel im Hintergrund, 4.506 m) 2011 tödlich ab. Per Hubschrauber sollen weitere Verunglückte aus einem Notbiwak ausgeflogen werden. Eine Bergrettung existiert hier nicht.

1. Wie verändert sich meine Grunderkrankung in der Höhe und in welchem Maße schränkt mich diese ein?

2. Welchen Einfluss hat meine Erkrankung auf die Akklimatisation und das Risiko einer Höhenkrankheit?

Hierbei sollten nach Schaffert, W. (2018) folgende Aspekte berücksichtigt werden:

- Wie kann / wird sich meine Erkrankung entwickeln?

- Wie wirken sich die extremen Umweltbedingungen aus (Kälte, Hitze, Sonne, Wind, physische Anstrengung, Stress)?

- Mit welchem Einfluss auf die Akklimatisation ist zu rechnen?

- Habe ich ein erhöhtes Risiko, für die Formen der Höhenkrankheit?

- Herz-Lungen-Erkrankungen: Wie wirkt sich eine Hypoxie aus?

- Welche Behandlungsmöglichkeiten gibt es?

- Auf welche medizinische Infrastruktur kann ich zugreifen?

- Wie ist mein individuelles Risiko zu bewerten?

Brille / Kontaktlinsen

Brillenträger benötigen eine praktikable Lösung, auch bei Nutzung einer Sonnenschutz- / Gletscherbrille scharf sehen zu können. Eventuell kann die optische Brille unter einer Skibrille getragen werden.

Oft werden alternativ Kontaktlinsen genutzt, vorzugsweise weiche Tageslinsen. Limitierend sind Hypoxie, die Hygienesituation und die Nutzung bei Kälte und Schnee (Schuhmann, 2018).

Herz-Kreislauf, Koronare Herzkrankheit

Beeinträchtigende Faktoren sind hypobare Hypoxie, gesteigerter Sauerstoffbedarf durch körperliche Anstrengung und Stress. Bei Gesunden führt hypobare Hypoxie zur Erweiterung der Herzkranzgefäße und die Überaktivität des Sympathikus führt zu einem Herunterfahren der Autoregulation. Beides schont das Herz.

Bei **koronarer Herzkrankheit (Angina pectoris)** resultiert eine spastische Gefäßverengung, die das Herz umso stärker belastet. Das Risiko für Beschwerden bis zum Herzinfarkt ist dramatisch erhöht (Zweiker, 2018). Bei koronarer Herzkrankheit ist die Belastungsgrenze bereits auf mittlerer Höhe erreicht (Domej, 2018c).

In diesem Zusammenhang wird deutlich, dass Statistiken zuweilen nur beschränkt aussagekräftig sind. Menschen mit Herzerkrankungen leiden an diesen oft auf Grund des Lebensstils, inklusive wenig Bewegung. Menschen, die sich sportlich betätigen, indem sie die Berge aufsuchen, verbessern ihren Body-Maß-Index und stärken ihre Gesundheit insgesamt. Das kann das Herzinfarktrisiko mindern, obwohl der Höhenaufenthalt allein genommen eventuell suboptimal ist.

Erste Hilfe: Glycerintrinitrat und Azetylsalizylsäure (Schaffert, 2018a).

Das Risiko für plötzlichen Herztod ist bei untrainierten, bisher unauffälligen, scheinbar gesunden, älteren Personen am größten. Nach Burtscher et al. (2007) betrifft dies vor allem Alpinski-Fahrer mit Bluthochdruck. In den Alpen sind 40% der wintersportbezogenen Todesfälle auf plötzlichen Herztod bedingt (Zweiker, 2018). Gut Trainierte sind seltener betroffen.

Für gut eingestellte Trainierte sind Höhentrekkings nach ärztlicher Rücksprache möglich, für unkontrollierte Hypertoniker scheidet dies aus. Bei Menschen mit Bluthochdrucksymptomen führen rasche Höhenaufstiege mehr noch als bei Gesunden zu einer erheblichen Adrenalinausschüttung. Bei Aufstiegen über mittlere Höhen hinaus ist deshalb mit erheblichen Beschwerden zu rechnen. Vorheriges Ausdauertraining ist hilfreich (Domej, 2018c).

Herz-Kreislauf, Herzinsuffizienz

Bei Herzinsuffizienz ist das Herz nicht mehr in der Lage, bei normalem Blutdruck die benötigte Blutmenge zu pumpen, das Herzminutenvolumen steigt. Eine Kompensation geht mit erhöhtem Blutdruck einher verbunden mit anderweitigen Kreislaufrisiken.

Da eine Höhenexposition zu einer adrenalin-gesteuerten weiteren Aktivierung des ohnehin schon hochbelasteten Herzens führen würde, wäre das Ergebnis fatal (Pätzold, 2018).

Allergischer / Anaphylaktischer Schock

Ursache ist eine übersteigerte Immunreaktion auf bestimmte Antigene und ist dem Patienten im Idealfall bekannt. Ein allergischer Schock kann durch Kreislaufzusammenbruch und Minderversorgung der Organe binnen Minuten zum Tode führen. Notfall-Sets müssen immer mitgeführt und Hilfspersonen eingewiesen werden. Ohne diese ist eine Rettung meist nicht möglich. Da diese nur für die Zeit bis zum Eintreffen des Notarztes ausgelegt sind, sollte im Outback eine zweite Adrenalin-Dosis vorhanden sind.

Erste Hilfe: Adrenalin (Anapen® 0,3 mg/Injektion), Prednisolon 50mg, Ebastin® 20mg (Klimek, 2009).

Asthma bronchiale

Die Auswirkung in der Höhe kann unterschiedlich sein. Allergische Asthmatiker werden sich über die saubere Luft freuen, Patienten mit hyperreaktivem Bronchialsystem werden durch die Hyperventilation in der Höhe vermehrt eingeschränkt sein (Schaffert, 2018a). Nach ärztlicher Rücksprache sollten die Betreffenden über große Erfahrung in Selbstkontrolle und verfügen. Medikation

Erste Hilfe: Prednisolon 2*20 mg über 2 – 4 Tage.

Anämien

Während Aufenthalte in mittleren Höhen bei milder Anämie gut vertragen werden, scheiden Aufstiege in große Höhen auf Grund der verminderten Sauerstofftransportkapazität zumeist aus. Bei Hämoglobinwerten unter 8 g/dl ist von Höhenaufenthalten abzuraten (Domej, 2018a).

Apnoe-Schlafstörungen

Personen, die bereits auf Meereshöhe Schlafstörungen zeigen, welche zu Sauerstoffentsättigung führen, sollten nächtliche Aufenthalte in großen Höhen meiden.

Diabetes mellitus

Gut eingestellt können Bergfahrten nach ärztlicher Rücksprache möglich sein.

Nach extremer Anstrengung können auch gesunde Bergsteiger von einem raschen Abfall des Blutzuckers betroffen sein, der zum Erschöpfungstod führen kann. Deshalb wird der Typ-I-Diabetiker vor Belastung über eine 30%-ige Insulin-Dosisreduktion nachdenken, der Typ-II-Diabetiker über eine hoch-normale Dosierung (Schaffert, 2018a).

Da nichtsdestoweniger ein hohes Unterzuckerungsrisiko besteht, muss immer eine Glukagon-Spritze mitgeführt werden und die Begleiter sollten eingewiesen sein. In großer Höhe scheiden Alleingänge und Vorstieg deshalb aus.

Sofern eine Bergfahrt bei Vorerkrankung in Frage kommt, ist hinsichtlich gängiger höhenmedizinischer Notfallmedikamente auf folgendes zu achten (Fischer, 2018a):

- **Azetazolamid**: kontraindiziert bei Hypokapnie, eingeschränkt kontraindiziert bei eingeschränkter Nieren- oder Leberfunktion, hochdosierter Azetylsalizylsäure-Einnahme (ASS, Aspirin®);

- **Dexamethason**: Vorsicht vor Nebenwirkungen: zerebral, Blutzuckererhöhung (Diabetes mellitus), gastrointestinale Blutungen;

- **Nifedipin**: verminderte Wirkung bei Medikamenten, die über CYP450-Metabolismus verstoffwechselt werden und additive Wirkung mit anderen Antihypertensiva;

- Phosphodiesterasehemmer: Vorsicht bei Nieren- und Leberinsuffizienz, Gefahr von gastrointestinalem Reflux.

4.2.2. Erkrankungen, die eine Bergfahrt ausschließen

Folgende Erkrankungen bedeuten ohne Anspruch auf Vollständigkeit einen absoluten Ausschluss für Unternehmungen in der Höhe oder erfordern eine individuelle ärztliche Abklärung. Selbstredend sind die in Frage kommenden Bergziele und Höhen je nach Erkrankung eingeschränkt.

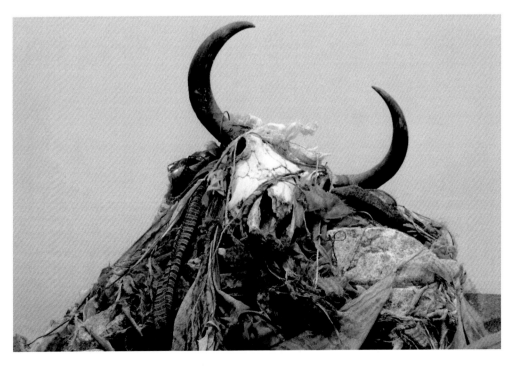

Abb. 45: Tibeter verlassen sich nicht (nur) auf den Erkenntnisfortschritt

Ausschluss	Ärztliche Abklärung erforderlich
• Starker Bluthochdruck (arterielle Hypertonie)	• Bluthochdruck (arterielle Hypertonie)
• Angina pectoris	• Herzrhythmusstörungen
• Herzinsuffizienz	• Koronare Herzkrankheit
• Ausgeprägte Herzrhythmusstörungen	• Vorheriger Herzinfarkt
• Ausgeprägtes Lungenemphysem	• Kompensierte Arthrose
• 6 Monate nach größerer Operation	• Kompensierte Stoffwechselerkrankungen
• 6 Wochen nach schweren Entzündungen	• Zustände nach Operationen oder Unfällen
• Aktive Arthrose	• Zustände nach schweren Entzündungen oder Grippe
• Epilepsie	• Bandscheibenschäden
• Akute Entzündungen	• Gut eingestellter Diabetes mellitus
• Bösartige Tumore	• Bronchialasthma
• Dekompensierte Stoffwechsel-erkrankungen (z.B. Diabetes mellitus)	• Chronische Bronchitis (mit begrenzter Höhe)
• Chronisch obstruktive Atemwegserkrankungen	• Anämien
• Interstitielle Lungenerkrankungen	• Antikoagulation
• Pulmonale Hypertonie	• Gastrointestinale Probleme
• Schwere Anämien	• Epilepsie gut kontrolliert
	• Tumor-Vorerkrankungen
	• Erhebliche Adipositas

Tab. 7: Erkrankungen, die eine Bergfahrt ausschießen oder einer kritischen individu-ellen Abklärung bedürfen (Hochholzer, 1998; Mees, 2011).

4.2.3. Impfschutz

Bei Reisen in ferne Länder sollte sich der Bergtourist gleichermaßen über gesetzliche Impfbestimmungen als auch über einen der Reise und dem Zielland angemessenen sinnvollen Impfschutz informieren.

Hinreichender Impfschutz gegen **Covid-19** ist allein schon wegen gängiger Einreisebeschränkungen erforderlich. Es erklärt sich von selbst, dass insbesondere eine Atemwegerkrankung in großer Höhe fatal wäre.

In Mitteleuropa ist eine ausreichende Immunität gegen **Wundstarrkrampf (Tetanus)**, **Diphtherie**, **Keuchhusten (Pertussis)** und **Kinderlähmung (Poliomyelitis, „Polio")** notwendiger Standard. Während Kinder zumeist immunisiert wurden, sind nur 30% der Erwachsenen ausreichend geschützt, weil ihnen die alle 10 Jahre notwendigen Auffrischungsimpfungen fehlen. Hier wird zumeist ein Vierfachimpfstoff, wie beispielsweise Repevax® eingesetzt.

Im Rahmen der reisemedizinischen Beratung sollte auch der Impfschutz gegen **Masern**, sinnvoller Weise in Kombination mit dem für **Mumps** und **Röteln** (MMR) geprüft werden.

Hinzu kommen Impfungen, die auf spezielle Infektionsrisiken am Reiseziel ausgerichtet sind.

Gelbfieber wird durch Tigermücken übertragen und tritt vor allem in Afrika und Südamerika auf. Viele Staaten fordern für die Einreise einen Impfnachweis, um die eigene Bevölkerung vor importieren Infektionen zu schützen.

Cholera ist eine bakterielle Durchfallerkrankung, die bei Reisenden extrem selten auftritt. Die Schluckimpfung vermindert aber auch die Anfälligkeit für Reisedurchfall um die Hälfte.

Hirnhautentzündung (Meningokokken-Meningitis) verläuft auch in Deutschland zu 5% tödlich. Vor allem südlich der Sahara tritt sie in Epidemien auf. Die Impfung ist

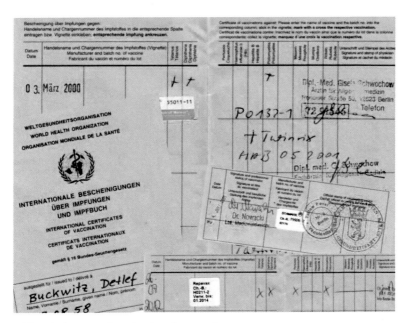

Abb. 46: internationaler Impfausweis

für Kinder Standard und für Personen mit geschwächtem Immunsystem empfohlen.

Hiervon zu unterscheiden ist die durch Zecken übertragene **Frühsommer-Meningoenzephalitis (FSME)**. Sie tritt vor allem in europäischen Waldregionen auf.

Die **Japanische Enzephalitis** ist mit einer Todesfallrate von 30% eine der ernsthaftesten Erkrankungen Asiens und wird durch Mücken übertragen. Besonders häufig ist sie in Regionen mit Reisanbau und viel Landwirtschaft. Eine Impfung ist bei diesen Reisezielen ratsam.

Tollwut wird durch Säugetiere, vor allem Hunde, Affen und Füchse auf den Menschen übertragen und verläuft zu 100% tödlich. Jährlich sterben an ihr 60.000 Menschen. Die Häufigkeit von Tierbissen liegt bei 0,5% bis 2%. Die Inkubationszeit kann Tage oder Jahre betragen. Impfschutz kann auch sofort nach einem Biss aufgebaut werden. Eine vorherige Impfung schafft zumindest mehr Gelassenheit beim Anblick freilaufender Hunde.

Impfungen gegen **Grippe (Influenza)** werden vor allem Personen über 60 Jahren und solchen mit geschwächtem Immunsystem und chronischen Erkrankungen empfohlen. Für diesen Personenkreis empfiehlt sich auch eine Impfung gegen Pneumokokken, die schwere bakterielle Lungen- und Hirnhautentzündungen hervorrufen können.

Hepatitis A tritt in allen warmen Regionen einschließlich Südeuropa auf und wird durch Nahrungsmittel übertragen. Eine Impfung ist hier grundsätzlich angeraten.

Hepatitis B ist seltener und wird über Körperflüssigkeiten übertragen. Da, wo langläufig an HIV-Risiken gedacht wird, steht medizinisch das Hepatitis B-Risiko im Vordergrund. Das betrifft auch Infektionen durch nicht steriles medizinisches Gerät in Entwicklungsländern. Geimpft werden sollten Kinder und Risikopersonen.

Typhus stellt bei Reisen in Entwicklungsländer bei direktem Kontakt mit Erkrankten und Verzehr infizierter Nahrungsmittel ein Risiko dar. Die Impfung empfiehlt sich vor allem bei Reisen in Endemiegebiete mit eingeschränktem Hygienestandard.

Weitere Informationen in Jelinek (2012), Ständige Impfkommission, STIKO (2022), Bundesamt für Gesundheit, BAG (2022) und Bundesministerium für Gesundheit, BMSGPK (2022). Übersicht Tab. 8.

Malaria gehört zu den weitverbreitetsten Tropenkrankheiten, an der jährlich ca. 1,2 Millionen Menschen sterben. Die besondere Gefahr besteht darin, dass viele Malariastämme gegen unterschiedlichste Medikamente resistent sind und Europäer zu Krankheitsbildern mit Komplikationen und oft chronischem Verlauf neigen (Buckwitz, 1998). Eine Impfung ist nach wie vor nicht verfügbar. Je nach Reiseziel ist eine medikamentöse Malariaprophylaxe angeraten, beispielsweise mit Mefloquin (Lariam®). Wegen der notwenigen reisezielabhängigen Medikamentenauswahl, den nicht unerheblichen Nebenwirkungen und Kontraindikationen ist hier ärztlicher Rat erforderlich (Buckwitz und Jacobasch, 1990a; Buckwitz und Jacobasch, 1990b). Bei geringem Malariarisiko, beispielsweise bei kurzzeitiger Durchreise vom Flughafen in die Berge besteht die Alternative darin, eine therapeutische Medikamentendosis mitzuführen und diese bei ersten Symptomen (Fieber, Unwohlsein) einzunehmen, dann jedoch schnellstmöglich einen Arzt aufzusuchen.

Krankheit	gemäß Einreisebestimmungen	generell empfohlen	generell empfohlen für Reisen	bei individuellem Risiko
Covid-19		X		
Gelbfieber	X			X
Cholera	X			X
Meningokokken	X			X
Tetanus Diphtherie Pertussis Poliomyelitis		X		
Masern-Mumps-Röteln		X		
Hepatitis A			X	
Hepatitis B		X	X	X
Japanische Enzephalitis				X
FSME				X
Tollwut				X
Typhus				X
Pneumokokken				X
Influenza			X	
Malaria				medikamentöse Prophylaxe

Tab. 8: Übersicht zu Impfempfehlungen aus Jelinek (2012).

4.2.4. Antikonzeptiva

Unzählige Bergsteigerinnen kehren trotz Antikonzeptiva-Einnahme gesund aus den Bergen zurück.

Bei großem Thromboserisiko in extremer Höhe empfehlen sich Präparate mit Ethinylestradiol <20 µg und einem Progestagen der 2. Generation (Baumgartner, 2018).

Einen Einfluss auf die Akklimatisation hat die Pille nicht. Wegen des Thromboserisikos ist umso mehr Dehydrierung zu vermeiden.

Die Menstruation kann in großer und extremer Höhe durch psychischen Stress und hohe Aktivität untypisch verlaufen.

Durch Antikonzeptiva-Einnahme kann ggf. über einen Zeitraum von 3 Monaten eine Zyklusregulierung bzw. Zyklusverschiebung erreicht werden. Da in den ersten 3 Monaten der Pilleneinnahme das Thromboserisiko 2- bis 6-fach erhöht ist (Lidegaard et al. 2011), sollten Frauen, die die Pille nur zur Zyklussteuerung während der Reise annehmen, besondere Vorsicht walten lassen oder besser mit der Einnahme bereits mehr als 3 Monate vor dem Höhenaufenthalt beginnen. Selbstredend sollte dies in Absprache mit dem Gynäkologen erfolgen.

Die Wirksamkeit der Pille kann in der Höhe grundsätzlich und auch sekundär durch Erbrechen oder Durchfall vermindert sein. Die erhöhte Hirndurchblutung auf Grund sexueller Aktivitäten erhöht nicht das Risiko für Höhenkrankheit.

4.2.5. Schwangerschaft

Unterschieden werden muss zwischen Frauen, die in der Höhe leben und dort ein Kind bekommen und Touristinnen, die schwanger die Berge aufsuchen.

Kinder, die in Höhenlagen ausgetragen werden, weisen im Durchschnitt ein deutlich geringeres Geburtsgewicht von ca. 100 g je 1.000 Hm auf und die Säuglingssterblichkeit ist erhöht. Europäerinnen und Nordamerikanerinnen sind stärker betroffen als Tibeterinnen oder Indigena der Anden.

Nun zur sportlichen Betätigung von Schwangeren.

Regelmäßige sportliche Betätigung steigert die Fitness und fördert das Wohlbefinden. Das gilt für Schwangere ebenso.

In der Schwangerschaft steigen Herzschlagvolumen und Herzfrequenz und damit auch das Herzminutenvolumen. Sport treibende Schwangere verzeichnen im Vergleich zu inaktiven Schwangeren einen geringeren Ruhepuls, ein größeres Herzschlagvolumen und eine erhöhte maximale Sauerstoffaufnahme (Baumgartner, 2018).

Deshalb besteht die generelle Empfehlung von Ärzteorganisationen, dass komplikationslos Schwangere täglich eine halbe Stunde moderat Sport treiben, wobei verletzungsgefährliche Sportarten (Ski, Klettern) gemieden werden sollen.

Das gilt für leichten Bergsport bis 2.500 m Höhe gleichermaßen. (Baumgartner,2018).

Hinsichtlich größerer Höhen existieren kaum gesicherte Ergebnisse.

Für nicht rauchende, gesunde und aktive Bergsteigerinnen bestehen keine Gründe, weshalb sie nicht auch schwanger Höhen von 3.500 m mit mäßiger Anstrengung aufsuchen sollten (Mees, 2011). Ausgenommen sind Frauen mit Risikoschwangerschaften. Das Risiko für Höhenkrankheit ist nicht erhöht. Zu berücksichtigen sind allerdings ein erhöhter Flüssigkeitsbedarf (verstärkte Abatmung) allgemeine Gesundheitsrisiken, vor allem außerhalb Europas und Nordamerikas. Das betrifft beispielsweise tropenspezifische Probleme, schlechte Hygieneverhältnisse und vor allem Defizite in der medizinischen Infrastruktur. Diese Probleme betreffen alle Bergtouristen, wirken sich jedoch für Schwangere besonders kritisch aus. (siehe auch Berghold und Schaffert, 2012; Mees, 2011; Ross, 2012). Da das Thrombose-Risiko bei jeder Schwangerschaft ca. 5-fach erhöht ist (Baumgartner, 2018), bedarf jede höhenbedinge Steigerung dieses Risikos besonderer Beachtung (Dehydrierung vermeiden).

Wenn pauschal von Bergreisen wegen des geringeren Luftdrucks abgeraten wird (Berufsverband der Frauenärzte (BVF), 2009), stellt sich folgende Frage: Welchen Einfluss sollte im obigen Höhenbereich der verminderte Sauerstoffpartialdruck haben, wenn die Sauerstoffsättigung weiterhin über 80% liegt. Ungeborene haben eine besondere Form des Hämoglobins (fetales Hb, HbF), das Sauerstoff deutlich besser bindet, als dass Erwachsener (Domej, 2018a). Die Sauerstoffbindungskurve von HbF ist nach links verschoben. Eine Halbsättigung wird schon bei 24 hPa erreicht, wofür bei Erwachsenen 35 hPa erforderlich sind. Unter Bedingungen, bei denen das Hb Erwachsener zu 80% gesättigt ist, ist HbF noch zu 90% mit Sauerstoff beladen. Somit sollte der Fötus ausreichend mit Sauerstoff versorgt sein.

Statt auf eine fixe Höhengrenze kann die Aktivität auf einem Maximalpuls von 140 /s begrenzt sein.

Von Reisen in extreme Höhe und mit großer Anstrengung ist selbstredend strikt abzuraten. Mit Fortschreiten der Schwangerschaft nehmen die Einschränkungen ohnehin so weit zu, dass anspruchsvolle Unternehmungen ausscheiden.

> Komplikationslose Schwangere können leichten, ungefährlichen Bergsport bis 2.500 m Höhe ausüben.

4.2.6. Kinder in der Höhe

> Im Vordergrund sollte nicht die Frage nach dem medizinisch Möglichen stehen, sondern was Kindern im Sinne eines positiven Erlebnisses zumutbar ist und wovon sie für Ihre Entwicklung profitieren können.

Einen guten Überblick über die Thematik bieten Pollard und Murdoch (1998), Pollack et al. (2001, 2007) sowie Kriemler, S. (2018).

Aus Sicht des Autors geht es zuvorderst nicht um eine medizinische Fragestellung, sondern um die Frage, was gut für die Kinder ist. Es ist ein großer Unterschied, wie Kinder eine Reise wahrnehmen und was Erwachsene denken, wie Kinder empfinden. Die mit Höhenfahrten verbundenen Anstrengungen und Entbehrungen erfordern eine geistige Reife, die sich erst nach der Pubertät herausbildet. Außeralpine Touren sollten daher nicht vor dem 14. Lebensjahr durchgeführt werden.

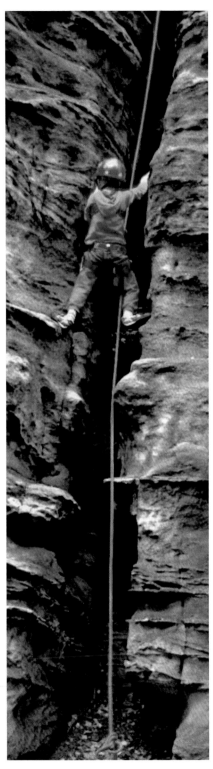

Abb. 47, kindgerechter Bergsport im Elbsandsteingebirge (Sachsen)

Der Autor sieht es skeptisch, mit Kindern unter 8 Jahren große Höhen aufzusuchen. In der Literatur wird zumindest dringend geraten, dies nur in Begleitung der Eltern zu tun, die Verhaltensänderungen am besten erkennen können. Ab dem 8. Lebensjahr ähnelt die Akklimatisationssymptomatik der von Erwachsenen und die Kinder können sich besser artikulieren.

Kleine Kinder sind noch stolz, einen Helm tragen zu dürfen. So ausgerüstet reduziert das den Adrenalinpegel der Aufsichtspersonen. Mit einer Klingel am Schuh (Kriemler, 2018) können sie schwer abtauchen. Wenn sich Jugendliche ohnehin nicht von ihrem Handy trennen, kann auch eine Tracking-App installiert sein, auf die absprachegemäß nur im Notfall zugegriffen wird. Damit man sich wechselseitig wiederfinden kann, gilt dies spiegelbildlich auch für das Handy der Aufsichtsperson, hilfreich bei Auslandsreisen, Trekkings oder – soweit sinnvoll – Expeditionen.

Schlaue Eltern verkaufen Ausbildung und Üben als Abenteuer, dass Kiddies begeistert aufsaugen.

Ab dem 14. Lebensjahr bestehen für alpine Touren oder außereuropäische Treckings keine Einschränkungen mehr (Mees, 2011). Das Gewicht des eigenen Rucksacks, auf den die Kinder und Jugendlichen Wert legen, sollte der noch weniger belastbaren Wirbelsäule angepasst sein und 20% des Körpergewichts nicht übersteigen. Da kann bei einer jungen Frau bei 10 kg das Limit erreicht sein.

Jugendliche können keine finale Verantwortung für andere übernehmen. Das gilt insbesondere beim Sichern. Wenn sie an Sicherungsaufgaben herangeführt werden und somit selbständig agieren, bleiben die Erwachsenen in der entscheidenden Garantenstellung.

Der Autor hat mit seinen Enkeln einen guten Kompromiss gefunden, indem sie sukzessive eigenständig vorsteigen und sichern lernen, hierbei jedoch in stiller Weise weitgehend kontrolliert werden.

Dem Autor bereitet der Gedanke, dass sich eine Jugendliche jemals dauerhaft verantwortlich für einen schweren Unfall fühlen könnte, schlimmstes Unbehagen. Die Erwachsenen haben dafür zu sorgen, dass die Jugendlichen für sich erkennen, dass sie verantwortungsvoll und nach bester Möglichkeit agiert haben. Dass dem nach einem Unglücksfall so ist, haben die Erwachsenen durch Anleitung und Kontrolle zu sorgen, auch wenn sich der Nachwuchs für Gängelung bedankt.

Mit den Enkeln des Autors besteht Einvernehmen, dass sie, dies ertragend, zumindest das Nervenkostüm des Großvaters schonen. Damit können alle gut leben.

Um medizinische Fragen zu erörtern, muss man sich die Besonderheiten von Kindern vor Augen halten (Kriemler, 2018):

- Geringeres Gewicht: deshalb veränderter Flüssigkeitsbedarf und abweichende Medikamentendosierung;

- Thermoregulation noch nicht effizient;

- Ungünstigeres Oberfläche-Volumen-Verhältnis, deshalb schnelleres Auskühlen und Überhitzen, Nasse Haut oder Kleidung sowie Windchill-Effekt wirken verstärkt;

- Weniger Unterhautfettgewerbe (hoffentlich), Auskühlungsgefahr;

- Schweißproduktion vor Pubertät noch vermindert, deshalb Überhitzungsgefahr;

- Sonnenbrand: wesentlich erhöhte Gefahr durch UV-B, Sonnenschutz durch Creme und Kleidung, Sonnen- / Gletscherbrille;

- Infektionen verlaufen zumeist heftiger, da oftmals Erstkontakt mit dem Antigen.

- Fieber kann zu Fieberkrämpfen, Übelkeit, Erbrechen, Durchfall und Austrocknung / Dehydratation führen.

- Dehydrierung tritt schneller ein. 6 Stunden ohne Urin sind hierfür ein sicheres Zeichen. Kinder müssen dann trinken, auch wenn sie nicht wollen.

- Quasi-Fixierung von Kleinkindern in Tragesystemen bedingt Auskühlungsrisiko und psychische Zumutung.

Wenn Eltern Ihre Kleinen in Tragesystemen durch die Berge tragen, sollte man sich eingestehen, dass es hier – was durchaus legitim sein mag – einzig um eine Freizeitaktivität der Eltern geht. Hiermit ist nicht der Zu- bzw. Rückweg zu oder von einer kindgerechten Aktivität gemeint.

Es ist Aufgabe der Eltern in all diesen Fällen einen Plan-B parat zu haben und bei Verschlechterung für angemessene ärztliche Hilfe zu sorgen. Für den Notfall muss ein stimmiges Konzept für den Abtransport vorhanden sein.

Über das Risiko von Kindern für Höhenkrankheit liegen bisher kaum Studien vor.

Größere Unterschiede zur Akklimatisation Erwachsener sind nicht offenbar. Eine besondere Problematik ergibt sich aus dem Unvermögen von Kindern, Symptome wahrzunehmen und mitzuteilen. Deren Wahrnehmung ist oft subjektiv geprägt. Auch den Eltern wird es schwerfallen, die

Schilderungen ihrer Kinder adäquat zu bewerten. Zudem erkranken jüngere Kinder generell häufiger, was in der Höhe zu Komplikationen führen kann. Ein besonderes Risiko stellen Erkrankungen des Magen-Darm-Trakts dar, verbunden mit veränderter Ernährung, oft eingeschränkter Hygiene und schlechter medizinischer Versorgung.

Dem Rat von Kriemler (2018, S. 84), „dass jedes Symptom oder jede Verhaltensauffälligkeit, insbesondere bei kleineren Kindern, in Höhen über ca. 2.500 m als Höhenkrankheit gewertet werden und abgestiegen werden soll", sollte man sich anschließen.

Die Regeln der Höhentaktik (Abschn. 5.2) sind restriktiver einzuhalten als bei Erwachsenen, insbesondere sollten 300 Hm Schlafhöhendifferenz ab der Schwellenhöhe nicht überschritten werden. Medikamentöse Prophylaxe verbietet sich grundsätzlich. Bei Höhenkrankheit ist stets sofort abzusteigen, auch dann, wenn ein Erwachsener nur einen Ruhetag auf gleicher Höhe einlegen würde.

Da es keine wissenschaftlichen Untersuchungen zur Behandlung der Höhenkrankheit bei Kindern gibt, können auch die Folgen jeder Art von medikamentöser Notfalltherapie nicht abgeschätzt werden. Eine Medikamentengabe durch Laien ist noch kritischer zu sehen als die Selbstmedikation bei Erwachsenen.

Europäische Kinder erleiden ernährungs- und hygienebedingte Durchfallerkrankungen leichter als Erwachsene. Bei Kindern unter 5 Jahren handelt es sich oft um lebensgefährliche Infektionen mit Rotaviren, verbunden mit sehr hohem Fieber, Fieberkrämpfen und Erbrechen. An diesen Viren sterben weltweit jährlich hunderttausende Kinder.

Kurzzeitige Aufenthalte über 2.500 m mittels Seilbahnen oder auf Passstraßen sind auch für sehr junge, gesunde Kinder unkritisch. Mit Säuglingen sollten jedoch mehrstündige Aufenthalte und Übernachtungen unterbleiben. Hier ist insbesondere an die Auskühlungsgefahr zu denken.

Box 13

Lake-Lousie-Score für Kinder

Basierend auf Selbst-Diagnose-Systemen für Erwachsene wurde ein Lake-Lousie-Score für Grundschulkinder (hier werden Kinder altersgerecht befragt) und für bis 3-Jährige (hier schätzen Erwachsene den Zustand des Kindes ein) entwickelt (Kriemler, 2018).

Für Erwachsene resultiert eine gute Korrelation zwischen Scorewerten und der Höhenexposition. Das ist erwartbar, schließlich tritt Höhenkrankheit in großen Höhen häufiger auf, als in mittleren.

Der Umstand, dass sich aus Sicht des Autors für Kinder keinerlei Korrelation zwischen der Score-Werten und der aufgesuchten Höhe ergibt, kann nur zweierlei bedeuten: Entweder ist die Häufigkeit von Höhenkrankheit bei Kindern nicht abhängig von der Höhe – was sehr unwahrscheinlich erscheint – oder die ermittelten Scorewerte sind kein verlässliches Indiz für die Krankheitsprävalenz.

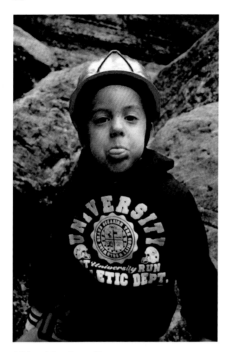

Abb. 48, ohne Kommentar

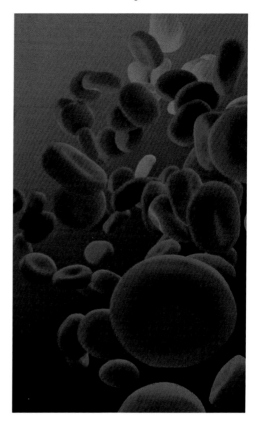

4.2.7. Hämatologische Voraussetzungen

Die hämatologischen Voraussetzungen für längere Höhenaufenthalte sollten bei gesunden Personen und ausgewogener Ernährung gegeben sein. Die Neubildung roter Blutzellen in der Höhe (Eisen, Folsäure, Vitamin B12) sollte ohne Nahrungsergänzung möglich sein. Von Mangelerscheinungen, die sich im täglichen Leben vielleicht noch nicht auswirken, können folgende Personengruppen betroffen sein: Eisenmangel: Kinder, Vegetarier, Veganer, Schwangere, nach Blutungen oder Blutspenden; Vitamin B12-Mangel: Vegetarier, Veganer.

Die Blutwerte sollten im normalen Bereich liegen (Hämatokrit > 40 %, Hämoglobinkonzentration > 14 g/dl Männer / > 12 g/dl Frauen). Eine Kontrolle bietet sich nach vorherigem Blutverlust, z. B. nach einer Blutspende oder für Risikogruppen an.

4.2.8. Zahnprophylaxe

Zahnschmerzen sind im Outback mehr als nur entbehrlich. Zahnärztliche Versorgung ist zumeist nicht verfügbar oder weist einen Standard auf, den man sich ersparen möchte.

Daher sollten bereits zu Hause kontrolliert werden, dass keine Behandlungen oder Sanierungen erforderlich sind. Dies erfordert einen zeitlichen Vorlauf, damit im Falle einer notwendigen Behandlung genug Zeit verbleibt.

Abb. 49, K2 vom Broad Peak Basislager

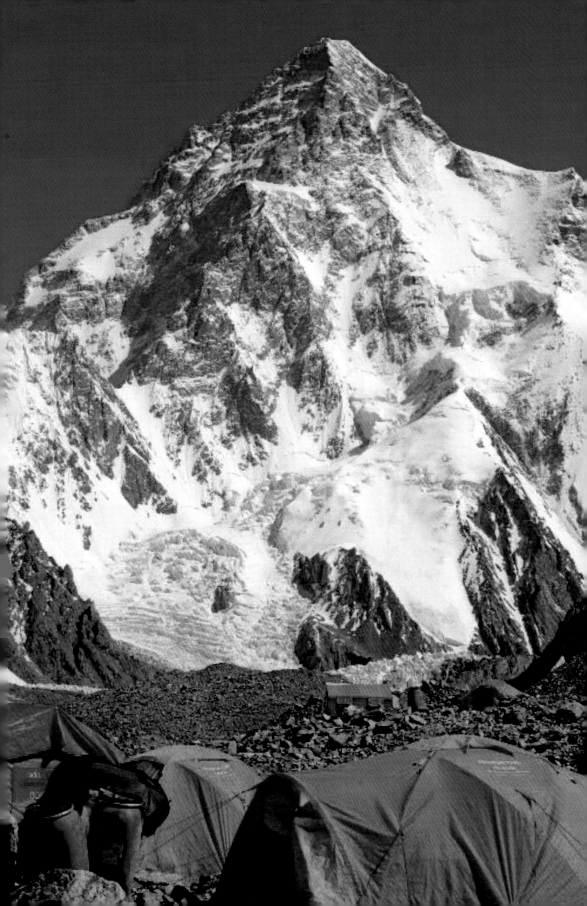

4.3. Trainingsvorbereitung

Wie bereits erwähnt, ist der Trainingszustand nicht für die Akklimatisationsfähigkeit von Bedeutung, wohl aber für die Zeit danach. Je nach Art des Vorhabens sollte ein zielgerichtetes Training erfolgen, dass langfristig, am besten ganzjährig und vor allem regelmäßig angelegt ist. In längeren Trainingspausen gehen die erworbenen Effekte schnell wieder verloren. Insbesondere für Trainings-Neueinsteiger ist ein Fitnessplan von Bedeutung, der mit leichter Belastung beginnt und sich sukzessive steigert. Ca. eine Woche vor Reisebeginn sollte die Belastung reduziert werden, um ausreichend zu Regenerieren. Einen zusammenfassenden Überblick zur Trainingsvorbereitung geben Faulhaber und Gatterer (2018).

Beim Trekking und Bergsteigen ist insbesondere die Ausdauerfähigkeit von Bedeutung, weshalb auf diese besonders eingegangen werden soll. Hinzu kommen Kraftfähigkeiten z. B. hinsichtlich der Rumpfmuskulatur (Gepäck tragen) oder Armmuskulatur (Klettern) sowie koordinative Fähigkeiten (Trittsicherheit).

Hierbei hat man festgestellt, dass Training unterhalb einer bestimmten Schwelle hinsichtlich einer Leistungssteigerung unwirksam ist (Garber et al. 2011). Um den gewünschten Trainingseffekt zu erzielen, muss der Begriff der anaeroben Schwelle eingeführt werden.

4.3.1. Anaerobe Schwelle

Ausdauersport und insbesondere auch das Bergsteigen müssen unterhalb der sogenannten anaeroben Schwelle ausgeübt werden.

Wird die körperliche Leistungsintensität erhöht, so intensiviert der Körper die Verbrennung in den Zellen. Diese Zellatmung ist für den Sauerstoffverbrauch in im Gewebe verantwortlich. Die sauerstoffunabhängige Energiebereitstellung durch Milchsäuregärung spielt eine untergeordnete Rolle. Deshalb steigt die Konzentration der Milchsäure (Laktat) bei zunehmender Belastung vorerst nur leicht (Abb. 50 linke Seite). Ab einem bestimmten Grenzwert kann die Zellatmung nicht mehr gesteigert werden. Eine darüber hinaus gehende Energiebereitstellung in der Muskulatur ist nur durch Milchsäuregärung möglich. Diese verläuft ohne zusätzlichen Sauerstoffverbrauch und ihr Stoffwechselendprodukt ist Milchsäure (Laktat). Bei steigender Belastung steigt deren Konzentration im Blut stark an. Der Übergangsbereich, ab dem die erhöhte Laktatbildung einsetzt, wird als anaerobe Schwelle bezeichnet.

Leistungen deutlich unterhalb der anaeroben Schwelle, also im aeroben Bereich (linker Bereich in Abb. 50), können konstant über längere Zeiträume erbracht werden. Die Atmung kann kontinuierlich Sauerstoff bereitstellen. Die Energie stammt zu einem großen Teil aus der Verbrennung von Fetten, deren Vorrat im Körper im Normalfall nahezu unerschöpflich ist. Aus beiden Gründen, genug Sauerstoff und genug Energiespender, sollte extensives Ausdauertraining zur Steigerung der Grundlagenausdauer unterhalb der anaeroben Schwelle im aeroben Bereich stattfinden. (Bisweilen wird hierfür auch der irreführende Begriff der aeroben Schwelle benutzt.)

Im Bereich knapp unterhalb der anaeroben Schwelle kann die Leistung für ca. 1 bis 1 ½ Stunden abgerufen werden, weil neben Fetten auch in hohem Maße Glykogen aus

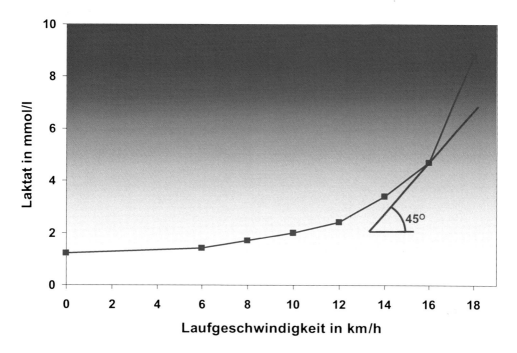

Abb. 50: Anaerobe Schwelle; Mit zunehmender Leistungsintensität steigt die Laktat-konzentration nur geringfägig. Der Körper erbringt die Leistung durch sauerstoff-abhängige Zellatmung. Ab einem Grenzwert (hier 16 km/h) steigt die Laktatkonzen-tration stark an. Die Zellatmung kann nicht mehr gesteigert werden. Die zusätzlich abgeforderte Energie wird ohne Sauerstoffverbrauch durch Milchsäuregärung er-bracht, deren Stoffwechselendprodukt das Laktat darstellt. Laufbandergometer, 3 min je Stufe, anaerobe Schwelle nach Simon in dem Punkt, in dem die 45°-Tangente die Kurve berührt (Berghold und Schaffert, 2012).

Muskel und Leber abgebaut wird. Dessen Vorrat ist jedoch begrenzt. In diesem Leistungsbereich kann die Kraftausdauer trainiert werden.

Oberhalb der anaeroben Schwelle (rechter Bereich in Abb. 50) erfolgt ein Teil der Energiegewinnung durch Milchsäure-gärung, d. h. permanente Laktatproduktion. Diese Leistungskapazität kann nur kurz-fristig über wenige Minuten abgerufen werden. Der Körper ermüdet schnell. Durch das Laktat sinkt der pH-Wert (metabolische Azidose). Im Bergsteigen stellt dies eine Reserven für kurze, sehr hohe Leistungs-

intensität bereit. (Schnabel et al.,2011; Zintl und Eisenhut, 2009).

Die Laktatkonzentration im Bereich der anaeroben Schwelle variiert individuell stark (2,3–6,8 mmol/l). So muss im Bedarfsfall für jeden Sportler eine Kurve wie in Abb. 50 erstellt werden.

4.3.2. Herzfrequenzmessungen

Auch ohne Messung der Laktatkonzentration kann die anaerobe Schwelle abgeschätzt werden. Bei der Herzfrequenzreservemethode wird auf die Steuerung der Herzfrequenz beim Training abgestellt und der in Prozent angegebene Parameter HFR definiert (American Collage of Sports Medicine, 2006).

$$HFR = (HF_{training} - HF_{ruhe}) / (HF_{max} - HF_{ruhe})$$

HFR   Herzfrequenzreserve in %

$HF_{training}$ Herzfrequenz beim Training

HF_{ruhe} Herzfrequenz in Ruhe, Messung vor dem Aufstehen

HF_{max} maximale Herzfrequenz, Messung durch stufenweise Intensitätssteigerung auf den Fahrrad- oder Laufbandergometer Abb. 51 oder Steigerungsläufe

Wird eine bestimmte HFR-Trainingsintensität vorgegeben, kann die gewünschte Herzfrequenz wie folgt ermittelt werden:

$$HF_{training} = (HF_{max} - HF_{ruhe}) * HFR + HF_{ruhe}$$

Beispiel: maximaler Puls 180, Ruhepuls 60, gewünschte Intensität 80%. Das Training sollte bei diesem Puls erfolgen:

$$156 = (180 - 60) * 0{,}8 + 60$$

Wer beim Training ohnehin seinen Puls misst, kann sicher auch seinen Maximalpuls abschätzen. Ansonsten ist eine sehr grobe Abschätzung möglich:

$$HF_{max} = (220 - Lebensalter) \pm 15$$

Die aerobe Schwelle liegt bei ca. 85% der maximalen Herzfrequenz.

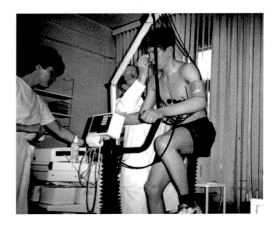

Abb. 51: Leistungsdiagnostik auf dem Fahrradergometer

4.3.3. Trainingsansätze

Um beim Training einen leistungssteigernden Mindestreiz zu erzielen, sind folgende Intensitäten erforderlich (Faulhaber und Gatterer, 2018):

- Untrainierte $> 40\% \ HF_{max}$

- Mäßig Trainierte $70\% - 80\% \ HF_{max}$

- Gut Trainierte $95\% - 100\% \ HF_{max}$

Daraus folgt, dass im Trainingsverlauf die Intensität gesteigert werden muss, damit weiterhin ein leistungssteigernder Reiz ausgeübt wird.

Dem Bergfreund stehen die verschiedensten Trainingsmethoden zur Verfügung.

Bei der extensiven Dauermethode führt eine kontinuierliche moderate Belastung über 20 min bis zu mehreren Stunden zu einer Erhöhung der Grundlagenausdauer und Optimierung des Fettstoffwechsels. Geeignet sind beispielsweise leichte Bergtouren oder schnelle Wanderungen (Schnabel et al., 2011).

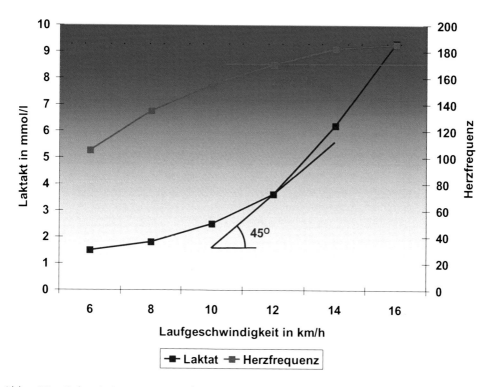

Abb. 52: Puls, Laktatwerte und anaerobe Schwelle gemessen beim Autor; Bei steigender Ergometerintensität erreicht der individuelle Puls einen Maximalwert HF_{max} von 190 /s, der sich bei weiterer Leistungssteigerung nicht mehr erhöht. Die anaerobe Schwelle liegt bei ca. 85% des HF_{max}, ca. 170 /s. Aus den Laktatwerten wird mit dem Tangentenverfahren nach Simon ebenfalls eine anaerobe Schwelle bei 12 km/h ermittelt.

Bei der intensiven Dauermethode wird bei hoher Belastung über bis zu einer Stunde die aerobe Schwelle und damit die Leistungsfähigkeit angehoben. Möglich sind schnelles Bergaufgehen mit Stockeinsatz oder Jogging (Schnabel et al., 2011).

Alternativ oder in Kombination können Intervallmethoden nach Zintl und Eisenhut (2009) genutzt werden. In ähnlicher Weise wird bei der Fahrspielmethode der gleichen Autoren in Abhängigkeit von der Geländesituation die Intensität stark variiert.

Daraus ergeben sich folgende Orientierungswerte (Tab. 10). Diese Pulswerte korrespondieren auch mit der maximalen Sauerstoffaufnahmefähigkeit.

Das soll ein Beispiel illustrieren: Ein gut trainierter 47-jähriger Marathonläufer ermittelt für sich eine maximale Herzfrequenz von 180. Trainingsbedingt ist dies verglichen mit der Standardformel ein hoher Wert. Daraus kann eine anaerobe Schwelle im Bereich um 153 (85% vom 180) abgeschätzt werden.

Intensives Training sollte bei einem Puls zwischen 125 bis 145 (70% bzw. 80% vom 180) erfolgen.

Trainingsmethode	HFR in %	Trainingsbereich
Dauermethode regenerativ	30 – 40	Leicht
Dauermethode extensiv	40 – 60	Etwas anstrengend
Dauermethode intensiv	60 – 80	Anstrengend
Intervallmethode extensiv	70 - 85	Sehr anstrengend
Intervallmethode intensiv	≥ 85	Extrem anstrengend
Fahrtspielmethode (geländeabhängige Intensitätswechsel)	40 – 85	Etwas bis sehr anstrengend

Tab. 9: Ausgewählte Trainingsmethoden (aus Faulhaber und Gatterer, 2018, S. 31; nach Garber et al. 2011), HRF: Herzfrequenzreserve siehe Kap 4.3.2

	Puls (HF) % von HF_{max}	Trainingsbereich
anaerobe Schwelle	85	
Bereich unterhalb der anaeroben Schwelle	70 – 80	Steigerung der Langzeit- und Kraftausdauer
aerober Bereich	60 – 70	Steigerung der Grundlagenausdauer

Tab. 10: Abschätzung der Trainingsbereiche aus dem maximalen Puls HF_{max}

- Bergsteigen, Grundlagentraining   60% - 70% HF_{max}
- Langzeit- und Kraftausdauertraining   70% - 80% HF_{max}
- anaerobe Schwelle   85% HF_{max}

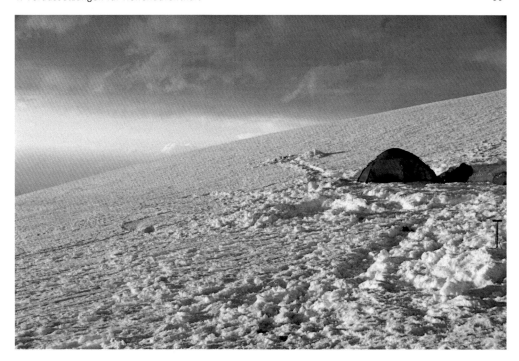

Abb. 53, Abendstimmung im Camp 2 auf 6.200 m am Muztagh Ata, 2014

Extensives Grundlagentraining und berg-steigerische Aktivitäten sind ideal im Bereich von 110 bis 125 (60% bzw. 70% vom 180).

Hierbei werden durch das extensive Training im aeroben Bereich (60% – 70% HF_{max}) die Herz-Kreislauf-Leistung und die Fettverbrennung verbessert.

Durch das intensive Training im Über-gangsbereich unterhalb der anaeroben Schwelle (70% – 80% HF_{max}) werden das Leistungsniveau, die maximale Sauerstoff-aufnahmekapazität und die anaerobe Schwelle erhöht. Das führt zu einer höheren Langzeit- und Kraftausdauer (Tab. 11).

Die individuelle Ermittlung der anaeroben Schwelle bzw. des maximalen Pulses ist hilfreich für ein effektives Training und

motivierend zur Beobachtung der eigenen Leistungszunahme.

Man sollte sich stets vor Augen halten, dass sich die körperliche Fitness nicht an der Planvariante der Tour orientieren sollte, sondern am worst-case-Fall, wenn sich beispielsweise unter schlechten Bedingun-gen an eine Tagesetappe ein Notabstieg anschließen muss.

(HF_{max} = maximale Herzfrequenz, maximaler Puls)

	Höhentrekking und Hochtouren	Höhenbergsteigen
Ziel	Steigerung der Grundlagenausdauer	Steigerung der Langzeit- und Kraftausdauer
Aerobe Kapazität	Ökonomisch nutzen	Hohe Nutzung über lange Zeitdauer
Aerobe Schwelle	70 – 75 %	75 – 80 %
Mittlere relative Sauerstoffaufnahme	45 – 55 ml/kg/min	> 55 ml/kg/min
Stoffwechsellage	Stabil aerob im Bereich der aeroben Schwelle mit hohem Fettverbrennungsanteil	
Ausdauer	sportartunabhängig	sportartabhängig
Trainingsumfang	90 – 120 min / Woche minimal	3 – 4 Stunden / Woche optimal
Belastungsintensität	50 – 60 % der max. Sauerstoffaufnahmekapazität Extensive Belastung im Bereich der aeroben Schwelle	50 – 60 % der max. Sauerstoffaufnahmekapazität Extensive Belastung im Bereich der aeroben Schwelle und 70 – 80 % der max. Sauerstoffaufnahmekapazität Intensive Belastung im Bereich der anaeroben Schwelle
Trainingseinheiten	5 mal 20 – 25 min oder 3 mal 30 – 40 min oder 2 mal 45 – 60 min	2 mal 30 – 120 min extensiv und 2 mal 30 – 45 min intensiv

Tab. 11: Übersicht zur Trainingsvorbereitung für Höhentrekking, Bergtouren und Höhenbergsteigen (Zintl und Eisenhut, 2009)

4.3.4. Belastungsmuster beim Alpinsport

Wie bei anderen Sportarten auch, sind beim Bergsport Ausdauer und Kraft gefragt. Hinzu kommen spezifische koordinative Anforderungen, wie Trittsicherheit und Gleichgewicht.

Beim normalen Wandern tritt vorrangig eine sog. konzentrische Belastung der großen Muskelgruppen auf. Die Bewegung erfolgt durch Kontraktion der großen Beinmuskeln. Beim Bergaufgehen gilt dies ebenso.

Beim Bergabgehen hingegen sind die Beinmuskeln einer exzentrischen Belastung ausgesetzt. Die Bewegung erfolgt, indem sich der Muskel in kontrollierter Weise verlängert, quasi nachgibt. Gegenüber normalem Wandern wird in den Beinen sowohl bergauf als auch bergab eine deutlich höhere Arbeit verrichtet. Dies führt zusammen mit schwerem Gepäck zu einer hohen Belastung des Bewegungsapparats, auch wenn das Herz-Kreislauf-System wenig gefordert ist und man entspannt geht. Insbesondere bei Untrainierten kann dies zu Muskelkater und einem Abfall der Ausdauerleistung führen.

Während leichtes Bergabgehen energiesparend ist, gilt dies für steile Abstiege nicht. Hier ist der Energieaufwand deutlich erhöht. Selbstredend erfordert Bergaufgehen einen wesentlich höheren Energieaufwand (Philippe, 2018).

Erschwerend erhöht sich der Energieaufwand beim Gehen auf Schnee, bei 45 cm tiefem Einsinken beispielsweise auf das 5-fache (Pandolf et al., 1976). Dies sollte man sich vor Augen halten, gespurt werden muss bzw. wenn fleißige Sherpa dies für uns erledigen.

Beim Sportklettern gilt eine Besonderheit: Die Sauerstoffaufnahme ist kaum erhöht. Deshalb ist die aerobe Kapazität nicht leistungsbegrenzend. Dies bezieht sich vorrangig auf die Beinmuskulatur. Trotzdem ist der Puls erhöht und es kommt zu anaerober Laktatbildung. Diese resultiert aus der vergleichsweise kleineren Armmuskulatur, die beim Klettern stark gefordert ist. Diese metabolische Azidose ist die Ursache für die Ermüdung beim Klettern (Philippe, 2018).

4.3.5. Knieprobleme

Aus den alpinsporttypischen Belastungsmustern resultieren auch orthopädische Probleme, vorzugsweise an den Knien und der Wirbelsäule. Details in Hochholzer (2018).

Bei Vorschädigung sollte der Rat eines Orthopäden / Sportarztes eingeholt werden. Auch Träger von Endoprothesen können ihren Bergsport oftmals weiter ausüben. Dass sich die Relevanz bei Ski-Bergsport potenziert, ist allseits bekannt.

Überlastungsbedingte Knieschmerzen haben den schönen Namen femoropatellares Schmerzsyndrom. Es geht also um das Gelenk, an der die Kniescheibe (Patella) am Oberschenkelknochen (Femur, Os femoris) entlanggleitet.

Gehäuft treten die Schmerzen beim Bergabgehen auf. Durch die hohen Bremskräfte treten am Kniescheibengleitlager maximale Belastungen auf. Hinzu kommen Extrabelastungen durch suboptimales Auftreten in schwerem Gelände.

Zu den Schmerzen können Schwellungen und Blutergüsse hinzukommen.

Risikoerhöhend sind

- mangelndes Training (Vorsicht zum Saisonbeginn);

- lange, anstrengende Bergtouren;

- Vorschädigungen des Knies;

- Defizite an Muskelgruppen des Beines (Muskelschwund nach Verletzungen), Fehlstellungen;

- Degenerative Schädigungen des Knorpels und des Knochens.

Abgesehen von Vorerkrankungen, die ärztlichen Rat erfordern oder Bergfahrten ausschließen, besteht die beste Prophylaxe in einem langfristigen aufbauenden Training.

Die Nutzung von Stöcken beim Bergabgehen reduziert die Belastung um ein Drittel (Hochholzer, 2003). Hierbei sollte der Stockeinsatz allerdings nicht der Beschleunigung des Abstiegs dienen (Siehe auch Kap. 5.5.3).

Man möge sich vor Augen halten, dass hinnehmbare Knieschmerzen beim Joggen beim mehrtägigen Trekking das Aus bedeuten können. Man muss also entscheiden, ob man bei leichten Schmerzen weitergeht, weil diese nach Eingewöhnung oft von allein verschwinden, oder ob man pausiert, um eine Verschlimmerung zu vermeiden.

Auf der Tour ist folgendes Vorgehen möglich:

- Stützende Kniebandagen / Tapeverbände;

- Entlastung des Betreffenden (weniger Gepäck etc.);

- Kurze Schritte, langsam gehen, keine Sprünge;

- Nutzung von Stöcken;

- Gabe von Entzündungshemmern (nichtsteroidale Antiphlogistika), wie Azetylsalizylsäure (ASS, Aspirin®), Ibuprophen oder Diclophenac;

- Kühlverbände / Salbenumschläge über Nacht.

4.3.6. Rückenprobleme

Der Rücken ist das Hauptbetätigungsfeld der Orthopäden. Das wundert es nicht, dass dies auch in den Bergen relevant ist. Details in Hochholzer (2018).

Ursache sind oft Verspannungen und Blockierungen der Schulter- und Rückenmuskulatur. Fortsetzen können sich diese in Überlastungen oder Blockierungen der Wirbelgelenke. Bewegungseinschränkungen und Zwangshaltungen können die Folge sein. Wenn sich der Körper durch eine erhöhte Anspannung der Rückenmuskulatur schützen will, kennen wir das als Hexenschuss.

Schlafen auf hartem Untergrund kann ein Auslöser sein. Wer hier bei längeren Reisen weniger spartanisch gegen sich selbst ist, erspart sich einiges und hat mehr Lebensqualität. Zudem hält guter Schlaf fit und fördert die Anpassung.

Der Rucksack als weiterer häufiger Auslöser sollte bestmöglich zur Körperstatur und dem Reiseerfordernis passen. Gute Verkäufer zeigen dem Interessierten die richtige Einstellung der Gurte. Das bewirkt Wunder. Der Rucksack muss von der Hüfte getragen werden. Die Schulter sollte nur austarieren. Deshalb gehört schwer Inhalt in Rückennähe nach unten.

Ein Tipp für Bandscheiben-Sensible: Für das Auf- und Absetzen des Rucksacks gibt es keine B-Note. Der lässige Hüftschwung hierbei ist eine bevorzugte Ursache für Bandscheibenbeschwerden am Berg. Einheimische Träger stellen Ihre Last hoch, hocken sich darunter und drücken sie aus den Knien hoch.

Knick-Drücken statt Rücken-Biegen ist auch der Rat aller Gartenbauer und Umzugsarbeiter. Rücken-Drehen wäre der worst case.

Was kann man tun, wenn es doch geschehen ist?

- Entlastung des Betreffenden (weniger Gepäck etc.);

- Nutzung von Stöcken;

- Gabe von Entzündungshemmern (nichtsteroidale Antiphlogistika), wie Azetylsalizylsäure (ASS, Aspirin®), Ibuprophen oder Diclophenac.

Bandscheibenvorfälle können nach Hüfner und Schaffert (2018) wie folgt behandelt werden:

- Paracetamol 500 – 1000 mg;

- Ibuprofen 400 – 600 mg;

- Prednisolon eventuell ergänzend 50 – 100 mg pro Tag;

- Bei sehr starken Schmerzen Opioide durch Arzt.

4.4. Höhenschwindel und Höhenangst

Wozu dieser Abschnitt? Wer betroffen ist, wird doch ohnehin daheimbleiben wollen und unterwegs kann man umkehren oder muss einfach durch?

Wer vorab kapituliert, verzichtet auf schöne Erlebnisse.

Wer diese ignoriert, kann sich in schlimme Situationen bringen.

Vorab sei der Hinweis gestattet, dass schwere, krankhafte Angst in ärztliche Betreuung gehört und nicht zur Selbsttherapie in der Felswand geeignet ist. Das gilt insbesondere, wenn sich vorab bereits eine Angst vor der Angst einstellt oder auch anderweitige psychische Störungen zu vermuten sind.

Angst führt sinnvollerweise zum Wunsch nach Vermeidung. Das bedeutet jedoch, dass die Angst fixiert wird, da man sich einer Bewältigung der Situation entzieht und die Angst nicht abgebaut werden kann.

Angst als psychische Kategorie und Stress als physiologischer Begriff sind verschiedene Aspekte des gleichen Vorgangs. Evolutionär entstandene neuroendokrine Stressreaktionen haben unser Überlegen gesichert und unser Gehirn entsprechend modifiziert. Dank dieser Anpassung hat uns der Säbelzahntiger nicht fressen können und wir haben uns von den Gefahren des Hochgebirges bis in das 19. Jahrhundert ferngehalten. Das tägliche Leben war stressig genug. Heute scheint uns einiges zu fehlen und wir machen Bungeejumping und ähnliches.

Stress im Vorfeld ist die Voraussetzung für Lustgewinn am Ergebnis, in der Liebe wie am Berg. Gerade beim Alpinsport ist ein gewisses sich Überwinden Teil des Ganzen und per se konstruktiver als bei einer Spinnen-Phobie.

Entscheidend ist, ob der Stress konstruktiv oder destruktiv wahrgenommen wird. Entscheidend ist also die subjektive Verarbeitung, die auf Grundeinstellungen und Erfahrungen beruht (Van der Kallen, 2018).

Entscheidend ist die eigene Bewertung der Angstsituation.

Läuft diese unkontrolliert ab, verstärkt sie sich selbst bis zum Zustand der Panik. Das Ergebnis können Flucht, Angriff, Erschöpfung, irrationale Handlungen, im weiteren Sinne Kontrollverlust sein.

Gewinne ich Kontrolle über die Angst- bzw. Stresssituation, bleibe ich Herr des Handelns.

Bereits vor der Angstsituation kann ich mir bewusst machen, was auf mich zukommt. Wenn ich bereits vor der heiklen Situation zu dem Schluss komme, dass ich diese bewältigen kann, habe ich gute Chancen, mental die Kontrolle zu behalten (bitte ohne Selbstbetrug).

Ich kann die Herausforderung in Teilaufgaben zerlegen und mir verdeutlichen, dass jede einzelne zu bewältigen ist. Ich kann mir beispielsweise meine Fähigkeiten im Nachstieg verdeutlichen, wenn ich einen Vorstieg angehen will. Ich kann mir verdeutlichen, dass eine ausgesetzte Route ein grausiges Gefühl bereitet, deshalb aber objektiv nicht schwerer oder gefährlicher wird.

Dadurch kann ich mich auf das wesentliche konzentrieren und körperliche Kräfte freisetzen.

Anzeichen krankhafter Angst sind u. a. (Van der Kallen, 2018):

- Unangemessen starke Furcht;

- Deutlicher subjektiver Leidensdruck;

- Überzogene Sorgen und Befürchtungen;

- Unmöglichkeit bestimmter alpinistischer Aktivitäten;

- Symptome bereits in bloßer Erwartung der Situation;

- Häufig auch mit Bestehen anderer psychischer Störungen.

Höhenschwindel und Höhenangst sind zweierlei.

Höhenschwindel

Höhenschwindel ist ein in weiten Teilen normaler physiologischer Vorgang. Er entsteht, wenn im Blickbereich nahe und kontrastreiche Objekte zur Orientierung fehlen. Da der Körper sich dann anderweitig hinsichtlich oben / unten ausrichten muss, setzen verstärkt Pendelbewegungen ein (daher das Schwindelgefühl). Parallel ist das Gleichgewichtssystem destabilisiert.

Höhenschwindel tritt deshalb bevorzugt bei Blick in die Tiefe oder Ferne auf. Sich bewegende Wolken geben dem Körper falsche Signale. Fotografieren oder der Blick durchs Fernglas können dem Gehirn ebenfalls inadäquate optische Eindrücke vermitteln.

Hilfreich ist, was dem Körper bei der Orientierung hilft (Van der Kallen, 2018):

- Kontrastreiche Objekte im seitlichen Blickfeld;

- Konzentration auf den Fels vor einem, statt Blick in die Tiefe;

- Hinsetzen, festhalten, aufrechte Kopfposition;

- Training.

Höhenangst

Diese stellt eine subjektiv erlebte Störung dar. Gegenmaßnahmen können sein:

- Wie bei Höhenschwindel;

- Vermitteln von Ruhe, Sicherheit und Geborgenheit. Kurze Selbstsicherung, auch wenn diese objektiv nicht erforderlich ist (Anketten am Fels);

- Verharren, bis Angst nachlässt;

- Tief atmen, Puls herunterfahren;

- Gedanken auf die konstruktive Bewältigung der Situation konzentrieren;

- Reduzieren anderer Stressfaktoren (Durst, Kälte, Besorgtheit um Andere);

- Den Betroffenen auffordern, ganz konkrete Handlungen vorzunehmen (Halte hier fest, mache diesen Schritt, schau dort hin, ...);

- Ggf. geordneter Rückzug.

Sich auszumalen, was passieren könnte, wäre äußerst kontraproduktiv. Diese Risikoabwägungen sind nur im Vorfeld nützlich.

Auch Erzählungen cooler Kletterer, wer wo bereits abgestürzt ist und was so alles passieren kann, sind weder für Anfänger hilfreich, noch für diejenigen, die sich auf die Meisterung einer Situation konzentrieren wollen.

Im Vorfeld von Unternehmungen besteht die Möglichkeit, sich allein oder in Betreuung sukzessive angstauslösenden Situationen zu stellen und in Situationen zu verharren, bis die Angst nachlässt.

Die planmäßige Einnahme von für die Behandlung von Angstzuständen allgemein geeigneten Benzodiazepinen auf Bergtouren ist dringend abzuraten und kann auch in Notfällen nur durch Ärzte in Frage kommen.

Umgekehrt sollten auch Menschen, die sich in psychischer Behandlung befinden vor einer Bergfahrt die Situation verdeutlichen.

Praktisch relevant während der Bergfahrt wird Angst, wenn sie zu Blockierungen führt. Man selbst oder ein Bergfreund sehen sich außer Stande, auch nur einen Schritt vorwärts oder rückwärts zu machen. Die Zahl solcher Fälle nimmt deutlich zu, unter anderem auch, weil eine nicht unerhebliche Zahl von Bergaspiranten zumindest unterschwellig davon ausgeht, im Zweifelsfall per Hubschrauber gerettet zu werden (Dick, 2014; Kühnhauser, 2017).

Bei erhöhter Angstbereitschaft ist eine erhöhte Empfänglichkeit für die Höhenkrankheit (AMS) festzustellen (Waanders und Fischer, 2013)

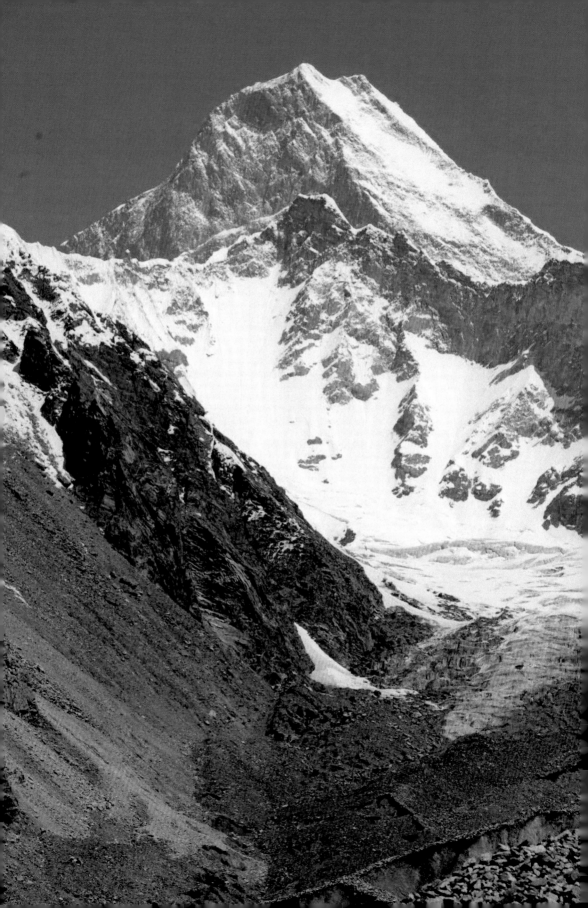

4.5. Vorakklimatisation

Nach dem **Äquivalenzprinzip** (Kap. 3.1.2) reagiert der Körper gleich, egal, ob der Sauerstoffpartialdruck vermindert ist, weil

- bei konstanter Gaszusammensetzung der Luftdruck insgesamt vermindert ist (**hypobare Hypoxie**) oder

- bei konstantem Luftdruck der Sauerstoffanteil herabgesetzt ist (**normobare Hypoxie**).

Dies bietet vielfältige Anwendungsmöglichkeiten, weil es heutzutage mit Molekularsieben oder Zeolith-basierten Gasseparationsverfahren vergleichsweise einfach möglich ist, Sauerstoff und Stickstoff zu trennen. Zudem fällt Stickstoff bei der industriellen Sauerstoffherstellung quasi als Nebenprodukt an.

Seit Jahrzehnten nutzt man im Leistungssport die Möglichkeiten des Höhentrainings. Mit hohem logistischem Aufwand trainierte man entweder in hoch gelegenen Sportstätten oder im Einzelfall in Unterdruckkammern (hypobare Hypoxie). Die Alternative besteht in Räumen, in denen der Stickstoffanteil der Luft technisch erhöht wurde.

Auch für die höhenmedizinische Forschung eröffneten sich erhebliche Möglichkeiten. Forscher lieben es, wenn sie nur einen Parameter verändern können und die restlichen Versuchsbedingungen kontrolliert konstant gehalten werden können. Das ist in den Bergen regelmäßig schwer zu realisieren, weil sich permanent Höhe, Wetter und Belastung gleichzeitig ändern und Ergebnisse schwer reproduzierbar sind. Zudem sind die Untersuchungsmöglichkeiten am Berg begrenzt. In einer Hypoxie-kammer lässt sich beispielsweise eine Everestbesteigung kontrolliert simulieren, gern einmal mit körperlicher Anstrengung und einmal im Sitzen.

In unserer schnelllebigen Zeit wird oft die Frage gestellt, ob eine vorbereitende Akklimatisation schon zu Hause möglich ist, um die Akklimatisationszeit während der Bergfahrt verkürzen zu können. Schließlich würden hierdurch wertvolle Urlaubstage gespart.

Nun drängt sich die Idee auf, Hypoxie-Kammern auch für eine vorbereitende Höhenanpassung zu nutzen. Alternativ werden Anwendungen angeboten, bei denen eine Hypoxie mittels Atemmaske realisiert wird oder man zu Hause ein Hypoxiezelt nutzt.

Im Idealfall steht für die Unternehmung ausreichend Zeit zur Verfügung, so dass eine umfassende Akklimatisation möglich ist. Dies ist oftmals nicht möglich (verfügbare Urlaubszeit) und insbesondere kommerzielle Reiseangebote stehen oftmals unter chronischem Zeitdruck, will man beispielsweise Kilimanjaro oder Elbrus in einer Woche besteigen.

4.5.1. Was ist sinnvoll und möglich?

Domej, der zu dieser Thematik geforscht hat, weist darauf hin, dass selbst mehrstündige Aufenthalte in der Höhe noch zu keiner Akklimatisation führen. 3 Tage á 8 Stunden Kammeraufenthalt, bei denen die Blutsättigung auf 80% abgesenkt wurde, zeigten zwar eine Erythropoetin-Ausschüttung aber weitere Veränderungen nur mit deutlicher zeitlicher Verzögerung. 7 Sitzungen á 1 Stunde mit simulierter

Abb. 54, Masherbrum, 7.821 m vom Baltotogletscher aus gesehen, 2013

mittlerer Höhe zeigten keinen Effekt auf die Ausdauerleistungsfähigkeit. Eine Verminderung des Risikos für eine Höhenkrankheit (AMS) viel bei Studien mit Kontrollgruppen sehr bescheiden aus (Faulhaber et al., 2018).

Signifikante Effekte wurden jedoch über 3 Wochen mit wöchentlich 5 Sitzungen á 4 Stunden auf einer simulierten Höhe von 4.300 m gemessen (Domej, 2018b). Anderen erfolgreichen Protokollen lagen 1-2 Stunden pro Tag über bis zu 6 Wochen oder beispielsweise 38 Stunden Aufenthalt an 4 Tagen zugrunde (Berghold und Schaffert, 2012).

Der Reiseinteressierte mag sich die Frage stellen, inwieweit er dies neben dem Beruf realisieren kann, und ob er hierfür einen vierstelligen Eurobetrag zu zahlen bereit ist.

Vorbereitende Touren in den Alpen mit Schlafhöhen über 2.500 m verbessern die spätere Anpassung, wenn sich die Reise zeitnah anschließt. Der Autor hat beispielsweise bei der Besteigung des Mont Blanc von zwei unmittelbar vorhergehenden Übernachtungen auf Hütten an der Zugspitze (Wiener-Neustädter-Hütte 2.209 m, Knorrhütte 2.050 m) profitiert. 4 bis 5 Übernachtungen auf dem Münchener Haus 2.959 m mindern das Risiko für eine Höhenerkrankung um das 2 bis 3-fache (Mees, 2011). Auch Faulhaber et al. (2018) weisen auf den Nutzen einer Präakklimatisation in den Bergen hin, wenn sich dies gut einrichten lässt.

4.5.2. Deakklimatisation

Erworbene Höhenanpassung ist nicht speicherbar, sondern bildet wieder zurück.

Wie schnell dies geschieht, hängt von der Qualität der erfolgten Anpassung ab: 1 bis 2 Wochen oder nur 3 Tage (Berghold, 2018b). Da man bei einer Vorakklimatisation sicherlich nicht von einer tiefgreifenden Höhenanpassung ausgehen kann, sollte der Effekt nach wenigen Tagen verpuffen.

Der Autor konnte 2013 exzessiv eine Höhenkammer nutzen. Im Karakorum auf 3.000 m Höhe angekommen war der Ruhepuls ebenso erhöht, wie ein Jahr zuvor im Pamir ohne Vorakklimatisation. Der Preis von 66 bis 90 Euro pro Stunde liegt in der gleichen Größenordnung wie der eines kommerziell organisierten Reisetages (Hotel und Verpflegung) in Ladakh (2022). Hätte der Autor die Vorakklimatisation bezahlen müssen, hätte sich davon eine halbe Pik-Lenin-Expedition oder eine komplette Elbrusbesteigung finanzieren lassen.

Auch kann man sich die Frage stellen, ob mit dem gleichen finanziellen Mehraufwand innerhalb der Expedition nicht eine bessere Akklimatisation bei schönerem Reiseerlebnis erreicht werden kann, wenn man vor dem Kilimanjaro beispielsweise in Ruhe den Mt. Meru besteigt oder eine defensivere Route geht.

Da der Verlauf der Akklimatisation schwer planbar ist, kann sich ohnehin erst in der Höhe herausstellen, wann eine ausreichende Anpassung erreicht ist (siehe Anmerkung zu Hyper- und Hypo-Respondern, Kap. 3.2.2). Auf die sehr unterschiedlichen Ergebnisse der Hypoxiebehandlungen weisen selbst deren Protagonisten hin (Burtscher, 2002).

Die Akklimatisation am Berg ist zuverlässiger, preiswerter, schöner und dauert nicht länger.

Als regelrecht gefährlich erachtet es der Autor, wenn durch Angebote solcher

Hypoxie-Trainings der Eindruck vermittelt wird, hierdurch eine sorgsame Höhenanpassung in den Bergen ersetzen zu können.

Die Frage nimmt auch Bezug zum Sinn der Unternehmung: Will ich vornehmlich Reisen oder eine sportliche Leistung erbringen?

4.5.3. Höhentraining

Trainingsaufenthalte in Höhenlagen verbessern die aerobe Leistungsfähigkeit und damit die Ausdauerleistung insgesamt. Inwieweit solches Höhentraining dann auch die Leistungsfähigkeit zu Hause steigert wird, noch kontrovers diskutiert. Ein kontinuierliches Höhentraining über mehrere Wochen („train high – sleep high") auf mittleren Höhen führt zu Hyperventilation, Abnahme des Plasmavolumens und später zu Erythrozytenneubildung sowie Muskelumbau. Die Leistung in der Höhe ist unstrittig erhöht, was aber auch eine normale Akklimatisation von wenigen Tagen bewirken würde. Dagegen scheinen von einer Leistungssteigerung bei Wettkämpfen in Tallage eher zuvor weniger gut Trainierte zu profitieren und Leistungssportler eher wenig.

Für die in Hypoxiekammern angebotene Trainingsvariante „train high – sleep low" kann gegenüber normalem Training keine Leistungssteigerung nachgewiesen werden, weil neben einem positiven Stimulus die Trainingsintensität hypoxiebedingt vermindert sein muss.

Auch für die Variante „train low – sleep high", verbunden mit der Idee, in der Ruhe den Hypoxie-Effekt zu nutzen und trotzdem unter maximaler Intensität trainieren zu können wurden nur widersprüchliche

Ergebnisse berichtet (Gatterer und Faulhaber, 2018).

Das schließt selbstredend nicht aus, dass der individuelle Sportler durch Höhen- bzw. Hypoxietraining profitieren kann.

4.6. Versicherungsschutz

Absolut erforderlich ist Versicherungsschutz immer dann, wenn ein Ereignis finanziell existenzbedrohende Folgen hätte. Hierbei kommt es nicht darauf an, ob das Eintreten des Schadenfalls mehr oder weniger wahrscheinlich ist. Sehr seltene Ereignisse sind lediglich umso preiswerter versicherbar.

Das mag an einem Beispiel verdeutlicht werden. Eine dauerhafte Invalidität in Folge eines Bergunfalls ist glücklicherweise sehr selten. Der Betroffene ist jedoch finanziell ruiniert, wenn er nie mehr arbeiten kann. Dagegen ist der Diebstahl von Reisegepäck gleichermaßen häufig und ärgerlich. Die finanziellen Folgen sind jedoch verkraftbar.

Hinsichtlich der nachfolgenden Darstellungen informieren Sie sich bitte über die jeweiligen aktuellen Versicherungsbedingungen, insbesondere Leistungsausschlüsse.

Grundsätzlich sollte der Auslandsreisende über eine **Auslandsreisekrankenversicherung** verfügen (Box 14). Der außereuropäische Arzt wird nicht mit einer deutschen Krankenkasse abrechnen, sondern erwartet eine direkte Bezahlung durch den Patienten, in der Regel sofort. Im Ausland ist die deutsche Unterscheidung privat und gesetzlich versicherten Patienten unbekannt und irrelevant. Der Europäer ist immer Privatpatient. Im Nachhinein kann er versuchen, einen Teil der Kosten von der heimischen Krankenkasse erstattet zu

---

Box 14

Auslandsreisekrankenversicherung

„Wer sorglos in ferne Länder touren will, der sollte eine private Auslandsreisekrankenversicherung im Gepäck haben. Denn die gesetzlichen Krankenkassen
übernehmen im Ausland nur eingeschränkten oder gar keinen Schutz. Selbst in den EU-
Staaten und den Ländern, mit denen Deutschland ein Sozialversicherungsabkommen
hat, bleiben Urlauber oft auf ihren Kosten oder zumindest auf einem Teil der Kosten
sitzen. Wird nämlich der Auslandkrankenschein nicht akzeptiert, behandelt der Arzt
den Urlauber als Privatpatienten zu höheren Kosten. Erfolgt die Behandlung als Privatpatient, muss zudem jede Behandlung sofort bezahlt werden. Da kann sich bei einem
Klinikaufenthalt die Rechnung leicht auf mehrere tausend Euro läppern. Policen zur
Auslandsreisekrankenversicherung bieten hier unverzichtbaren Schutz und kosten oft
nur ein paar Euro." (Verbraucherzentrale, 2022).

---

bekommen. Medizinisch notwendige Rück-
reisekosten, die exorbitant hoch sein
können, übernimmt die gesetzliche Krankenversicherung grundsätzlich nicht. Das
gilt auch für die Alpen.

Auch der in Deutschland privat Versicherte
sollten vorsorglich über eine ergänzende
Auslandsreisekostenversicherung verfügen.
Die private Krankenversicherung leistet
entsprechend den Vertragsbedingungen.
Diese müssen in Art und Höhe nicht der
durch den ausländischen Arzt in Rechnung
gestellten Leistung entsprechen.

Die Auslandsreisekrankenversicherung
leistet zumeist in unbegrenzter Höhe und
kommt ebenfalls für die Kosten einer
medizinisch erforderlichen Flugrückholung
auf. Prüfen Sie, ob die erwarteten Leistungen tatsächlich Vertragsbestandteil sind.
Preiswerte Standardangebote gelten für 6
Wochen. Manche Expeditionen dauern
länger. Hier werden im Leistungsfall Hin-
und Rückflugdatum kontrolliert.

Die Mitgliedschaft in einem Automobilclub
durch entsprechende Schutzbriefe ist nicht
ausreichend.

Ein weiterer Aspekt betrifft **Such- und
Bergungskosten**. Diese sind nicht Bestandteil einer Krankenversicherung, auch nicht
einer Auslandsreisekrankenversicherung.
Eine Hubschraubersuche oder der Einsatz
eines Bergungstrupps nach einem Lawinenabgang sind kein Krankenrücktransport.
Hier ist u. a. Schutz über Unfallversiche-
rungen möglich.

Der Deutsche Alpenverein DAV bietet
seinen Mitgliedern empfehlenswerte Ver-
sicherungsleistungen kooperierender Versicherer an (DAV, 2022):

- **ASS Alpiner Sicherheitsservice** kosten-
  frei durch Mitgliedschaft. Geleistet
  werden Such-, Bergungs- und Rettungs-
  kosten bis 25.000 € bei Bergunfällen /
  alpinistischen Aktivitäten. Keine Leistung bei Pauschalreisen / Reisen gewerb-
  licher Anbieter außerhalb Europas und
  Reisen mit Expeditionscharakter.

- **RSF Reise- Sport- und Freizeitschutz**:
  Zusatzangebot für alle privaten Reisen
  bis zu einer Reisedauer von maximal 60
  Tagen sowie bei allen Freizeit- und
  Sportaktivitäten – weltweit, ein ganzes

Jahr lang. Erbringt diverse Leistungen von Bergungskosten bis Gepäckverlust

- **DAV-Expeditionsversicherung:** bei Reisen mit Expeditionscharakter, beispielsweise 7.000er-Besteigungen greifen ASS und RSF nicht. Hier wäre eine deutlich teurere Expeditionsversicherung erforderlich. Schutz besteht ausschließlich für eine konkrete, vom DAV zu genehmigende Expeditionsteilnahme.

Expeditionsversicherungen werden auch von anderen Versicherern angeboten.

Wer Versicherungsschutz aus Berufsunfähigkeits-, Unfall- und Lebensversicherungen ableitet, sollte prüfen, ob bei Antragstellung Fragen auf gefahrenerhöhende Hobbys und Sportarten korrekt beantwortet wurden. Die akute Höhenkrankheit wird in der Bergmedizin als Unfall im weiteren Sinne angesehen, was versicherungsrechtlich von Bedeutung sein

kann. Dem sollte das Bedingungswerk der eigenen Versicherung entsprechen.

Über den Sinn einer von Veranstaltern gern verkauften **Reiserücktrittskostenversicherung** muss jeder für sich entscheiden. Das versicherte Risiko ist nicht existenziell, weil man ja ohnehin bereit war, die Ausgaben für die Reise zu tätigen. Sie greift, wenn der einzelne Reisende wegen unvorhersehbaren schweren Erkrankungen die Reise nicht antreten kann oder abbrechen muss. Versichert sein können auch andere Ereignisse, wie z. B. unerwartete Arbeitslosigkeit oder Schäden an Haus oder Hausrat, die die eigene Anwesenheit erfordern. Nicht versichert sind Erkrankungen, die das Gipfelziel, aber nicht die Reise insgesamt ausschließen. Nicht versichert ist typischer Weise das Ausfallen von Mitreisenden. Erstattet werden zumeist unabwendbare Stornierungskosten, Umbuchungskosten bzw. die Kosten bezahlter,

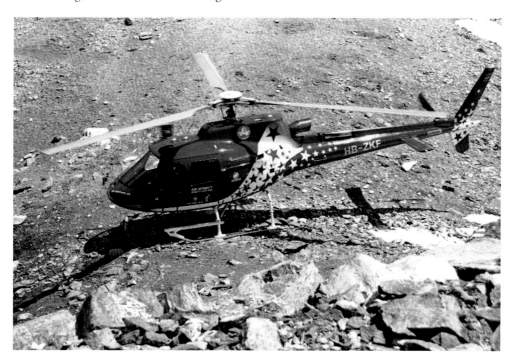

Abb. 55: Hubschrauber der schweizer Flugrettung 2012 im Einsatz an der Brittania-Hütte in 3.030 m Höhe am Beginn der Haute-Route in den Walliser Alpen

aber nicht in Anspruch genommener Leistungen.

Reisegepäckversicherungen sind nicht essentiell, können gegebenenfalls sinnvoll sein. Fluggepäck ist über die Fluggesellschaft gemäß dem Montrealer Übereinkommen bis kumuliert maximal ca. 1.200 € ersichert. Eingeschränkt kann Schutz durch Hausratversicherungen bestehen, beispielsweise bei Einbruchsdiebstahl aus Hotelzimmern. Reisegepäckversicherungen leisten auch bei Verlust oder einfachem Diebstahl, nicht jedoch bei grob fahrlässigem Verhalten. Wenn dies schon gegeben ist, wenn man auf dem Flughafen den Rucksack neben sich abstellt, kann man sich auf eine Versicherungsleistung im realen Leben nur bedingt verlassen. Überdenkens wert ist ein solcher Versicherungsschutz, wenn verlustiges Gepäck ersetzt werden muss und dies finanziell problematisch wäre.

Rechtsschutzversicherungen: In diversen Ländern gelten Polizei und Justiz als korrupt und die Gefängnisse sind nicht einladend. Umso mehr gelten Europäer per se als vermögend und in verschiedenen Ländern als Ungläubige. Rechtsschutzversicherungen sehen oftmals Kautionsleistun-

gen vor, wenn man aus strafrechtlichen Gründen arrestiert wird. Dies gilt nicht bei vorsätzlichen Straftaten, wohl aber beispielsweise bei fahrlässigen Körperverletzungen. Solche Anschuldigungen können in Zusammenhang mit Berg- oder Verkehrsunfällen schnell erhoben werden. Auch über die Verfügbarkeit eines vertrauenswürdigen Anwalts wird man dann sehr froh sein.

Kraftfahrzeugversicherungen / Mietwagen: Prüfen Sie im Einzelfall, ob ihrerseits erwartete Leistungen versichert sind. Der Versicherungsschutz für eigene Pkw gilt außerhalb Europas nur sehr begrenzt. Kaskoschutz für Mietwagen ist nur gegeben, wenn dieser explizit eingeschlossen wurde. Haftpflichtschutz besteht im Ausland, auch wenn ein entsprechender Vertrag abgeschlossen wurde, oft nur in nicht ausreichender Höhe. Selbst in den USA beträgt die Mindestversicherungssumme in Florida beispielsweise nur 10.000 $.

Eine weltweit geltende **Privathaftpflichtversicherung** sollte ohnehin selbstverständlich sein.

Notwendig

- Auslandsreisekrankenversicherung

- Privathaftpflichtversicherung

Sinnvoll je nach Vorhaben

- Absicherung von Such-, Rettungs- und Bergungskosten

- Rechtsschutzversicherungen

Möglich

- Reiserücktritts- und Reiseabbruchskostenversicherungen

- Reisegepäckversicherungen

Grundsätzlich sollten Telefon- und Ver-
tragsnummern, Mailadressen, Vertragsbedingungen oder Policenkopien sowohl
auf der Reise vorliegen, als auch Vertrauens-
personen zu Hause bekannt sein, sinnvollerweise kombiniert digital und Kontakt-
liste auf Papier. Über Rechtsschutz-
versicherer sind für viele Länder die
Kontaktdaten deutsch- und englisch-
sprachiger Anwälte verfügbar. Das kann
nicht nur bei strafrechtlichen Sachverhalten
hilfreich sein.

Abb. 56: Am Concordiaplatz im Karako-
rum ragen Granitzacken in den Himmel.
Im Vordergund ein See, der sich auch dem
Gletscher befindet.

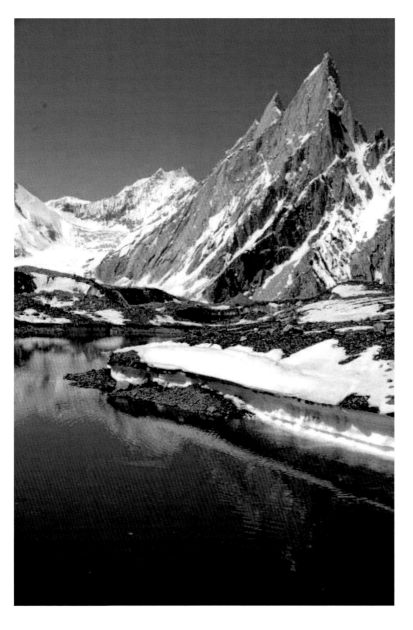

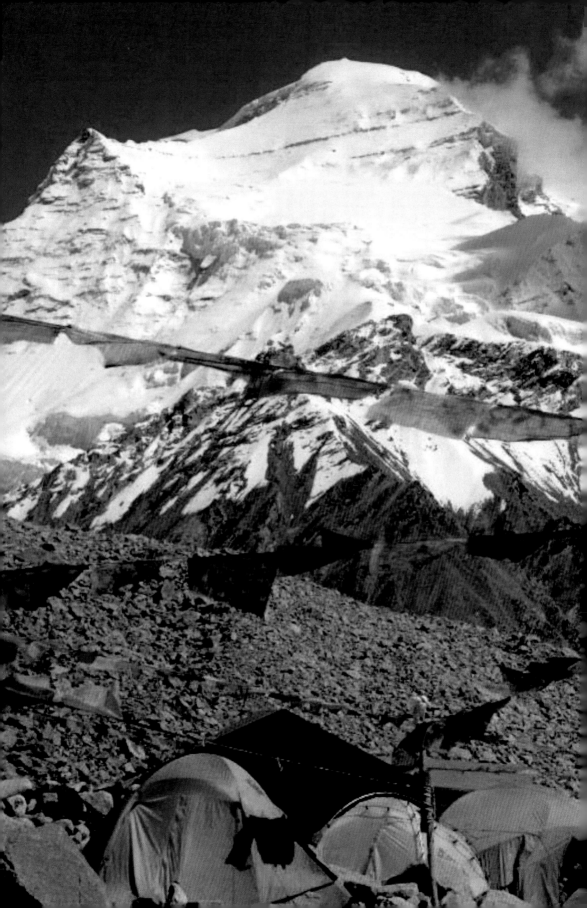

5.   Praxis der Höhenakklimatisation

In Kapitel 2 hatten wir festgestellt, dass der Bergsteiger in der Höhe mit folgenden 4 Veränderungen seiner Umwelt konfrontiert ist: Temperaturabnahme, Luftdruckabnahme, Abnahme der absoluten Luftfeuchtigkeit und Zunahme der UV-Strahlung.

Im 3. Kapitel haben wir untersucht, mit welchen Veränderungen der Körper hierauf reagiert. Unter hypobarer Hypoxie wird die Sauerstoffversorgung des Gewebes dadurch aufrechterhalten, dass die einzelnen Schritte des Sauerstofftransports effektiv angepasst werden. Durch eine verstärkte Atmung wird den Lungenbläschen mehr Sauerstoff zugeführt. Dies bewirkt einen ausreichenden Sauerstoffpartialdruck im arteriellen Blut. Durch eine verstärkte Abatmung von Kohlendioxid steigt der pH-Wert des Blutes. Diese respiratorische Alkalose wird durch eine verstärkte Bikarbonatausscheidung in der Niere kompensiert, was sich durch verstärkten Harndrang bemerkbar macht. Durch den alkalischen pH-Wert des Blutes und die geringe Kohlendioxidkonzentration wird die Sauerstoffbindungskurve des Hämoglobins nach links verschoben. Das Hämoglobin kann besser mit Sauerstoff beladen werden. Parallel erhöht sich die Konzentration des roten Blutfarbstoffs, indem einerseits die Menge des Blutplasmas abnimmt und anderseits zeitlich versetzt neue rote Blutzellen gebildet werden.

Unter den in Kapitel 4 genannten Voraussetzungen steht einer erfolgreichen Bergfahrt nichts im Wege.

Nun stellt sich die Frage, mit welchen Strategien wir in die Höhe aufsteigen können, um die kritische Phase der Akklimatisation schadlos zu durchlaufen und uns an große Höhen anpassen zu können. Darüber hinaus ist zu klären, nach welchen Regeln auch Aufenthalte in extremen Höhen gefahrlos möglich sind.

Hierzu betrachten wir Fragen der Höhentaktik, also der Planung einer Unternehmung, und das Management physiologischer Veränderungen während des Aufstiegs.

Strategien zur Höhenanpassung dienen dem Ziel, das Risiko einer Höhenkrankheit zu mindern. Eine Beschleunigung der Anpassung steht nicht im Vordergrund. Gleichwohl kann durch eine geeignete Höhentaktik die Anpassung an eine Zielhöhe mehr oder weniger schnell erreicht werden.

- Jeder kann höhenkrank werden, wenn er schnell genug aufsteigt.

- Niemand muss höhenkrank werden, wenn er langsam genug aufsteigt.

Abb. 57: Cho Oyu, 8.201 m vom Basislager auf 5.600 m Höhe

- Nicht zu schnell zu hoch

- Hoch steigen, niedrig schlafen

- Keine großen Anstrengungen

Die Zeit ist der entscheidende Faktor für den Anpassungsprozess.

Die Aufstiegsgeschwindigkeiten, die noch gut vertragen werden, sind individuell sehr unterschiedlich. Jeder muss eigene Erfahrungen sammeln und sollte hierzu defensiv starten. Auch derjenige, der ungünstigere Anpassungsvoraussetzungen mitbringt oder in der Vergangenheit bereits höhenkrank war, kann sein Ziel erreichen. Er muss umso kompromissloser die für ihn erforderliche Höhentaktik einhalten.

Mit welchen Zeiträumen muss man für die Akklimatisation rechnen (Mees, 2011).

- Auf 4.000 m: Tage bis 1 Woche;

- Auf 5.000 m: 1 – 2 Wochen;

- Besteigung von leichten 3.000ern: ohne Akklimatisation;

- Besteigung hoher 3.000er: randgenäht, wenn z. B. von Vent (1.900 m) zur Breslauer Hütte (2.840 m) und am Folgetag zur Wildspitze 3.772 m gestiegen wird; Eingehtouren mit Hüttenübernachtung sind sehr sinnvoll;

- Besteigung von 4.000ern: mindestens 2 – 3 Nächte über 2.500 m;

- Besteigung von 5.000ern und 6.000ern: mindestens 2 - 3 Wochen Reisezeit;

- Besteigung von 7.000ern: mindestens 4 Wochen Reisezeit;

- Besteigung von 8.000ern: mindestens 6 Wochen Reisezeit;

- Besteigung Mt. Everest: mindestens 7 - 8 Wochen Reisezeit.

Um sich die Abfolge der Höhenanpassung vorstellen zu können, ist ein Modell von Richalet (Berghold und Schaffert, 2012) geeignet, welches 4 Phasen unterscheidet (Abb. 59):

- Phase 1, (0 – 6 Stunden): ohne Auffälligkeiten;

- Phase 2, (6 Stunden bis 7 Tage): kritische Phase, d. h. Anpassungsphase, in der der Akklimatisationsvorgang stattfindet; In dieser Zeit treten die meisten der beschriebenen Veränderungen auf und es besteht das Risiko für Höhenkrankheit.

- Phase 3 (ab 7 Tage): Der Körper ist an die neue Höhe angepasst und leistungsfähig. Leistungsentscheidend ist nun die maximale Sauerstoffaufnahmekapazität.

- Phase 4 (in extremer Höhe >5.300m): In Abhängigkeit von Höhe und Aufenthaltsdauer baut der Körper permanent ab. Höhendeterioration setzt ein. Der Zustand kann lebensbedrohlich werden.

Eine gute Atemantwort (HVR) mindert das Risiko von Akklimatisierungsstörungen und für das Auftreten der Höhenkrankheit in Phase 2. Eine hohe maximale Sauerstoffaufnahmekapazität erlaubt in Phase 3 ein sichereres und leistungsstarkes Bewegen am Berg. Auf die großen individuellen Unterschiede in diesem Bereich wurde bereits hingewiesen.

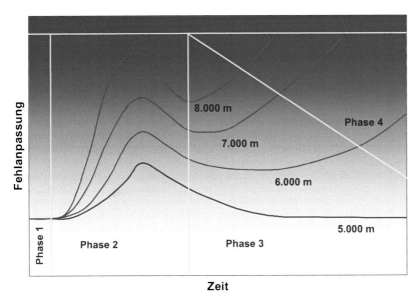

Abb. 59: Modell der Höhenanpassung nach Richalet (Berghold und Schaffert, 2012). Phase 1 verläuft unauffällig. In Phase 2 erfolgt die kritische Phase der Höhenanpassung. In Phase 3 ist der Körper in großen Höhen bis 5.300 m dauerhaft angepasst, an extreme Höhen nur temporär. Phase 4 betrifft extreme Höhen, in denen keine dauerhafte Anpassung möglich ist und Höhendeterioration eintritt. Je höher aufgestiegen wird, desto schneller tritt diese ein.

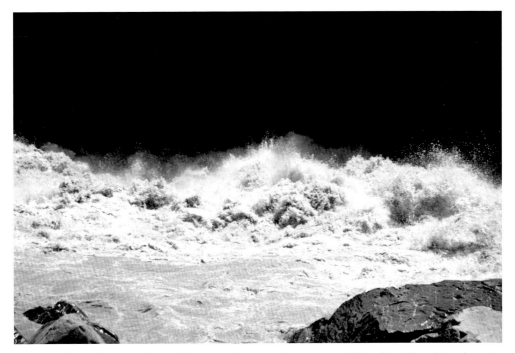

Abb. 58: Vorbei am Imdus bei der Anreise zum Karakorum 2013. Der Fluss lässt bereits erahnen, woher er kommt.

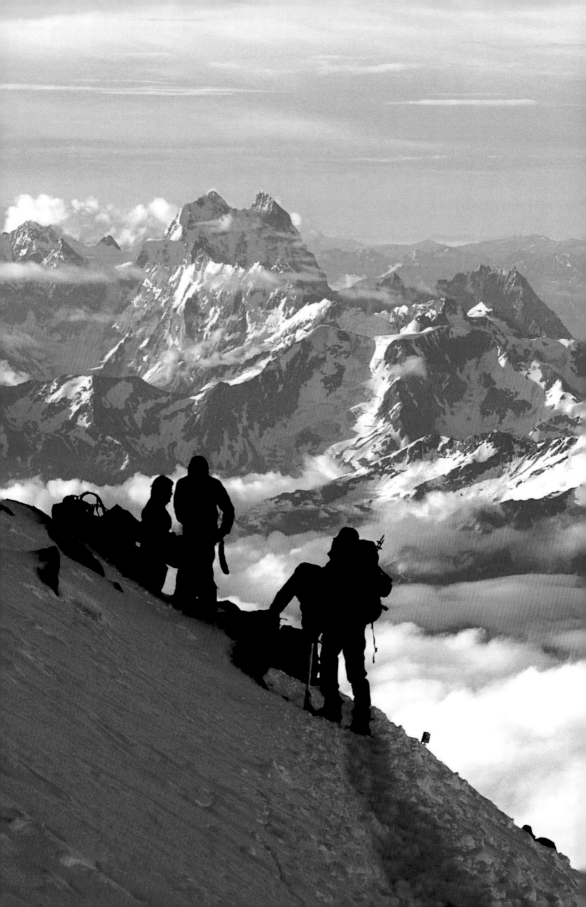

5.1. Leistungsfähigkeit in der Höhe

Vorab soll die Frage der körperlichen Leistungsfähigkeit in der Höhe betrachtet werden.

Einen detaillierten Überblick gibt Burtscher (2018).

Auf Meereshöhe wird die Leistungsfähigkeit neben der Muskulatur vorrangig durch das Herz-Kreislauf-System bestimmt. In der Höhe hingegen ist das Atmungssystem leistungsbegrenzend.

Hinzu kommen Kälte und hohes Gewicht durch Gepäck, Stiefel und Ausrüstung.

Um Aussagen zur körperlichen Leistungsfähigkeit treffen zu können, muss auf die Art der sportlichen Betätigung abgestellt werden. Grob vereinfacht lassen sich Höhentrekking, Bergsteigen und Höhenbergsteigen unterscheiden (Tab. 12).

Für die verschiedenen Unternehmungen sollte unterhalb der Schwellenhöhe bei Aufstiegen über 1.000 Hm folgendes Leistungsniveau erreicht werden (Tab. 13).

	Höhentrekking	Bergsteigen	Höhenbergsteigen
		eine anfordernde Tagesetappe von einer Hütte aus	mehrere anfordernde Tagesetappen mit Höhenlagern
Höhe	2.500 – 5.500 m große Höhen	4.000 – 5.800 m große Höhen	5.000 – 8.848 m extreme Höhen
Bewegung	auf Wegen	wegloses Gelände, klettern	wegloses Gelände, klettern
Traglasten	geringe oder große	geringere	große
Gehzeiten	4 – 6 Stunden	6 – 10 Stunden	6 – 12 Stunden
Schlafhöhendifferenz	300 – 400 Hm	300 – 1.000 Hm	oberhalb Basislager oft 1.000 Hm
Trainingszustand	allgemein sportlich oder untrainiert	unterschiedlich trainiert	motiviertes, gezieltes Training
	Grundlagenausdauer	Langzeitausdauer, Kraftausdauer	Langzeitausdauer, Kraftausdauer

Tab. 12: Besonderheiten der Leistungsbereiche im Bergsport: Höhentrekking, Bergsteigen und Höhenbergsteigen (Berghold und Schaffert, 2012)

Abb. 60: Gipfelaufstieg am frühen Morgen zum Elbrus 5.642 m; Im Hintergrund ist am Kaukasuskauptkamm die Uschba 4.737 m zu sehen

Unternehmung	Steigleistung in Hm / h	Max. Leistung Fahrradergometer in W/kg Körpergewicht	Rucksack-gewicht in kg
Bergwandern	300	2,2	5
Trekking und Hochtouren in großer Höhe (3.000 m – 5.500 m)	500	3,2	10
Höhenbergsteigen > 5.000 m	600	3,5	20
Höhenbergsteigen > 6.500 m, Extrembergsteigen	> 600	4,0	20

Tab. 13: Empfohlenes Leistungsniveau für verschiedene Unternehmungen (Berghold und Schaffert, 2012)

Da in der Höhe die Lungenfunktion leistungsbegrenzend ist, besteht ein enger Zusammenhang zwischen der Ausdauerleistungsfähigkeit und der maximal möglichen Sauerstoffaufnahme VO_{2max} eines Menschen:

Ausdauerleistungsfähigkeit ~ VO_{2max}

Ab dem Bereich mittlerer Höhen (ca. 1.000 m bis 2.000 m) nimmt die maximale Sauerstoffaufnahme VO_{2max} um 10% je 1.000 Hm ab (Burtscher, 2018).

Ab 5.000 m Höhe ist allein die Sauerstoffversorgung der Muskulatur leistungsbegrenzend (Domej und Schwaberger, 2018b).

Diese Minderung ist vorrangig auf das reduzierte Sauerstoffangebot der Atemluft zurückzuführen.

Im Detail ist diese auch vom Trainingszustand und genetischen Faktoren bestimmt.

Ein Untrainierter benötige auf dem Fahrradergometer für eine bestimmte Leistung 50 % seiner maximalen Atemleistung (VO_{2max}). Auf 4.500 m Höhe entspricht dies aber bereits 70% seiner maximalen Atemleistung (VO_{2max}).

Der Vorteil des Trainierten ist, dass er für dieselbe Leistung auf Meereshöhe nur 31 % seiner VO_{2max} benötigt, und in der Höhe demzufolge auch nur 44% seiner VO_{2max}. Dem Trainierten verbleibt in der Höhe also fast die doppelte Leistungsreserve (Domej und Schwaberger, 2018b).

Umgekehrt folgt daraus, dass gerade für den Sportler mit hoher aerober Ausdauerleistung zur Vermeidung der Höhenkrankheit eine umso bessere Akklimatisation erforderlich ist.

Nach erfolgter Akklimatisation entspricht dies der maximalen Leistung, die höhenbedingt erbracht werden kann. Das bedeutet, dass diese Leistungsminderung nach erfolgter Akklimatisation bestehen bleibt.

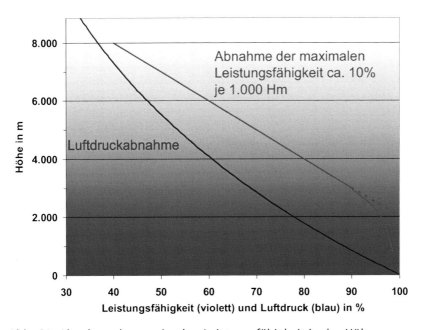

Abb. 61: Abnahme der maximalen Leistungsfähigkeit in der Höhe

Während der kritischen Phase der Akklimatisation ist diese temporär noch geringer.

In Tab. 14 und Abb. 61 ist die Leistungsabnahme für verschiedene Höhen illustriert.

Die Ursache, dass trotz ausreichender Sauerstoffversorgung nach Akklimatisation nicht die volle Leistungsfähigkeit erreicht wird, war lange unklar. Vieles deutet darauf hin, dass in der Höhe ein zunehmend größerer Anteil des Blutes nicht für die Versorgung der Muskeln, sondern der inneren Organe benötigt wird (Domcj und Schwaberger, 2018c).

Höhe in m	max. Sauerstoff- aufnahme	max. Ausdauer- Leistungs- fähigkeit
3.000	80%	90%
4.000	70%	80%
5.000	60%	70%
6.000	50%	60%
7.000	40%	50%
8.000	30%	40%

Tab. 14: Abnahme der maximalen Sauerstoffaufnahme und der maximalen Ausdauerleistungsfähigkeit nach erfolgter Anpassung in der Höhe

Max. O$_2$-Aufnahme nimmt ab ca. 1.000 m um 10% je 1.000 Hm ab.

Max. Ausdauerleistung nimmt ab ca. 2.000 m um 10% je 1.000 Hm ab.

Da die Leistungsfähigkeit oft unter dem Aspekt der Steigleistung gesehen wird, ist in Tab. 15 die Minderung der maximalen Steigleistung für akklimatisierte Personen dargestellt, die in normaler Atmosphäre 300 Hm (Trekking) oder 500 Hm (Bergsteigen) bewältigen.

Gut trainierte Athleten sollten beachten, dass sie mit einer größeren relativen Leistungsminderung rechnen müssen, als Untrainierte. Die Lunge, die nicht trainierbar ist, bildet den begrenzenden Faktor, so dass der Athlet seine antrainierte Ausdauerleistung nicht adäquat abrufen kann. Das Leistungsniveau des Untrainierten befindet sich ggf. auf einem so niedrigen Niveau, das es auch noch bei eingeschränkter Lungenfunktion abgerufen werden kann.

Untersuchungen am Cho Oyu (Nepal) haben gezeigt, dass gut und mäßig Trainierte gleichermaßen das Ziel erreichten, die einen jedoch die Gipfeletappe nach 8, die anderen nach 14 Stunden beendeten (Lämmle, 2010). Hier stellt die Schnelligkeit einen wichtigen Sicherheitsfaktor dar.

Die Leistungsfähigkeit in großer und extremer Höhe korreliert nicht mit der maximalen Sauerstoffaufnahme zu Hause. Hierin unterscheidet sich das Höhenbergsteigen von anderen Ausdauersportarten. Einige Spitzenbergsteiger verfügen über eine eher moderate Sauerstoffaufnahmefähigkeit. Welche Umstände einem Menschen eine hohe Leistungsfähigkeit in der Höhe bescheren, ist nach wie vor unklar. Personen mit einer guten Atemantwort (HVR) haben zumindest statistisch gute Voraussetzungen.

Höhe in m	max. Steigleistung in Hm je Stunde	max. Steigleistung in Hm je Stunde
bis 2.000	300	500
3.000	255	425
4.000	225	375
5.000	195	325
6.000	165	275
7.000	135	225
8.000	105	175

Tab. 15: Abnahme der maximalen Steigleistung in der Höhe; Betrachtet sind Personen die in geringer Höhe bei mehrstündigen Aufstiegen 300 Hm bzw. 500 Hm je Stunde bewältigen.

5.1.1. Anaerobe Schwelle und Laktat-Paradoxon

Bergsteigen, in unserer Betrachtung gleichermaßen Höhentrekking und Höhenbergsteigen, müssen ebenso wie andere Ausdauersportarten unterhalb der anaeroben Schwelle ausgeübt werden (4.3.1). Das entspricht etwa dem Leistungsbereich von 60% bis 70% des maximalen Pulses HF_{max}.

Leistungen im Bereich von 70% bis 80% des maximalen Pulses HF_{max} können nur für ca. 1 bis 1 ½ Stunden abgerufen werden, weil sich die Glykogenspeicher erschöpfen.

Dauerleistungsfähigkeit am Berg im aeroben Bereich bei 60%...70% des maximale Pulses HF_{max}.

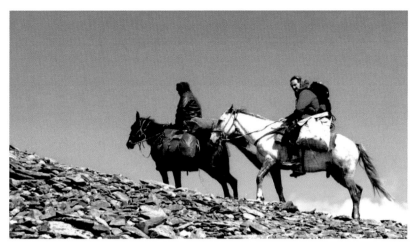

Abb. 62: Komfortetappe beim Trekking im Altai (Russland) 2011

Dies definiert einen weiteren Parameter, nämlich die Leistung, die über einen Zeitraum einer Stunde erbracht werden kann, die Dauerleistungsschwelle. Typischer Weise liegt diese bei 70% - 80% VO_{2max}. In der Höhe ist diese nicht nur absolut, sondern auch relativ zu VO_{2max} vermindert. Sie kann trainiert werden und steigt nach erfolgreicher Akklimatisation (Burtscher, 2018).

Wer aus Zeitnot in diesem Bereich im Gipfelanstieg geht, wird im Abstieg erschöpft sein oder den Gipfel nicht erreichen.

Ebenso sind antrainierte ökonomische Bewegungsabläufe hilfreich, um bei gegebener Sauerstoffversorgung hohe sportliche Leistungen generieren zu können.

Schweres Gepäck bewirkt das Gegenteil. Wer hierdurch effektiv 10% oder 20% schwerer ist, muss auch 10% bis 20% mehr Leistung erbringen. Schwere Stiefel sind besonders problematisch, da an den Füßen deutlich mehr Hubarbeit verrichtet werden muss. 1kg Stiefelgewicht wirkt wie 2 bis 5 kg Mehrgewicht am Körper (Holewijn, 1992).

In Vorbereitung einer Bergfahrt ist daher die Ermittlung der individuellen maximalen Herzfrequenz hilfreich.

Laktat-Paradoxon: In extremer Höhe ab ca. 6.000 m Höhe kann über den anaeroben Stoffwechselweg keine Energiegewinnung mehr erfolgen. Die maximale Sauerstoffaufnahme und der aerobe Nutzungsgrad nähern sich zunehmend an. Das hat für den Bergsportler zwei Konsequenzen: Der positive Effekt besteht darin, dass in diesem Bereich über lange Zeit mit einer der Höhe entsprechenden maximalen Leistung gestiegen werden kann. Weil kein Laktat gebildet werden kann, kann es nicht zu einer Übersäuerung des Muskels kommen. Die Kehrseite besteht jedoch darin, dass über diese aerobe Energiebereitstellung hinaus keine Leistungsreserven vorhanden sind.

5.1.2.   Bergsteigen im Alter

Gerade Ausdauersportarten können auch im Alter ausgeübt werden. Wenn der allgemeine Gesundheitszustand dies zulässt, gilt das auch für das Höhentrekking und das Bergsteigen. Gelenkverschleiß, geringere

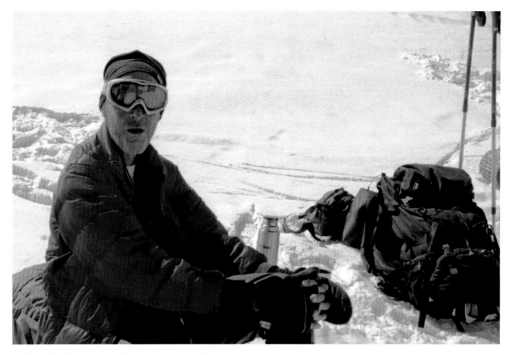

Abb. 63: Klaus mit 67 Jahren am Pik Rasdelnaja (6.148m, Pamir)

Regerationsfähigkeit als auch verminderte Kraftausdauer werden durch langsameres und defensiveres Agieren ausgeglichen. Das Zusammentreffen von vielfältigen logistischen, mentalen und körperlichen Anforderungen stellt für Ältere eine zunehmende Herausforderung dar. Kompensiert wird dieser erhöhte Stress durch langjährige Erfahrung und Routine. Der Autor konnte beispielsweise mit einem 67-jährigen Berliner den Pik Rasdelnaja (6.148m, Pamir) besteigen (Abb. 63). Ältere Bergsteiger können leichter von der Gesamtsituation überfordert sein (Box 17).

Der ältere Bergfreund wird feststellen, dass er zunehmend das älteste Gruppenmitglied sein wird und er zunehmend langsamer unterwegs sein wird. Extrem leistungsorientierte Gruppen werden nicht die idealen Reisepartner sein.

Mittlerweile präferiert der Autor auch für sich gerade am Beginn der Reise einen defensiveren Aufstieg bzw. zusätzliche Ruhetage oberhalb der Schwellenhöhe. Beispielsweise konnte er eine vorzeitige individuelle Anreise von 2 Tagen nach Leh (Ladakh) auf 3.500 m für lediglich 100 $ Mehrkosten (2019) vereinbaren.

Umgekehrt hat sich der Autor am Khan Tengri im Tien-Shan fahrlässig selbst ausgebremst, als er sich der auf Rand genähten Höhentaktik überwiegend sehr leistungsstarker, junger und sehr leidensfähiger russischer Sportler anschloss. Nach einem Hubschrauberflug ins Basislager auf 4.400 m wurde keine Zeit verschenkt, in unsinnig hohem Tempo zum ersten Hochlager zu gehen. Vor dem zweiten Höhenlager musste der Autor bei sich dann ein beginnendes Höhen-Lungenödem diagnostizieren (Kap. 6.4.1).

Die Lösung hätte in zusätzlichen Ruhetagen und langsamem Gehtempo bestanden.

Mehr als jungen Menschen ist anzuraten, im Vorfeld den gesundheitlichen Status und die

Leistungsfähigkeit ärztlich abzuklären. Detailinformationen findet man bei Burtscher (2004). Nun stellt sich die Frage zur Ausdauerleistungsfähigkeit mit zunehmendem Alter. Wie zu erwarten nimmt diese ab, in welchem Maße zeigt Tab. 16.

	notwendig	Alter (Jahre)				
		40	50	60	70	80
Gut Trainierte		60	54	48	43	37
300 Hm auf 5.500m	46					
200 Hm auf 5.500m	36					
300 Hm auf 3.500m	36					
300 Hm auf 1.500m	29					
200 Hm auf 1.500m	23					
Wenig Trainierte		36	32	29	25	21
300 Hm auf 5.500m	46					
200 Hm auf 5.500m	36					
300 Hm auf 3.500m	36					
300 Hm auf 1.500m	29					
200 Hm auf 1.500m	23					

Tab. 16: Ausdauerleistungsfähigkeit gut und wenig Trainierter in Abhängigkeit vom Alter im Vergleich zu der erforderlichen Leistungsfähigkeit, um in unterschiedlicher Höhe in einer Stunde bestimmte Höhenmeter zu steigen. Beispiel: ein gut Trainierter 50-Jähriger (54) erfüllt die notwendige Leistung, um auf 5.500 m Höhe weitere 300 Hm/h zu steigen (46). Der 70-Jährige wenig Trainierte (25) wird auf 1.500 m Höhe 300 Hm/h (29) eher nicht, aber sicherlich 200 Hm / h (23) bewältigen (Werte aus Burtscher, 2018, S. 55).

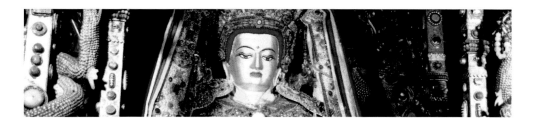

Fazit: Der ältere Bergsteiger wird

- Feststellen, dass er für die Anpassung mehr Zeit benötigt,

- wegen geringerer Ausdauerleistung langsamer unterwegs sein,

- seine Erwartungshaltung und seine Ziele anpassen.

Um an dieser Stelle keinen Pessimismus aufkommen zu lassen, sei mit aller Bescheidenheit erwähnt, dass der Autor als mäßig trainierter Bürotäter mit 58 Jahren den Cho Oyu und mit 59 die Ama Dablam bestieg und mit 60 Jahren am Baruntse unterwegs war.

Box 15

Fallbeispiel mentale Überforderung

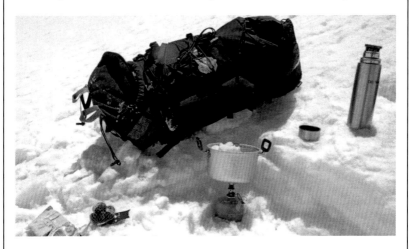

Abb. 64: Im Alter stellt die Gesamtsituation eine zunehmende Herausforderung dar. (Kap. 5.1.2 bzw. Kap. 5.3.4). So war am Pik Lenin auf 6.100 m Höhe ein älterer Bergsteiger mit der Aufgabe, nach dem Aufsteig noch Wasser schmelzen zu müssen, mental überfordert und geriet in Panik. Die gleiche Situation stellte tags zuvor auf 5.300 m Höhe noch keine Herausforderung dar.

Abb. 65: Camp 1 am Baruntse
(Khumbu, Nepal) 2018

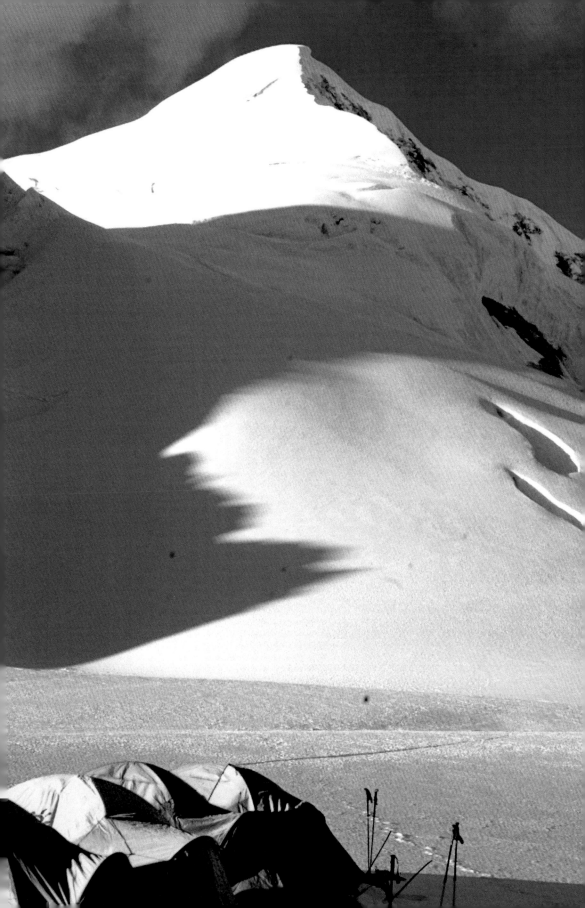

5.2. Höhentaktik

Die bisherigen Darstellungen lieferten Planungshilfen und Vorgaben für die ideale Durchführung einer Bergfahrt. Während der Unternehmung gilt es, diese Erkenntnisse umzusetzen.

Dabei verstehen wir unter der Höhetaktik die konkrete Vorgehensweise, in die Höhe vorzudringen und hierbei eine ausreichende Höhenanpassung zu gewährleisten. Das wiederum bedeutet nach Berghold (2018b) nichts anderes als Prophylaxe der akuten Höhenkrankheit.

Dabei ergibt sich die konkrete Aufstiegsgeschwindigkeit aus dem gesundheitlichen Befinden der schwächeren Gruppenteilnehmer. Es liegt im Interesse eines jeden, dass auch die anderen Mitreisenden nicht wegen Höhenkrankheit ausfallen oder die gesamte Gruppe absteigen muss.

Erfahrungsgemäß verschweigen viele Bergreisende gesundheitliche Probleme. Manches ist dem Einzelnen peinlich. Man will nicht leistungsschwach oder als latenter Versager dastehen. Darüber hinaus werden Beschwerden auch verdrängt, weil man Fakten nicht wahrhaben will, die den Erfolg der Unternehmung gefährden könnten. Besonders ist ein solcher Gruppenzwang bei organisierten Reisen verbreitet.

Daher ist es wichtig, dass sich die Gruppenmitglieder wechselseitig beobachten. Das kann durch einen Teilnehmer der Gruppe mit viel Fingerspitzengefühl geschehen, im Idealfall durch den begleitenden Arzt und eher nicht durch den Expeditionsleiter oder den sportlichen Konkurrenten. Gute Erfahrungen werden auch mit paarweise wechselseitiger Beobachtung gemacht.

Zweckmäßig ist eine kontinuierliche Erfassung von Parametern, die für jeden Teilnehmer ein gutes Bild des Akklimatisationsfortschritts geben. Je nach Ausrüstung und Erfahrung bieten sich ohne Expeditionsarzt folgende Parameter an:

- Täglicher Ruhepuls morgens um Zelt;

- Puls unter Belastung, z. B. nach Erreichen des Tagesziels;

- Sauerstoffsättigung mittels Pulsoximeter

- Abschätzung der Harnmenge z. B. durch Sekundenzählen;

- Führen eines Gesundheits-/Anpassungstagebuches, in dem auftretende Beschwerden angekreuzt werden können.

Ein Vorschlag für eine Checkliste ist in Tab. 17 dargestellt.

Oberhalb der Schwellenhöhe von 2.500 m erfolgt die Akklimatisation schrittweise. Die Anpassung erfolgt immer für die aktuelle Höhe. Nach erfolgter Akklimatisation ist man nur für diese Höhe angepasst. Bei einem weiteren Aufstieg beginnt der Akklimatisationsprozess für die neue Höhe von vorn, verbunden mit dem erneuten Risiko einer Höhenkrankheit.

Die Strategie einer idealen, vollständigen Akklimatisation ist an höheren Bergen in der Praxis nicht umsetzbar. Bei einer Akklimatisationszeit von jeweils 3 – 6 Tagen würde sich der Aufstieg über Wochen hinziehen. Vor diesem Hintergrund stellt sich die Frage, wie schnell man kontinuierlich aufsteigen kann, so dass der Anpassungsprozess mit dem Höhengewinn Schritt halten kann. Der Bergsteiger nimmt die normalen Akklimatisationssymptome wahr. Dieser Logik folgend besteht während des gesamten Aufstiegs die grundsätzliche Gefahr einer Höhenkrankheit, da sich der Körper die gesamte Aufstiegszeit in der

> Die Aufstiegsgeschwindigkeit ist der entscheidende Faktor für das Risiko der unterschiedlichen Formen der Höhenkrankheit. Deshalb
>
> • Keine zu große Steigerung der Schlafhöhen
>
> • Keine zu großen (anaeroben) Anstrengungen
>
> • Nie mit Krankheitssymptomen weiter aufsteigen

akuten, kritischen Anpassungsphase befindet. Bei der Ankunft auf der Zielhöhe ist man im Idealfall nach kurzer Zeit für diese Höhe angepasst.

Allgemein gilt:

Der entscheidende Begriff für die Höhentaktik ist die **Schlafhöhe** (rate of ascent). Es kommt nicht darauf an, wie hoch man tags auf- und wieder absteigt, sondern auf welcher Höhe die längste Zeit verbracht wird.

Die Frage, wie schnell aufgestiegen werden kann, folgt keinem fixen Naturgesetz, sondern basiert auf Wahrscheinlichkeitsaussagen. Obwohl diese Frage sehr relevant ist, existieren hierzu keine evidenzbasierten Untersuchungen, sondern nur empirische Erhebungen.

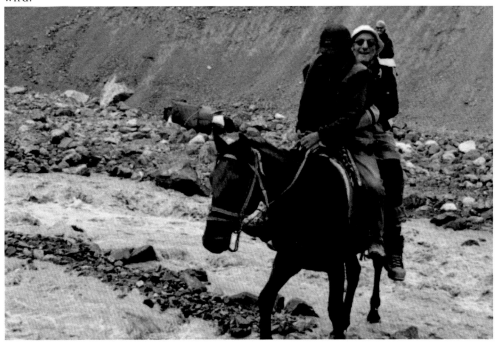

Abb. 66: Flußüberquerung im Pamir; Trockene Füße für 3 $, ein erfolgreiches Geschäftsmodell kleverer Kirgiesen.

Bemerkungen Medikamente									
Schlaflosigkeit	❏	❏	❏	❏	❏	❏	❏	❏	❏
Nachts Apnoephasen	❏	❏	❏	❏	❏	❏	❏	❏	❏
Atemnot bei Belastung	❏	❏	❏	❏	❏	❏	❏	❏	❏
Atemnot in Ruhe	❏	❏	❏	❏	❏	❏	❏	❏	❏
Erbrechen	❏	❏	❏	❏	❏	❏	❏	❏	❏
Übelkeit	❏	❏	❏	❏	❏	❏	❏	❏	❏
Appetitlosigkeit	❏	❏	❏	❏	❏	❏	❏	❏	❏
Schwäche	❏	❏	❏	❏	❏	❏	❏	❏	❏
Müdigkeit	❏	❏	❏	❏	❏	❏	❏	❏	❏
Kopfschmerzen	❏	❏	❏	❏	❏	❏	❏	❏	❏
Harnmengen									
SaO2 Wert 2									
SaO2 Wert 1									
Ruhepuls Wert 2									
Ruhepuls Wert 1									
Uhrzeit									
Datum									
Name									

Tab. 17: Ein Vorschlag für eine Checkliste

Oberhalb 2.500 m tägliche Schlafhöhendifferenz: 300 Hm bis 500 Hm

Allgemein wird in der Literatur ab einer Schwellenhöhe von 2.500 m eine tägliche Schlafhöhendifferenz von 300 empfohlen. Wer dem folgt, ist eher auf der sicheren Seite, nicht zu erkranken, kommt aber selbstredend langsamer voran.

Ebenso findet man Darstellungen, die eine Steigerung der Schlafhöhe von 500 Hm (Mees, 2011) oder 600 Hm zulassen. Das kann selbstredend ebenso krankheitsfrei gut gehen, das Restrisiko zu erkranken ist allerdings erhöht.

Hinzu kommen unterschiedliche Empfehlungen zur Einlage von Ruhetagen.

Eine Kernidee des Bergsports ist die des eigenverantwortlichen Bergsteigers.

Jeder wird also für sich selbst entscheiden, welcher Taktik er folgen will und was er sich zumutet bzw. welche Aufstiegsmöglichkeiten er nutzen will. Sinnvollerweise sammelt man im defensiven Bereich individuell Erfahrungen und kann späterhin mit schnelleren Aufstiegen planen.

Der Autor hat für sich festgestellt, dass er auch 500 Hm pro Tag gut verträgt und seine Taktik hiernach ausgerichtet. Auch kommerzielle Expeditionen agieren oft bei 500 Hm und damit fern von 300 Hm je Tag.

Beim Trekking führt eine Steigerung der täglichen Schlafhöhendifferenz von durchschnittlich 300 Hm auf 400 Hm zu einer vierfachen Häufigkeit der Höhenkrankheit (AMS). Umgekehrt sinkt die Erkrankungshäufigkeit um 41%, also fast auf die Hälfte, wenn eine Höhe von 3.500 m in vier Tagen statt an einem Tag erreicht wird.

Mit Schlafhöhenunterschieden von 300 Hm bis 400 Hm können selbst Höhen bis 7.000m nahezu symptomfrei erreicht werden.

Leider sind nicht alle 300 Hm Übernachtungsmöglichkeiten gegeben. Oft sind größere Tagesetappen unumgänglich. In diesem Fall wird das Einlegen eines Ruhetages auf der neuen Höhe empfohlen. Dieser sollte ab einer Höhendifferenz von ca. 600 m vorgesehen werden. Hierdurch sollten im Allgemeinen Tagesetappen bis ca. 1.000 m realisierbar sein. Aber auch hier kommt es auf die individuelle Verträglichkeit an. Da der Körper temporär sehr unangepasst ist, muss umso sorgsamer auf Krankheitssymptome geachtet werden.

Bei geringen Schlaghöhendifferenzen scheinen Ruhetage nicht erforderlich, insgesamt gelten nach Berghold (2018b) folgende Empfehlungen.

Werden beispielsweise beim Everest-Trekking in Namche Bazar auf 3.435 m Höhe nach 600 m Aufstieg keine 2 Ruhetage eingehalten, so steigt das Risiko für Höhenkrankheit (AMS) um 80%. (Berghold und Schaffert, 2012). Wird dagegen später langsamer aufgestiegen, so nimmt das Risiko mit jedem zusätzlichen Tag um 19% ab (Abb. 67).

Problematisch können Anreisen sein, bei denen man die Schwellenhöhe schnell erheblich überschreitet. Dies ist oftmals bei Anreisen mit Pkw, Flugzeug oder Seilbahn der Fall. Dies führt zu vermehrtem Auftreten von Anpassungsstörungen und birgt ein erhöhtes Risiko für Höhenkrankheit. Dieser Effekt ist aus dem Khumbu-Tal in Nepal wohlbekannt. Trecker, die Lukla auf

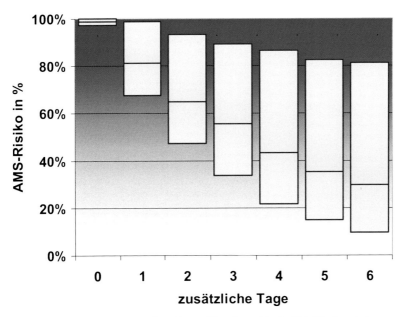

Abb. 67: Abnahme des Risikos für Höhenkrankheit (AMS) durch langsameren Aufstieg. Das Everest-Trekking führt von Lukla (2.800 m) nach Pheriche (4.343m). Dabei werden in Namche standardmäßig 2 Ruhetage eingelegt. Wird insgesamt langsamer aufgestiegen, so dass bis zu 6 weitere Tage benötigt werden, nimmt das Risiko mit jedem Tag um 19% ab (Mittelstriche der Balken). Die Graphik zeigt aber auch die große individuelle Schwankungsbreite der Anpassungsreaktionen (Balkenhöhen). Auch bei langsamem Aufstieg erkranken einige Trecker aus unterschiedlichen Gründen an Höhenkrankheit. (Berghold und Schaffert, 2012).

2.850 m Höhe binnen einer Woche zu Fuß erreichen, erkranken wesentlich seltener als solche, die Lukla mit dem Flugzeug erreichen (23% statt 47%). Auch für den späteren identischen Aufstieg resultieren gravierende Unterschiede. In Pheriche auf 4.243 m Höhe erkranken 1,6% der zuvor eingeflogenen Trecker an einem Höhenödem (HAPE oder HACE), die anderen jedoch nur zu 0,05% (Berghold und Schaffert, 2012). Die Bedeutung des langsameren Aufstiegs am Beginn der Tour in mittlerer Höhe liegt nicht in der halbierten AMS-Rate, sondern offenbart sich später in großer Höhe in dem ca. 30-fach geringeren Risiko für die schweren, lebensbedrohlichen Krankheitsausprägungen. Wenn eine solche Anreise alternativlos ist, sollten 2 bis 3 Ruhetage vorgesehen werden.

„rate of ascent" oder „speed of ascent"

Was ist bedeutsamer, die Schlafhöhendifferenz „rate of ascent" oder das tägliche Steigtempo „speed of ascent"? Während der Akklimatisation ist die Schlafhöhendifferenz entscheidend. Das Steigtempo ist zweitrangig, sofern man sich im aeroben Bereich befindet, sich also nicht überanstrengt. Diese Gefahr ist anfangs eher gering. In sehr großen Höhen kann man bei schnellem Tempo in den anaeroben Bereich kommen. Dies erhöht dann die Gefahr für Höhenkrankheiten unabhängig von der Schlaghöhendifferenz (Berghold, 2018b).

Oberhalb 2.500 m tägliche Schlafhöhendifferenz: 300 Hm, bei individueller Verträglichkeit bis 500 Hm

Bei notwendiger deutlicher Überschreitung: ein Ruhetag

Maximale Schlafhöhendifferenz: 600 Hm – 1.000 Hm, (Ruhetag)

Grundsätzlich besser tiefer schlafen

Tagesaufstiege max. bis 1.000 Hm über akklimatisierter Schlafhöhe

Bei notwendiger sofortiger Anreise auf 2.500 m – 3.000 m: Ruhetage

Immer berücksichtigen: Wie ging es mir bisher?

Stets auf Anzeichen der Höhenkrankheit achten

Körper schonen, Ausruhen, schweres Gepäck vermeiden

Berücksichtigung von Fluchtwegen auf hinreichend tiefe Höhen

„speed of ascent" – „Nur ein Ochse rennt wie ein Ochse" – „Wer schneller geht als ein Esel, ist ein Esel"

Wer sich zu sehr belastet, riskiert eine unnötige Verminderung der Sauerstoffsättigung und einen unnötigen zusätzlichen Druckanstieg in den Lungenarterien.

Die einfachste Methode ein gleichmäßiges und angemessenes Gehtempo zu realisieren ist eine Kopplung mit dem Atemrhythmus: Bei

- „1 Schritt einatmen – 2 Schritte ausatmen" in leichtem Gelände bzw.

- „1 Schritt einatmen – 1 Schritt ausatmen" in schwerem Gelände

bewegt man sich sicher im aeroben Bereich. Es darf keine Atemnot aufkommen. Ob man, wie auch empfohlen wird, sich beim Gehen noch unterhalten können soll, sei dahingestellt. Da käme der Autor nicht weit.

Während der Akklimatisation sollten somit nur ca. 50% bis 60% der jeweils möglichen Maximalleistung abgerufen werden.

Beispiel: Anreise nach Lukla (Nepal, Khumbu)

Die Anreise ins Everest-Gebiet erfolgt über Lukla, das auf 2.860 m Höhe gelegen ist. Ideal wäre eine ca. einwöchige Trekking-Anreise, wodurch man quasi bereits angepasst erreicht Lukla. Diese Variante scheidet aus Zeitgründen aus, es sein denn, diese Wanderungen sind gewünschter Teil der Reise.

Nun stellt sich die Frage nach der ersten Übernachtung, wobei der Autor drei Varianten praktiziert hat (Abb. 69):

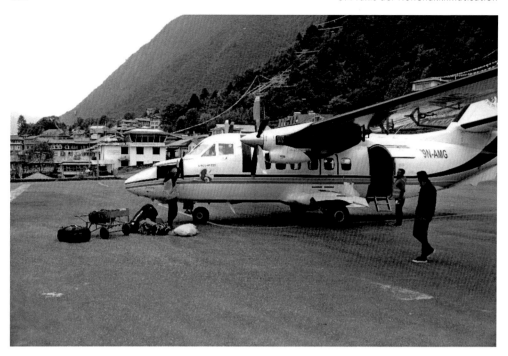

Abb. 68 : Ankunft in Lukla auf dem Tenzing-Hillary-Airport, der 1964 für 2.650 $ gebaut wurde. Die nur 527 m lange Piste endet senkrecht vor einer Felswand, so dass es für die Landung nur einen Versuch gibt. Hier eine Twin-Otter DHC-6.

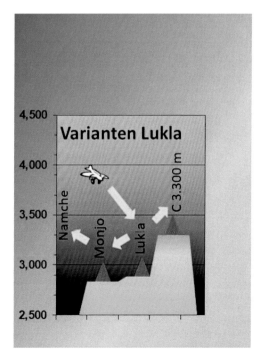

Abb. 69: Anreisevarianten Lukla: die erste Übernachtung möglichst tief wählen.

- (2017 zur Ama Dablam) Am einfachsten übernachtet man in Lukla. Die große Schlafhöhe ist nicht ideal, aber machbar. Nachteilig ist der lange Weg nach Namche Bazar verbunden mit Abstieg und anschließendem 800 m-Anstieg auf 3.440 m. Wer sich die Quälerei ersparen möchte, geht den Weg in zwei Tagen.

- (2001 Everest-Trekking) Bei der Idealvariante steigt man von Lukla leicht bis Monjo 2.830m (oder Phakding auf 2.610 m) ab. Je nach Lage der Lodge schläft man etwas tiefer und verkürzt den Weg am Folgetag.

- (2018 Mera Peak / Baruntse) Nicht zu empfehlen ist es, sofort aufzusteigen und auf einem Camp Site auf 3.300 m zu übernachten. Das machte dort einen zusätzlichen Ruhetag erforderlich, nämlich den, den man sich in Lukla gespart hatte. Im Ergebnis waren Teilnehmer bereits hier angeschlagen und einer von uns musste bereits auf dem Treck auf 4.900 m ausgeflogen werden, also noch vor dem Basislager (siehe Kap. 6.3.1).

Oft wird von solchen Flug-Anreisen abgeraten, praktisch sind sie oft kaum vermeidbar. Wichtig ist es, verantwortungsbewusst mit dieser Situation umzugehen. Dringend empfohlen sind mehrere Nächte auf dieser Höhe verbunden mit leichten Eingehtouren.

Es hat sich als vorteilhaft erwiesen, nach Ankunft am Tagesziel nach einer Pause noch 100 m bis 200 m weiter aufzusteigen und dann wieder umzukehren (Climb high – sleep low).

Die eigene Höhentaktik kann auf Grund früherer Erfahrungen konkretisiert werden, wobei die Erfahrungswerte nur für den Höhenbereich gelten, in dem diese auch gewonnen wurden. Höhenverträglichkeiten aus den Alpen können nicht auf extreme Höhen der Weltberge übertragen werden. Wohl aber kann die Unternehmung in großer Höhe mit diesen Erfahrungswerten begonnen werden.

Während der Unternehmung ist die aktuelle Höhentaktik stets zu hinterfragen. In welchem Maße traten in der vergangenen Nacht Kopfschmerzen auf? Wie entwickelt sich das Wohlbefinden?

Hier sollte man sich vor Augen halten, was neben dem Erreichen der ersten Etappenziele das strategische Ziel ist: Höhenanpassung.

Deshalb ist jede Idee, diese Zeit für irgendeine Art von Fitnesssteigerung zu nutzen, unsinnig. Körperliche Beanspruchung hat keinen Trainingseffekt, sondern schadet der Anpassung. Trainieren könnte man vor der Reise. Jetzt ist Schonung angesagt, um gut

akklimatisiert am Berg erfolgreich zu sein. Einheimische freuen sich, wenn sie für den Gepäcktransport sorgen dürfen. Wer selbst schleppt, ist nicht cool, sondern unklug.

5.2.1. weitere Aspekte der Höhentaktik

- Förderlich ist das Schlafen mit leicht erhöhtem Oberkörper bei frischer Luft.

- Gegebenenfalls kann die Atmung bewusst forciert werden (Hyperventilation). Dadurch kann die Sauerstoffversorgung gesteigert werden. Dies sollte jedoch nicht das Resultat einer zu hohen körperlichen Anstrengung in der akuten Anpassungsphase sein. Anders als zu Hause treten hierbei in der Höhe kein Schwindel und keine Krämpfe (Tetanien) auf. Da die Lunge selbst nicht trainierbar ist, beschränkt sich der Effekt der Hyperventilation auf die bessere Belüftung der Lungenbläschen. Umgekehrt wirken sich Einschränkungen der Lungenbelüftung negativ aus, beispielsweise durch Entzündungen unterschiedlichster Art.

- Ratsam ist vermehrtes Trinken, auch ohne Durst. Reichliche Flüssigkeitszufuhr fördert die Akklimatisation nicht, mindert jedoch das Risiko von Höhenkrankheit, Erfrierungen, Thrombosen und Lungenembolien. Es fördert das Wohlbefinden und erhält die Leistungsfähigkeit. Erfahrungsgemäß ist eine Flüssigkeitszufuhr erforderlich, die die intuitive Trinkmenge deutlich überschreitet.

- Kohlenhydratreiche Nahrung: Auch die Nahrungszusammensetzung hat einen indirekten Einfluss auf die Anpassung. Kohlenhydratreiche Nahrung ist zumeist leichter verdaubar und liefert schnell verfügbare Energie.

- Vor Solo-Touren ist dringend abzuraten, da im Notfall keine Hilfe verfügbar ist. Die Hilfsbereitschaft und Hilfsfähigkeit anderer Trecker und Bergsteiger sollte auch auf häufig begangenen Wegen nicht überschätzt werden.

- Wer noch fit ist, kann nach Erreichen der neuen Schlafhöhe weitere 100 m bis 400 m ruhig und ohne Gepäck aufsteigen und zurückkehren. Dies ist durchaus hilfreich für die Akklimatisation.

- Achten Sie bei sich und Ihren Bergkameraden auf das Auftreten von Symptomen der akuten Höhenkrankheit, nehmen Sie diese ernst. Kein Aufstieg bei Erkrankungen, z.B. Infektionen.

- Ein bewusst ruhiges Angehen der Akklimatisation zahlt sich später aus, Ruhetage sind keine verlorene Zeit. Hier begangene Fehler können sich noch viele Tage später bemerkbar machen. Wer einmal angeschlagen ist, hat zumeist ein längerfristiges Problem.

5.2.2. Höhentaktik in extremer Höhe

In extremer Höhe gelten grundsätzlich die gleichen Regeln wie in großen Höhen. Es kommen jedoch Besonderheiten hinzu.

Wie bereits dargestellt, ist oberhalb von 5.300m eine dauerhafte Höhenanpassung nicht mehr möglich.

Bis ca. 6.000 m Höhe ist das Wohlbefinden bei vorheriger Anpassung kaum eingeschränkt. In größeren Höhen ändert sich das Szenario rapide. Nun macht sich die nicht bestehende Anpassung deutlich bemerkbar.

Man fühlt sich müde und leichte körperliche Anstrengungen oder Verrichtungen des täglichen Lebens werden zur Qual. Lethargie greift Raum.

Statt zu einer dauerhaften Akklimatisation kommt es nur zu einer temporären Atemanpassung in Form einer massiven Hyperventilation. Je höher man steigt, desto kürzer wird die Zeit, für die ein Aufenthalt möglich ist. Zu lange Aufenthalte würden selbst bei optimalen Bedingungen zum langsamen Höhentod (Höhendeterioration) führen. Oberhalb von 7.500 m ist ein Überleben nur für 36 bis 48 Stunden möglich.

Möglich ist die temporäre Atemanpassung auf Grund der Besonderheiten der Sauerstoffbindungskurve des Hämoglobins. Diese verläuft in relevanten Bereich sehr steil. So führen leicht höhere Sauerstoffpartialdrucke in der Lunge zu einer deutlich besseren Sauerstoffbindung an den roten Blutfarbstoff.

Folgende Strategien ermöglichen einen sicheren Vorstoß in extreme Höhen:

- Gute Akklimatisation im Basislager mit mehreren Ruhetagen ohne Anstrengungen;

- Etappenweiser Aufstieg;

- Tagesetappen bis 1.000 Hm mit jeweiliger Rückkehr in das Basislager;

- Schrittweiser Vorstoß in die ersten Höhenlager;

- Rückkehr ins Basislager; Nach dieser Strategie werden ggf. Auch weitere Höhenlager aufgebaut. Im Rahmen der Anpassungsaufstiege können diese mit Nahrungs- und Brennstoffvorräten versehen werden, um für den späteren

Gipfelanstieg das Gewicht des Gepäcks zu reduzieren.

- Schlechtwetterperioden sollten aus Sicherheitsgründen möglichst im Basislager abgewartet werden.

- Es gilt, jegliche Erkrankungen (Infekte, Verletzungen, Entzündungen) zu vermeiden. Diese könnten sich in extremer Höhe kritisch verschlechtern. Gegebenenfalls sollte in das Basislager abgestiegen werden.

- Nach den beschriebenen Anpassungsetappen erfolgt ein Abstieg ins Basislager. Bei hoch gelegenen Basislagern ist auch ein weiterer Abstieg in Betracht zu ziehen.

- Im Basislager sollten mindestens 3 Nächte zur Regeneration eingelegt werden, um das Kalorien- und Flüssigkeitsdefizit auszugleichen. Für einen Zeitraum von bis zu 10 Tagen bliebe neben der Akklimatisation auch die hypoxiebedingte Hyperventilation (als Kurzanpassung) erhalten.

- Der folgende Gipfelaufstieg erfolgt in einem Zug ohne weitere Ruhetage bis in das höchste Lager. Diese darf sich maximal 1.500 m unterhalb des Gipfels befinden. Der Aufstieg sollte mit möglichst wenig Gepäck in die zuvor voll ausgestatteten Höhenlager erfolgen.

- Der eigentliche Gipfelgang sollte also auf maximal 1.500 Hm beschränkt sein, besser weniger. Ausgehend von der zu erwartenden Steigleistung (Höhenmeter je Stunde) ist ein realistisches Zeitlimit zu setzen. Es ist ein ultimativer Zeitpunkt für die Umkehr festzulegen. So ist sicherzustellen, dass Zeit und Kraft ausreichen, um unbeschadet in das Hochlager zurückzukehren.

- Nach dem Gipfelgang ist möglichst tief abzusteigen, möglichst unter die letzte Schlafhöhe. Der Abstieg ist in extremer Höhe stets gefährlicher als der Aufstieg. Höhenödeme treten oftmals erst im Abstieg auf, d. h. zeitlich versetzt nach erfolgter schädigender Höhenexposition. Daher sollte im Abstieg ein Biwak vermieden werden. Um die Gefahr von Höhenlungenödemen zu reduzieren sollte nicht in liegender Position gerastet werden.

- Schnelligkeit bedeutet Sicherheit. Gesundheitsstörungen in extremer Höhe sind immer zeitabhängig.

- In sehr großer Höhe sind Belastungen derart erschöpfend, dass partnerschaftliche Hilfe nicht mehr zu erwarten ist. Dies gilt letztlich auch für Bergführer. In dieser Höhe sind eine Rettung oder Bergung oftmals objektiv unmöglich.

- Großes Augenmerk ist auf eine ausreichende Flüssigkeitszufuhr zu legen. Das sich aufbauende Defizit ist ohnehin kaum auszugleichen. Daher darf der Aufstieg nicht schon mit einem Defizit aus der Akklimatisationsphase beginnen. Diese zusätzliche Gefährdung muss vermieden werden. Der Ausgleich eines Defizits dauert Tage, daher muss die Regeneration im Basislager bewusst genutzt werden.

5.2.3. Geistige Leistungsfähigkeit

In extremer Höhe ist die geistige Leistungsfähigkeit auch ohne Höhenkrankheit erheblich eingeschränkt.

Das Gehirn benötigt ca. 60% seiner Energie für geistige Prozesse, also Signalerzeugung und -verarbeitung. Bei einem Sauerstoffmangel werden auch diese Prozesse mit Prioritätensetzung zuerst zurückgefahren. Betroffen sind zuvorderst entbehrliche Fähigkeiten der Langzeitspeicherung vermittelt durch den Hippocampus. Man wird sich an erlebtes teilweise nicht mehr erinnern können.

Betroffen ist auch die zeitliche und räumliche Zuordnung von Sachverhalten, was zu Fehlentscheidungen führen kann. Auch die Fähigkeiten zur Feinmotorik können leiden, so dass gewohnte Tätigkeiten nicht mehr so leicht von der Hand gehen. Diese Effekte können bereits ab Höhen von 5.000 m beobachtet werden und halten teils auch nach der Rückkehr von der Reise über Monate an (Mees, 2011).

Nicht betroffen sind automatisierte Handlungen.

Das kann man sich vorab nur schwerlich vorstellen. Treffen Sie Ihre Vorbereitung so, dass in extremer Höhe keine unnötigen geistigen Leistungen erforderlich sind.

- Notieren Sie sich die Uhrzeiten für Umkehrpunkte etc., so muss man in der Höhe nicht rechnen.

- Versehen Sie Notfallmedikamente mit einfachen Aufklebern mit der Indikation und der Dosierung. In der Höhe sind Beipackzettel überfordernde Intelligenztests.

- Wer verschiedenste wenig geübte Knoten bindet läuft eher Gefahr einen Fehler zu machen, als derjenige, der automatisiert nur wenige Standardknoten verwendet. Gleiches gilt für die Verwendung von Sicherungsgeräten.

- Einfache Orientierungshilfen, z. B. Kartenskizzen sind fehlerunempfind-

licher als komplizierte Apps, die zudem gute Feinmotorik erfordern.

- Für das Gipfelfoto ist eine einfache Knipse, an der nichts einzustellen ist, am geeignetsten.

- Insbesondere A-Typen sind gut beraten, ihren inneren Frieden damit zu machen, den Anweisungen des Expeditionsleiters bzw. der Sherpa zu folgen – auch wenn man denkt, eine bessere Idee zu haben. Man kann nicht davon ausgehen, in extremer Höhe selbst geeignetere Entscheidungen zu treffen. Diese grundlegende Einstellung sollte man bereits vorab verinnerlicht haben.

Mit dieser Taktik kann eine Kurzzeitanpassung bis in Höhen von maximal 7.500 m erreicht werden.

Durch eine extreme Hyperventilation kommt es zu einer vermehrten Kohlendioxidausscheidung und somit zu einer Erhöhung des pH-Wertes des Blutes (Kap. 3.4). Diese sogenannte respiratorische Alkalose kann unter diesen Bedingungen nicht mehr durch die Niere ausgeglichen werden. Das führt durch die molekularen Eigenschaften des Hämoglobins zu einer Linksverschiebung der Sauerstoffbindungskurve (siehe 3.8.1). Dadurch kann der Blutfarbstoff selbst bei diesen extrem geringen Sauerstoffpartialdrucken so viel Sauerstoff binden, dass ein Überleben bis in Everesthöhe möglich ist. Der dazu erforderliche Anpassungsprozess dauert mindestes 40 Tage.

Hypoxie führt auch zu Auswirkungen im psychischen Bereich mit folgenden Symptomen:

- Stimmungsschwankungen zwischen Euphorie und Depression;

- Lebhafte Träume und Alpträume;

- Konzentrations- und Erinnerungsstörungen (Kurzzeitgedächtnis);

- Seh- und Sprachstörungen;

- Erregungssteigerung, Trance, Halluzinationen (Berghold und Schaffert, 2012)

5.2.4. Wie lange bleibt die Akklimatisation nach dem Abstieg erhalten?

Oftmals stellt sich die Frage, wie lange eine erworbene Akklimatisation nach der Rückkehr ins Tiefland erhalten bleibt. Dies ist beispielsweise interessant, wenn ein Wechsel des Berggebietes geplant ist oder vor der eigentlichen Unternehmung auf einer anderen Tour die Akklimatisation erfolgen soll.

Eine erworbene gute Akklimatisation bleibt für eine Zeitspanne von 1 bis 2 Wochen erhalten (Berghold, 2018b). Im Idealfall kann man vollständig von der erworbenen Anpassung profitieren. Der Effekt einer notdürftigen Akklimatisation verpufft nach ca. 3 Tagen.

Ein bekanntes Beispiel ist die Besteigung des Mt. Meru als Vorbereitung auf den Kilimanjaro.

Vorsicht ist jedoch bei einem Wiederaufstieg nach einem längeren Zeitraum geboten, da sogar ein erhöhtes Risiko für Höhenkrankheit im Sinne eines sogenannten Re-entry-Höhenlungenödems bestehen kann. Grundsätzlich sollte man sich nicht darauf verlassen, weiterhin umfänglich angepasst zu sein.

5.2.5. Vorhersagen durch Messung der Sauerstoffsättigung

Eine verminderte Sauerstoffsättigung des Blutes geht bei weiterem Aufsteigen zu 80% - 100% mit späterem Auftreten von Höhenkrankheit (AMS) einher. Das legt die Idee nahe, die Sauerstoffsättigung zu messen, um erhöhte Erkrankungswahrscheinlichkeiten abzuschätzen bzw. höhentaktische Entscheidungen zu treffen. Durch kleine und preiswerte Pulsoximeter kann dieser Parameter einfach gemessen werden.

Für medizinische Laien gilt:

Verminderte Sauerstoffsättigung:

- Annahme einer Akklimatisationsstörung bzw. Erkrankung

- erhöhtes Risiko einer späteren Erkrankung

Normale Sauerstoffsättigung

- Indiz für gute Akklimatisation

- beginnende oder spätere Erkrankung trotzdem möglich

Box 16

Pulsoximetrie - Praktische Hinweise (Berghold und Schaffert, 2012)

- Einzelmessungen haben keinen Wert. Auch bestehen individuelle Unterschiede von Person zu Person. Aussagen ergeben sich immer nur aus dem Vergleich mit eigenen zuvor gemessenen Werten unter Ruhe und unter Belastung.

- Zur besseren Vergleichbarkeit der Werte müssen die Messungen unter identischen Bedingungen durchgeführt werden: gleicher gereinigter Finger (ohne Nagellack), sitzend, Unterarm aufgelegt, nicht in praller Sonne;

- 5 Minuten vor der Messung ruhen und kalte Finger erwärmen

- Messung durch andere Person durchführen; Der Proband sollte die Messwertanzeige nicht sehen, um eine unbewusste Veränderung der Werte z. B. durch Hyperventilation zu vermeiden.

- Messung, bis Gerät einen konstanten Wert festgestellt hat (ca. 1 Minute);

- Die Geräte weisen einen Messfehler von ca. ± 3% auf, minimale Abweichungen sind also irrelevant. Jeweils Doppelmessungen durchführen, die in diesem Rahmen übereinstimmen sollten

Sauerstoffsättigung

Die Sauerstoffsättigung ist der prozentuale Anteil des Hämoglobins, das mit Sauerstoff beladen ist.

$SaO_2 = HbO_2 / Hb_{gesamt}$

Eine 100%ige Sättigung entspricht einer Sauerstoffmenge von 1,33 ml O_2 / 1 g Hb

Bei einem normalen Anteil roter Blutzellen auf Meereshöhe ergibt sich ein prozentualer Hämoglobinanteil im Blut von 14,5 %. Bei einer Sauerstoffsättigung SaO_2 von 98% beträgt der Sauerstoffanteil:

0,145 * 1,33 * 0,98 = 18,9 ml O_2 / 1 g Hb

Nach abgeschlossener Akklimatisation auf 5.300 m Höhe ist der Anteil roter Blutzellen und damit der Hämoglobinanteil in Blut auf 18,9% gestiegen, die Sauerstoffsättigung aber auf 75% gesunken. Daraus resultiert folgender Sauerstoffanteil:

0,189 * 1,33 * 0,75 = 18,9 ml O_2 / 1 g Hb

Nach der Anpassung enthält ein Milliliter Blut also etwa die gleiche Sauerstoffmenge wie auf Meereshöhe (Berghold und Schaffert, 2012).

Geändert haben sich die Bindungsverhältnisse auf Grund des gesunkenen Sauerstoffpartialdrucks p_aO_2, die durch die Sauerstoffbindungskurve beschrieben wird (siehe 3.8.1). Durch den S-förmigen (sigmoiden) Verlauf der Kurve wird über einen breiten Bereich von p_aO_2-Werten eine relativ hohe Sauerstoffsättigung SaO_2 gewährleistet.

Box 17

Pulsoximetrie - Anhaltspunkte für die Auswertung der Messwerte

Gemäß dem beschriebenen Grundsatz zielen die Hinweise eher darauf ab, eine Warnung zu geben statt jemanden als gesund einzustufen.

- Bei akklimatisierten gesunden Personen muss bis 3.500 m Höhe in Ruhe die SaO_2 >= 90% betragen.

- Unter 1.500 m muss der Wert unter submaximaler Belastung unverändert sein.

- Zwischen 1.500 m und 3.000 m kann unter submaximaler Belastung bis zu 5% Entsättigung bestehen. Entsättigung bedeutet die Minderung der SaO_2 gegenüber dem eigenen Normalwert auf Meereshöhe.

- Zwischen 3.000 m und 5.000 m ist bis zu 10% Entsättigung unter submaximaler Belastung möglich.

- Bis 5.000 m Höhe stellt jede Entsättigung um > 15% ein sicheres Zeichen einer gestörten Anpassung oder einer Höhenkrankheit (AMS) dar.

- Bis 5.000 m Höhe stellt ein Ruhewert von SaO_2 < 75% ein sicheres Zeichen einer gestörten Anpassung oder einer Höhenkrankheit (AMS) dar.

- Einige Stunden nach Ankunft auf neuer Höhe können die Ruhewerte um ca. 5% steigen. In Bezug auf diesen Wert ist jede Entsättigung von mehr als 10% unter normaler Lager-Belastung ein sicheres Krankheitsanzeichen. Eine mehr als 5%ige Absenkung ist überwachungsbedürftig. Beispiel: Ankunft in Pheriche (4.200 m), normale Ruhesättigung höhenbedingt: 82% - 86 %. In Ruhe wäre Absinken unter 77% und unter Alltagsbelastung ein Absinken unter 72% ein sicheres Krankheitsanzeichen.

- In akklimatisiertem Zustand ist die SaO_2 größer als bei akuter Höhenexposition bzw. dem Erreichen einer neuen Höhe.

- Die SaO_2 ist in Ruhe immer größer als unter Belastung. Eine Abweichung dieser Werte voneinander von mehr als 15% ist ein Krankheitsanzeichen.

- Bei schwerer Höhenkrankheit (AMS oder HAPE) besteht immer eine erhebliche Entsättigung. Bei sonst unklaren Symptomen ist bei normaler SaO_2 eine Höhenkrankheit unwahrscheinlich.

- Nach einer auskurierten Höhenkrankheit muss ein SaO_2 >= 90% erreicht werden. Vorher darf von keiner Gesundung ausgegangen werden.

- Bei SaO_2 < 50% tritt meist Bewusstlosigkeit ein und des besteht in jedem Fall akute Lebensgefahr. Bei größeren gemessenen Werten kann trotzdem schon Lebensgefahr bestehen.

- Bei Rauchen oder Kochen im Zelt werden teils fälschlich zu hohe Werte gemessen (Messfehler durch Kohlenmonoxid) (Berghold und Schaffert, 2012).

Die Farbe des Hämoglobins variiert mit der Sauerstoffbeladung. In den Geräten wird mittels Photodioden für zwei Farbwerte (Wellenlängen) das Licht gemessen, dass durch den Finger dringt. Aus dem Verhältnis dieser Werte kann die Sauerstoffsättigung berechnet werden.

Hierbei ist zu beachten:

- Aussagen zum gegenwärtigen Zustand können recht gut getroffen werden.

- Aussagen zu erhöhtem Risiko einer künftigen Höhenkrankheit bei verminderter Sättigung können ebenfalls gut getroffen werden.

- Aussagen zu vermindertem Risiko einer künftigen Höhenkrankheit gut guter Sättigung sind nur sehr begrenzt möglich!

Der Umkehrschluss für o. g. Feststellung trifft leider nicht zu.

Es ist fatal, wenn auf Grund normaler Sättigungswerte ein Risiko ausgeschlossen wird. So können Hirnhöhenödeme (HACE) beispielsweise auch ohne veränderte Sauerstoffsättigungen auftreten. In keinem Fall können Sättigungsmessungen eine klinische Beurteilung des Gesundheitszustandes ersetzen. Die gemessenen Sättigungswerte können stets nur Indizien sein.

Ohne die Diagnose eines Mediziners muss ebenso wie bei anderen Symptomen bei veränderten Sättigungswerten eine Anpassungsstörung oder eine Höhenkrankheit vermutet werden. Dem entsprechend sind die Vorsichtsmaßregeln (Ruhetage, Abstieg, Nothilfe) zu treffen. Erst wenn eine Erkrankung sicher ausgeschlossen werden kann, kann der Betreffende als gesund gelten.

Derjenige, der diese Methodik nutzen möchte, kommt nicht umhin, sich intensiv mit den physiologischen Grundlagen der Sauerstoffsättigung und der Messmethodik zu befassen (Berghold und Schaffert, 2012, Box 16 und Box 17).

Zweckmäßig sind Pulsmessungen als Beurteilungshilfe für eine erfolgte Akklimatisation.

Bei einer Sauerstoffsättigung von 90% ist die Leistungsfähigkeit nur gering, bei 80% spürbar eingeschränkt. Auf 7.400 m Höhe kann die Sättigung auf 65%, über 8.000 m auf 55% absinken, verbunden mit erheblichem Leistungsabfall.

Abb. 70: Mt. Everest, Nuptse und Lhotse von Süden aus dem Hunku-Tal gesehen. Der Anblick stellt den aus dem Khumbu-Tal bei weitem in den Schatten, weil das Bergmassiv gut sichtbar über dem Talende aufragt. Für diesen Blick waren 13 Tage Trekking erforderlich, 2018

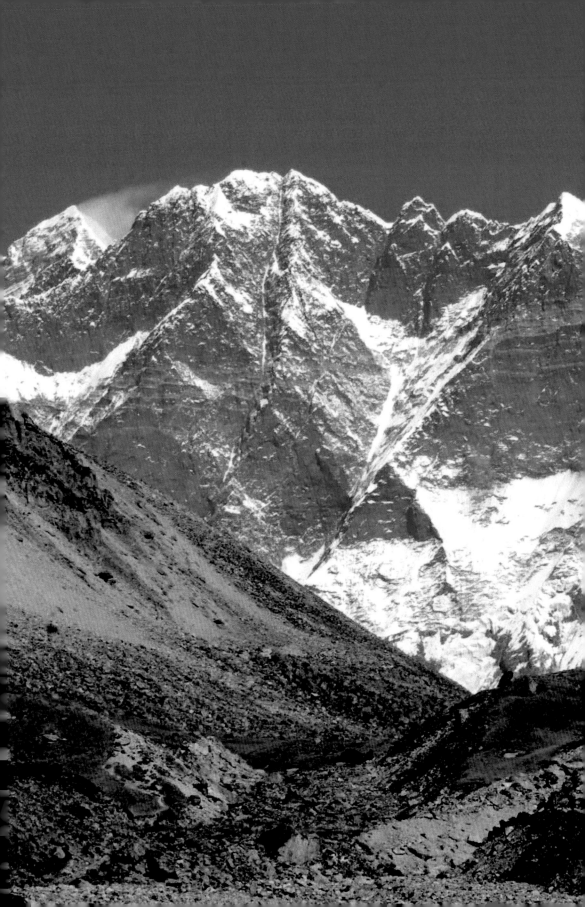

5.3. Höhentaktik, Beispiele

5.3.1. Zeitprobleme kommerzieller Unternehmungen (Kilimanjaro)

Anbieter von Expeditionen stehen objektiv unter Zeit- und Kostendruck. Jeder Tag, den eine Bergfahrt länger dauert, reduziert die Anzahl von Interessenten, da diese länger Urlaub nehmen müssen. Die hinzu-kommenden Mehrkosten durch eine längere Expeditionsdauer scheinen eher sekundär.

Deshalb wird oft gegen die anerkannten Regeln der Höhentaktik verstoßen und viele Teilnehmer sind mit ihren Ambitionen oft aus Unwissenheit schlicht überfordert, was die große Anzahl von Höhenerkrankungen und Todesfälle erklärt. Daher ist es entscheidend einen diesbezüglich verant-wortungsvollen Anbieter zu wählen.

Über den Erlebniswert solcher unter Zeit-druck absolvierter Bergfahrten möge sich der Leser ein eigenes Urteil bilden.

Geographischer Rekordhalter bei der Höhenkrankheit (AMS) mit einer Inzidenz von 75% ist der Kilimanjaro in Tansania wegen der Kombination aus großer Höhe und chronischem Zeitmangel (Schaffert, 2018b).

Als Beispiel soll eine in dieser Art vielfach angebotene Besteigung des 5.895 m hohen Gipfel dienen (Abb. 72 und Box 18). Vor-gesehen sind 7 Tage inklusive An- und Abreise. Massive Akklimatisationsprobleme bzw. deutliche Symptome der Höhen-krankheit sind bei den meisten Touristen der Normalfall. Hiervon kann sich jeder ein Bild machen, der im Internet Reiseberichte liest. Erzählt wird von Kopfschmerzen, permanentem Erbrechen, Schlaflosigkeit und Erschöpfung.

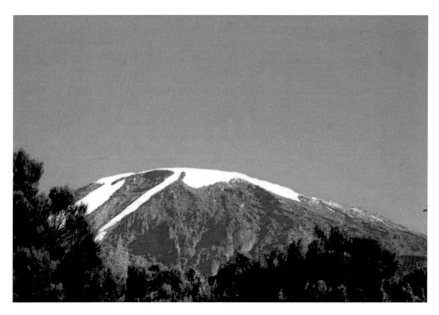

Abb. 71: Gipfel des Kilimanjaro, 5.895 m in Tansania

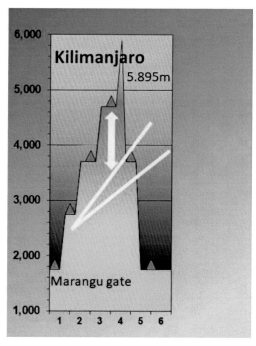

Daher ist es nur folgerichtig, dass von den ca. 60.000 Kilimanjarobesuchern nur ca. 20% den Kraterrand und gar nur 5% den Gipfel erreichen. Das zwangsläufige Scheitern der anderen 80% bzw. 95% gehört offenbar bei unseriösen Anbietern zum Geschäftsmodell.

An anderen hohen Bergen sieht ein Großteil der kommerziellen Angebote nicht anders aus. Selbst am Pik Lenin, der vom Massentourismus nicht betroffen ist, berichten einheimische Bergführer von einer Gipfelquote um 20%. Auch hier ist die effektive Verweildauer zur Umsetzung einer angemessenen Höhentaktik meistens zu kurz.

Abb. 72: Ablauf einer kommerziell angebotenen Besteigung des Kilimanjaro in 7 Tagen inklusive An- und Abreise. Den zumeist mäßig höhenerfahrenen Bergtouristen wird zugemutet, bereits 2 Tage nach Überscheiten der Schwellenhöhe auf 4.750 m Höhe zu schlafen. Nachdem am 3. Tag die Schlafhöhe bereits um 900 Hm überschritten ist (3.700 m statt 2.500 m + 300 m), ist diese am 4. Tag sogar um 1.650 m überschritten (4.750 m statt 2.500 m + 2 * 300 m).

Box 18

Kilimanjaro in 6 Tagen – Viel Spaß

„6-tägige private Bergtour auf den Kilimanjaro auf der Machame Route

Möglich auch für Familien, die mit ihren Kindern reisen (Minimum 12 Jahre, besser 14 Jahre und darüber)

Tag 1:   Flughafen

Tag 2:   Machame Gate (1790 m) - Machame Camp (2980 m)

Tag 3:   Machame Camp (2980 m) bis Shira Camp (3830 m)

Tag 4:   Shira Camp (3830 m) bis Barranco Camp (4000 m)

Tag 5:   Barranco Camp (4000 m) bis Barafu Camp (4600 m)

Tag 6:   Barafu Camp (4600 m) - Uhuru Peak (5895 m) - Mweka Camp (2850 m)

Tag 7:   Mweka Camp (2850 m) bis zum Mweka Park Gate (1850 m) – Arusha"
         gekürzt aus Üstra Reisen GmbH (2022)

5.3.2. Höhentaktik in großen Höhen (Everest Trekking, Nepal)

Die Prinzipien der Höhentaktik sollen an verschiedenen Bergfahrten erläutert werden, die der Autor in den Jahren unternommen hat.

Begonnen sei mit einer Höhen-Trekkingreise von 2001 im Khumbu-Tal in Nepal (Abb. 75). Die Schwellenhöhe von 2.500 m wurde mit Ankunft in Lukla auf 2.860 m überschritten. Die Anreise per Flugzeug stellte gegenüber der per Pedes nur die zweitbeste Variante dar, war aus Zeitgründen unumgänglich.

Die erste Schlafhöhe in Monjo lag bei 2.815 m. Die nächste Übernachtung ist erst in Namche auf 3.440 m möglich. Diese 600 Hm einen Ruhetag erforderlich. Dem Autor war bekannt, dass der die Höhe vergleichsweise gut verträgt. Nachdem in Namche keine Störung der Akklimatisation beobachtet wurde, steig er mit 500 Hm täglich weiter auf. So wurde nach 5 Tagen in Gokyo

eine Schlafhöhe von 4.735 m erreicht. Der Autor war auf dieser Höhe sehr kurzatmig und leistungsschwach, wies aber keine Krankheitssymptome auf. Auf dieser Höhe verweilte er 3 Nächte, was zu einem verbesserten Wohlsein und einem höherem Leistungsniveau führte. Hier schneidet auch die 300-Hm-Ideallinie den Reiseverlauf. So wurde nach weiteren 4 Tagen in Gorak Shep mit 5.230 m beschwerdefrei die größte Schlafhöhe erreicht.

Parallel zum Aufstieg wurden lokale Gipfel mit Höhen bestiegen, die 500 Hm bis 800 Hm über der Schlafhöhe lagen. Der Autor stellte um den 15. Tag ein deutlich höheres Leistungsniveau und ein wesentlich besseres Wohlbefinden fest, als nach Ankunft auf diesem Höhenniveau am 9. Tag. Das entspricht der Erfahrung, dass in großer Höhe eine vollständige Akklimatisation nach ca. 3 bis 7 Tagen erreicht wird. Die folgenden Gipfelbesteigungen erfolgten ohne die Leistungseinschränkung der früheren Tage.

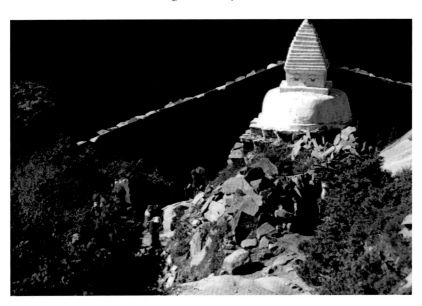

Abb. 73: Stupa oberhalb von Namche Bazar im Khumbu-Tal. Stupas sind zur Vermeidung von Unglück gegen den Uhrzeigersinn, also linker Hand zu umgehen. Deshalb gibt es einen Weg an beiden Seiten.

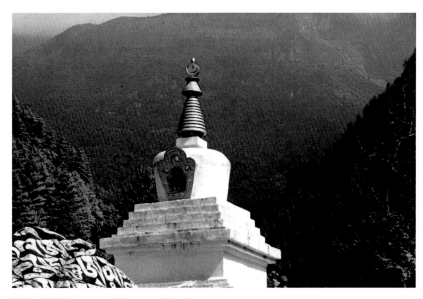

Abb. 74: Stupa am Everest-Treck

Der Autor konnte durch eigene Erfahrung erkennen, dass der Aufstiege mit 500 Hm mit eingeschränktem Wohlbefinden symptomfrei bewältigt, basierend auf Etappen von 300 Hm leistungsstärker und in besserem Zustand aufsteigt.

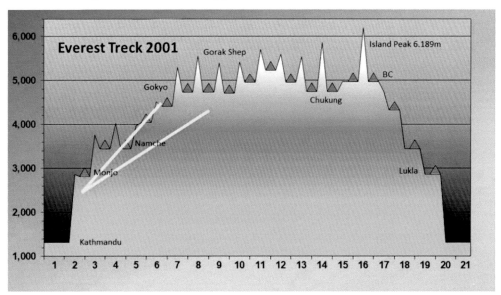

Abb. 75: Ablauf eines Höhentrekkings im Khumbu-Tal. Im Gegensatz zum typischen Everest Treck, erfolgt der Aufstieg zum weniger besuchten Gokyo. Von hier wurde durch queren eines Passes in das Khumbu-Haupttal gewechselt, um den Everest in Augenschein zu nehmen. Anschließend wurde wiederum ein Pass überquert, um nach Chukung zu gelangen. Die beiden gelben Linien entsprechen einer idealen Höhentaktik von 300 Hm bzw. 500 Hm pro Tag ab der Schwellenhöhe von 2.500 m. Der Aufstieg sollte diese Linine nicht überschreiten.

5.3.3. Höhentaktik in großen Höhen (Elbrus, Kaukasus)

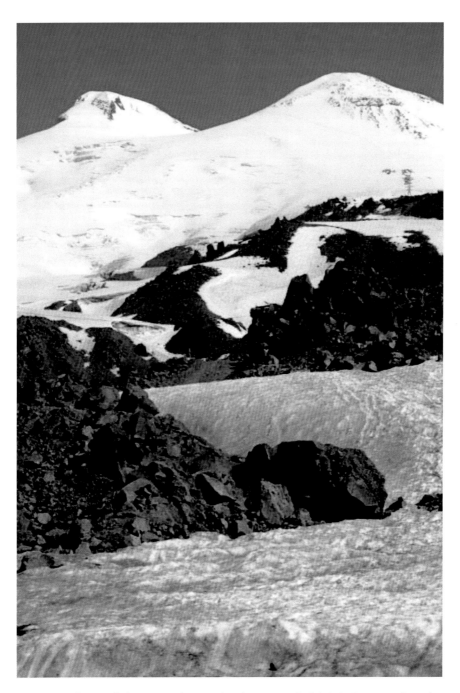

Abb. 76: Elbrus Blick von Süden, Links der Westgipfel 5.642 m, Rechts der Ostgipfel 5.621 m, Kaukasus

Die Besteigung des Elbrus im russischen Teil des Kaukasus ist ein Beispiel für Bergsteigen in großer Höhe (Abb. 77). Die vom Autor gewählte Besteigung von Süden zeichnet sich dadurch aus, dass auf einer Höhe von 3.800 m eine feste Unterkunft (Garabaschi) zur Verfügung steht, von der aus letztlich auch der Gipfelanstieg erfolgt.

Die Akklimatisation für 3.800 m gestaltet sich schwierig, da der Aufstieg aus der Ortschaft Asau in 2.300 m Höhe erfolgt und auf halber Höhe keine Übernachtungsmöglichkeiten bestehen. Diese hohe Tagesdifferenz kann nur in diesem moderaten Höhenbereich verantwortet werden. Vor dem Aufstieg wurde durch drei leichte Tagestouren die Akklimatisation vorbereitet.

Bei Ankunft auf 3.800 m musste mit Symptomen einer gestörten Akklimatisation gerechnet werden. Tatsächlich litten einige Teilnehmer der Tour unter Kopfschmerzen, Appetitlosigkeit und leichtem Unwohlsein. Durch 3 leichte Aufstiege wurde die Akklimatisation verbessert. Bei 4.825 m kamen einige Teilnehmer ihrer Leistungsgrenze nahe. Nach drei Nächten erfolgte der Gipfelanstieg, der sich gleichermaßen durch eine große Höhendifferenz und eine erhebliche horizontale Entfernung auszeichnet. Verglichen mit dem Aufstieg zwei Tage zuvor waren alle Teilnehmer deutlich leistungsstärker und erreichten den Gipfel.

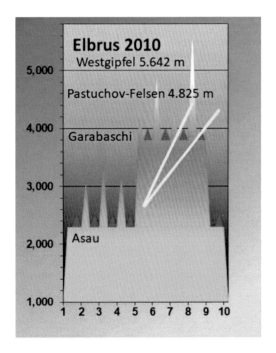

Abb. 77: Besteigung des Elbrus. Wegen der großen Höhendifferenz zwischen 2.300 m und 3.800 m gestaltet sich die Akklimatisation schwierig. Daher sind mehrere Übernachtungen in der Höhe erforderlich, bevor der Gipfelanstieg in Angriff genommen werden kann.

5.3.4. Höhentaktik in extremen Höhen (Pik Lenin, Pamir)

Im Unterschied zu den zuvor beschriebenen Unternehmungen sind bei der Besteigung eines 7.000 m hohen Berges Übernachtungen auf extremer Höhe unumgänglich. Dies erfordert eine modifizierte Höhentaktik, da für diese Höhen keine dauerhafte Anpassung mehr möglich ist.

Ausgangspunkt der Exedition von 2012 war ein Basislager auf 3.600 m Höhe (Abb. 79). Da das Lager ca. 1.000 m oberhalb der Schwellenhöhe lag, wurde ein Ruhetag vorgesehen, an dem eine leichte Eingehtour auf 4.200 m unternommen wurde. Nun erfolgte der Aufstieg auf Lager 1 auf 4.400 m Höhe. Wegen der großen Schlafhöhendifferenz von 800 Hm, zu der sich keine Alternative anbot, musste auch auf Lager 1 ein Ruhetag vorgesehen werden, wiederum mit einer leichten Eingehtour bis auf 4.700 m. Da weder im Basislager, noch auf Lager 1 eine

ausreichende Akklimatisation erreicht wurde, zeigten verschiedene Teilnehmer leichte Akklimatisationsprobleme in Form von Kopfschmerzen, Schlafstörungen und allgemeinem Unwohlsein. Tags darauf wurde auf Lager 2 auf 5.300 m Höhe aufgestiegen. Während des Aufstiegs kamen mehrere Bergsteiger ihrer Leistungsgrenze nahe. Hier machte sich bemerkbar, dass auch für die Ausgangshöhe auf Lager 1 noch keine ausreichende Akklimatisierung erreicht wurde. Auf Lager 2 an der Grenzhöhe, auf der noch eine dauerhafte Anpassung möglich ist, sollte die Akklimatisierung für den späteren Gipfelaufstieg erreicht werden. Hier wurden 2 Nächte verbracht. Tags erfolgte ein Vorstoß auf den 6.148 m hohen Pik Rasdelnaja und Deponierung von Gas und Proviant auf Lager 3.

Angesichts des forcierten Höhengewinns traten bei der Hälfte der Bergsteiger Symptome der Höhenkrankheit auf, so dass diese während des Aufstiegs zu Lager 3 mit star-

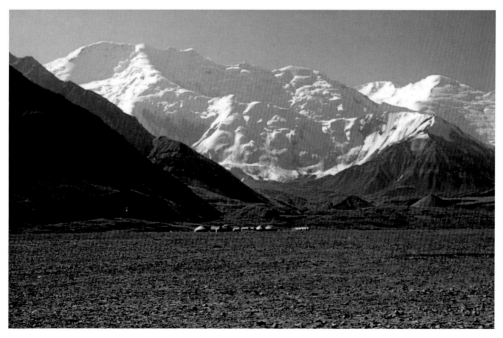

Abb. 78: Panoramablick auf die Transalai-Kette im Pamir mit Pik Lenin und Pik Rasdelnaja (rechts im Bild) und Basislager.

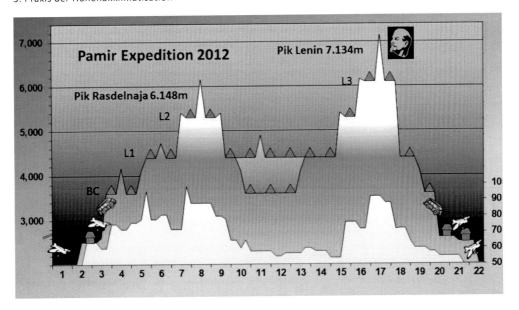

Abb. 79: Expedition im Pamir mit Besteigung des Pik Lenin. Gelb dargestellt ein der Ruhepulsverlauf des Autors. Während des ersen Aufstiegs in der Akklimatisationsphase wurden die Schlafhöhen deutlich schneller erhöht, als der Höhentaktik entspricht. Dies führte zu Symptomen der Höhenkrankheit bei mehreren Bergsteigern. Während der Regeneration auf Lager 1 ging der Ruhepuls zurück, was auf eine vollständige Akklimatisation hindeutet. Während des Gipfelanstiegs nahm der Ruhepuls weniger stark zu.

ken Kopfschmerzen und Entkräftung und Unwohlsein umkehren mussten. Nach der zweiten Nacht auf Lager 2 traten bei einem Teilnehmer Symptome der schweren Form der Höhenkrankheit auf: Starker Leistungsabfall ohne Erholung während des Schlafes und erhebliche Gangunsicherheit. Unverzüglich wurde auf Lager 1 abgestiegen, wo sich der Gesundheitszustand aller sofort deutlich verbesserte. Die meisten Teilnehmer stiegen um besser zu regenerieren bis ins Basislager ab, was für den Erkrankten ohnehin obligatorisch war. Der Autor verblieb insgesamt 6 Tage auf Lager 1, um bei weniger Komfort auf 4.400 m perfekt angepasst zu sein, letztlich eine sehr gute Idee.

In Abb. 79 ist auch der Ruhepuls des Autors dargestellt. Zu Hause lag der Ruhepuls bei 60. Mit Beginn des Aufstiegs erhöhte sich dieser auf Werte um 70 bis 80. Dieser Pulsanstieg von über 20% ist ein normales Akklimatisationskennzeichen. Auf Lager 2 stieg der Ruhepuls bis auf Werte um 90, die schon deutlich erhöht sind. Erkennbar ist auch, dass der Puls am zweiten Tag auf gleicher Höhe jeweils zurück gegangen ist. Nach Rückkehr auf Lager 1 ging der Puls fort deutlich zurück. Interessant ist auch ein Vergleich der Werte im Basislager. Während diese anfangs bei 75 lagen, sanken diese später auf Werte zwischen 55 und 60. Das Absinken auf den Normalwert oder sogar darunter ist ein Zeichen einer erfolgreichen Anpassung.

Nun erfolgte der Anstieg zum Gipfel ohne Verzug mit jeweils einer Nacht auf den Hochlagern. Der Ruhepuls steigt wieder an, jedoch nicht so stark wie beim ersten Aufstieg. Extreme Pulswerte die anfangs schon auf Lager 2 auftraten, wurden nun erst auf Lager 3 gemessen.

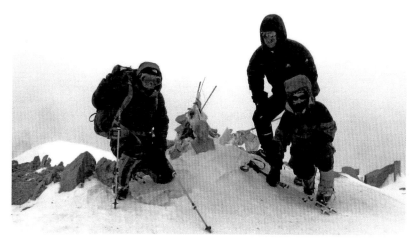

Abb. 80: Auf dem Gipfel des Pik Lenin in einer Höhe von 7.134 m, Man beachte die bronzene Lenin-Büste.

Das Gehtempo verminderte sich höhenbedingt auf 120 Hm/h, was 4 Atemzügen für jeden Schritt entsprach.

Von den Gipfelaspiranten verblieben zwei Bergsteiger wegen Entkräftung auf Lager 3, zwei von ursprünglich 6 erreichten den Gipfel.

Kumuliert 7.500 Hm und 136 km Fußmarsch führten nach Flüssigkeitsausgleich zu ca. 7 kg Gewichtsverlust, die gut einem Gesamtenergieverbrauch von 53.000 kcal entsprachen (Gehen mit Höhendifferenz und Gepäck vs. Fettverbrennung).

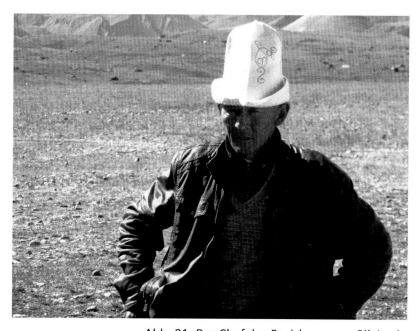

Abb. 81: Der Chef des Basislagers am Pik Lenin

5.3.5. Höhentaktik in extremen Höhen (Muztagh Ata, Pamir)

Am Muztagh Ata nutzte der Autor nur für die Anreise und den Service im Basislager eine Agentur. Die Besteigung erfolgte eigenverantwortlich. Das Basislager auf 4.400 m Höhe wurde mit einer Zwischenübernachtung auf 3.750 m erreicht. Dem nächtlichen Knacken von Tablettenpackungen war zu entnehmen, dass sich die ersten Anpassungssymptome ersparen wollten oder prophylaktisch Medikamente nahmen. Letztliche war die Gruppe in guter Verfassung, da bereits auf der Busreise durch Kirgistan und Xinjiang auf mittleren Höhen geschlafen wurde.

Da ausreichend Zeit zur Verfügung stand, wollte der Autor eine sehr gute Akklimatisation für die Maximalhöhe von 5.400 m erreichen, wo sich Lager 1 befand. Die insgesamt vier 1.000-m-Aufstiege waren kräftezehrend, konnten durch Ruhetage im Basislager aber kompensiert werden. Erst im dritten Anlauf wurde auf Lager 2 geschlafen.

Die anderen Expeditionsteilnehmer versuchten früher, nach kürzeren Akklimatisationstouren aufzusteigen, scheiterten aber bzw. wollten sich die Aufstiegsqualen letztlich nicht antun. Ein Teilnehmer kehrte auf Lager 2 mit AMS-Symptomen um.

Nach insgesamt 5 Nächten auf 5.400 m konnte der Autor allein beschwerdefrei über Lager 2 und 3 mit normaler Kurzatmigkeit zum Gipfel aufgestiegen.

Einen guten Rat erteilte bereits der Asienreisende Sven Hedin, der auf den Tag genau vor 120 Jahren am 06.08.1894 auf dieser Höhe den Besteigungsversuch abbrach. Seinen Trick, die Höhe zu erreichen beschrieb er wie folgt: „Das ganze Geheimnis besteht eben darin, dass man den Körper möglichst wenig anstrengt, indem man z. B. reitet." (Hedin, 1955).

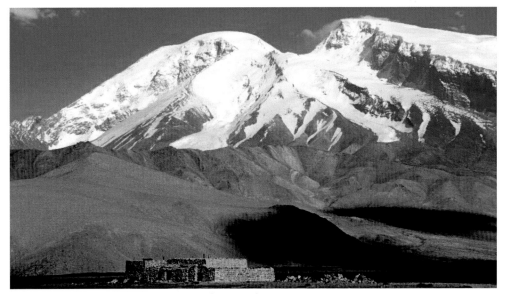

Abb. 82: Muztagh Ata, 7.546 m im chinesischen Pamir.

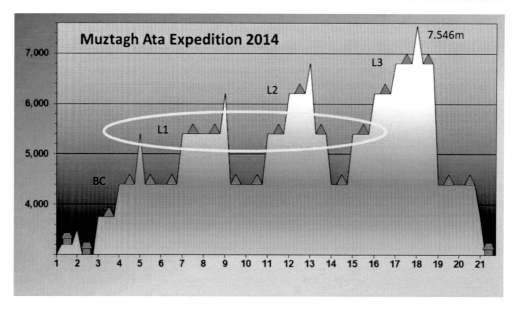

Abb. 83: Höhentaktik am Muztagh Ata 2014. Der Schlüssel für den Erfolg waren die insgesamt 5 Nächte in Lager 1 auf 5.400 m, in denen sich der Autor perfekt anpassen konnte.

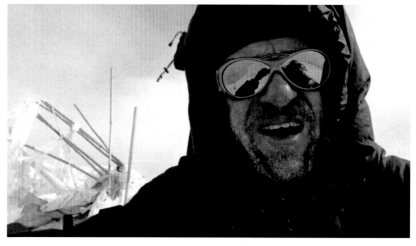

Abb. 84: Auf dem Gipfel.

5.3.6. Höhentaktik in extremen Höhen (Khan Tengri, Pamir)

Die Expedition 2016 zum Khan Tengri, dem nördlichsten Siebentausender der Erde, liefert ein Paradebeispiel, wie Akklimatisation misslingt und dem Zwiespalt aus Gruppenzwang und dem Wissen um eine geeignete Taktik.

Bei der Besteigung dieses 7.010 m hohen Gipfels im kirgisischen Tienschan von Süden besteht die Besonderheit darin, dass das Basislager zu Fuß kaum erreichbar ist. Deshalb wird man mit dem Hubschrauber aus 2.000 m auf 4.000 m Höhe eingeflogen.

Diese Steigerung der Schlafhöhe führt regelmäßig zu Anpassungsproblemen.

Der Autor war Teilnehmer einer sehr leistungsorientierten russischen Expedition, die die Ruhetage im Basislager für Eistrainings nutzte und die Gletscherquerung zu Lager 1 viel zu schnell und damit kräfte-

zehrend unternahm. So musste er kurz vor Lager 2 mit beginnendem Höhenhirnödem HAPE abbrechen (Kap. 6.4.1).

Die Expedition war auch insgesamt wenig erfolgreich. Nur 2 von 13 Teilnehmern erreichten später den Gipfel.

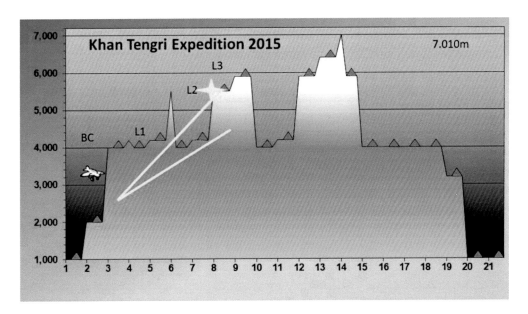

Abb. 85: mangelhafte Höhentaktik am Khan Temgri 2015: In Anbetracht des Fluges zum Basislager erfolgte der weitere Aufstieg zu schnell und zu anstrengend, so dass der Autor vor Lager 2 begann, ein Höhenlungenödem auszubilden.

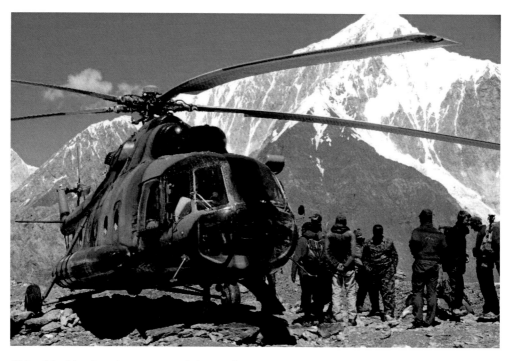

Abb. 86: Die Anreise zum Basislager des Khan Tengri, 7.010 m auf dem südlichen Engiltschek- (Inyltschek-)Gletscher

5.3.7. Höhentaktik in extremen Höhen (Baruntse, Nepal)

Im Jahr 2018 wurde eine Nepal-Expedition als Rundtour in Kombination von Trekking und Bergbesteigung durchgeführt. In 27 Tagen waren 19.700 Hm und 140 km Distanz zu bewältigen. Von Lukla sollte über den 4.600 m hohen Tseta-Pass das abgelegene Hinku-Tal erreicht werden. An dessen Ende sollte der Mera-Peak mit 6.476 m bestiegen werden. Anschließend wird weiter in das Hunku-Tal abgestiegen und bergauf zum Baruntse-Basecamp gegangen. Nach Besteigung des Baruntse mit 7.168 m stand der dritte Anstieg über den Amphu Labtsa Pass 5.850 m an. Von hier kann durch das Khumbu-Tal wieder Lukla erreicht werden.

Das Vorhaben macht deutlich, dass hier in besonderem Maße auf den Erhalt von Gesundheit und Fitness zu achten war.

Unglücklicher Weise wurde die erste Übernachtung nicht gleich in Lukla auf 2.860 m vorgesehen, sondern sofort auf ein Camp am 3.298 m aufgestiegen. Die Höhe setzte den Teilnehmern erheblich zu und so wurde planmäßig ein Ruhetag vorgesehen. Ein Teilnehmer hatte AMS-Symptome. Die nächste Übernachtung erfolgte dann schon auf 4.000 m Höhe. Dies führte bei einer weiteren Teilnehmerin zu Akklimatisationsstörungen bzw. leichter AMS, von denen sich die Betreffenden nicht mehr vollständig erholten.

Der Expeditionsleiter empfahl fortan und dauerhaft Diamox zu nehmen, dem die meisten folgten. Letztlich entschied sich der zuerst Erkrankte auf 4.900 m in Khare abzubrechen und sich ausfliegen zu lassen.

Darüber hinaus führte der fast 3-wöchige Trekking-Aufstieg zu einer perfekten Anpassung auf Basislagerhöhe von 5.350 m. Der Aufstieg bis Camp 2 auf 6.420 m war problemlos möglich. Der Gipfel konnte wegen schweren Sturmes nicht erreicht werden. Zwei Teilnehmer warteten auf C2 auf Wetterbesserung. Nach 4 Nächten hatte

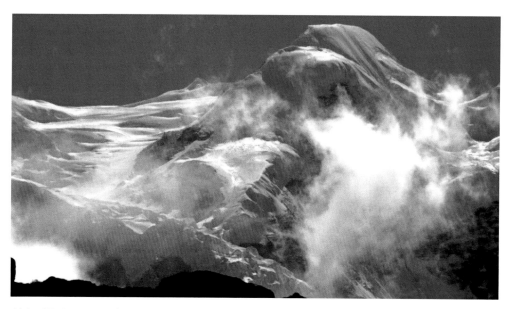

Abb. 87: Mera Peak, 6.476 m in Nepal ist von Lukla nur über ein mehrtägiges Trekking und Überschreitung des Zetra-Passes erreichbar, was bei einer Höhenerkrankung den Rücktransport massiv erschwert.

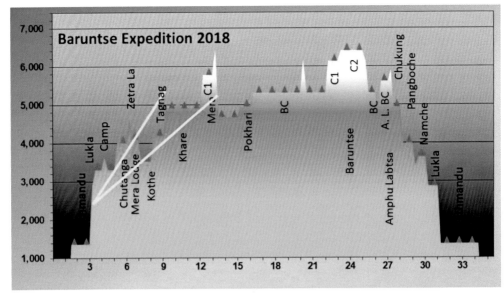

Abb. 88: Höhentaktik an Mera Peak und Baruntse: Die anfängliche rate of ascent war sehr ambitioniert, was bei 2 Teilnehmern zu AMS führte. Durch das lange Trekking und den Basislageraufenthalt war die Anpassung auf 5.300 m perfekt.

sich der Allgemeinzustand des einen verschlechtert, so dass dieser absteigen musste.

Die andere Teilnehmerin erreichte mit 3 Unterstützern den Gipfel.

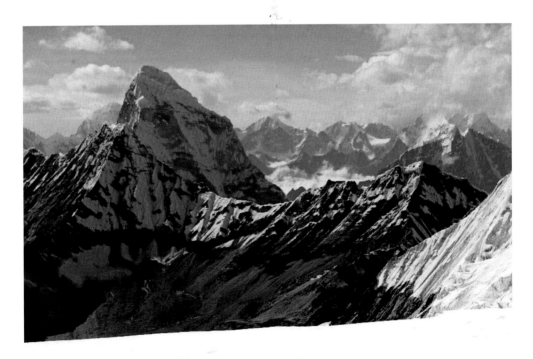

Abb. 89: Von Camp 2 hat man einen phantastischen Blick auf den 8.485 m hohen Makalu.

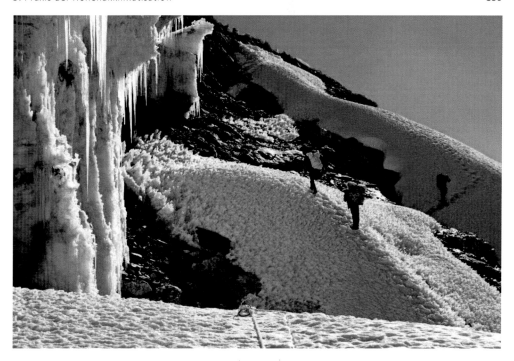

Abb. 91: Die abschließende Überschreitung des Amphu-Labtsa-Passes, 5.780 m bereitete keine Probleme. Anschließend führt der Weg durch das Khumbu-Tal zurück nach Lukla.

Box 19

Dog

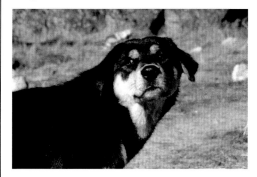

Abb. 90: Dieser Hund namens „Dog" schloss sich uns gegen Kost und Logis in Tagnag an und begleitete uns für den gesamten Rest der Expedition. Er folgte uns freiwillig ebenso auf die Hochlager und erreichte sogar den Gipfel auf 7.168 m – ohne Steigeise, GORE-Tex® und Co.! Ganz offensichtlich ist das Tier an die Höhe bestens angepasst, ob genetisch, durch Akklimatisation oder Adaptation ist unklar.

Ein Problem hatte er am Amphu-Labtsa-Pass, weil er nicht abseilen konnte. Dies erkennend ließ er sich im Rucksack verstauen.

5.3.8. Höhentaktik in extremen Höhen (Ama Dablam, Nepal)

Die Ama Dablem mit 6.814 m ist nicht nur einer der weltweit schönsten Gipfel, sondern erfordert in extremer Höhe auch sehr ausgesetztes Felsklettern, so dass die Besteigung der eines 7.000ers entspricht.

Nach der Landung in Lukla wurde sofort nach Monjo 2.830 m abgestiegen, was zudem die lange Etappe nach Namche verkürzt. Es handelte sich wieder um eine russische, sehr leistungsorientierte Expedition. So gewöhnte sich der Autor schnell daran, stets der langsamste zu sein.

Entgegen der Planung sollte wurde der Anmarsch zum Basislager um einen Tag verkürzt. Insgesamt wurden 500 Hm pro Tag nicht überschritten. Der Plan war, zur Akklimatisation sofort von 4.500 m auf L1 auf 5.700 m und dann weiter auf L2 auf 5.900 m ein Depot einzurichten. Diese eine Übernachtung sollte die Anpassung bewerkstelligen.

Der Autor teilte mit, dass sein Körper hierfür nicht konstruiert sei. Er erhielt einen Sherpa zugeteilt und konnte sich nun selbst organisieren. Er errichtete auf 5.200 m ein Zwischenlager und stieg erst danach auf 5.700 m. Am Folgetag deponierte er Gas und Ausrüstung auf L2 und stieg wieder ab.

Im Zwischenlager ereignete sich ein schwerer AMS-Fall, bei der eine junge Bergsteigerin ausgeflogen werden musste (Kap. 6.3.1).

Gut angepasst konnte der Autor zusammen mit einem Freund dann problemlos über L1 direkt auf L3 aufsteigen und den Gipfel erreichen.

Die russischen Schnell-Akklimatisierer verzichteten letztlich bis auf eine Ausnahme auf den Gipfelgang. Letzterer zog sich bei einem Gewaltritt Erfrierungen zu.

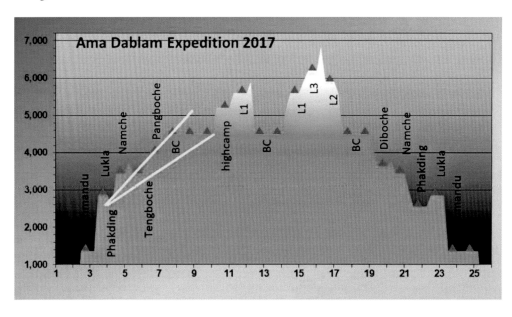

Abb. 92: Die Ama Dablam, 6.814 m kennt jeder Trecker, der im nepalesischen Khumbu-Tal unterwegs war.

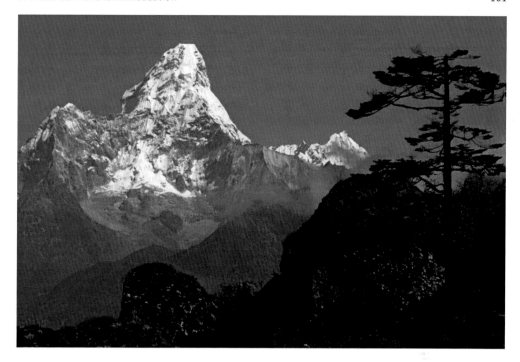

Abb. 93: Die Höhentaktik bei der Besteigung der Ama Dablem hat der Autor nach einer recht ambitionierte rate of ascent von 500 Hm individuell angepasst, so dass er eine sehr gute Akklimatisation erreichen konnte.

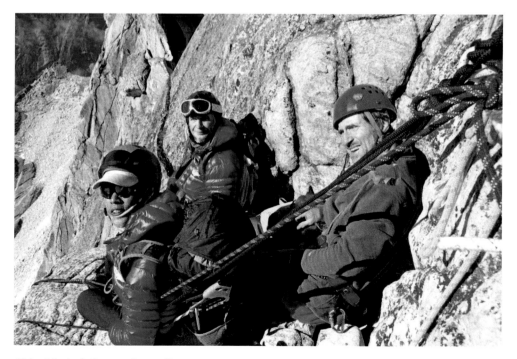

Abb. 94: Aufstieg zu Camp 2

5.3.9. Höhentaktik in extremen Höhen (Broad Peak, Karakorum)

Im Jahr 2013 bot sich die Chance, an einer individuell, also selbst organisierten Expedition zum 8.051 m hohen Broad Peak im Karakorum teilzunehmen.

Hier wurde dem Autor letztlich auf tragische Weise aufgezeigt, was in extremer Höhe möglich oder auch nicht möglich ist.

Die Anreise erfolgte per Bus nach Skardu, der Provinzhauptstadt auf 2.300 m Höhe, wo 2 Nächte bereits anpassungsfördernd wirken. Das Trekking beginnt auf 2.700 m in Askole. Nach 42 km Marsch gelangt man nach weiteren 62 km auf dem Baltorogletscher in ständigem bergauf und bergab in 5 Tagen zum Basislager. Bei der Aufstiegstaktik haben wir das Kriterium von ambitionierten 500 Hm/d eingehalten. Normaler Weise werden 6 Tage hierfür vorgesehen.

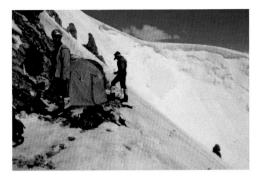

Abb. 95: Im Camp 3 auf 6.300 m herrscht Platzmangel. Die Herausforderung war die Fixierung der Zelte am Geröllhang.

Obwohl während des Aufstiegs auf 4.900 m die Regeln der Höhentaktik mit ambitionierten 500 Hm/d eingehalten wurden, traten bei mehreren Teilnehmern Anpassungsprobleme auf (Box 26, Box 31, Box 31). Zudem ereignete sich in einem scheinbar gefahrlosen Zusammenhang ein tragischer Unfall (Box 32).

Am gleichen Tag konnten der Autor und sein Freund einem verunfallten texanischen Bergsteiger das Leben retten (Kap. 7.9).

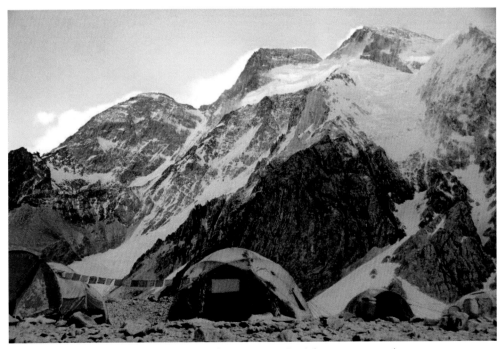

Abb. 96: Broad Peak, 8.051 m im Karakorum vom Basislager aus gesehen.

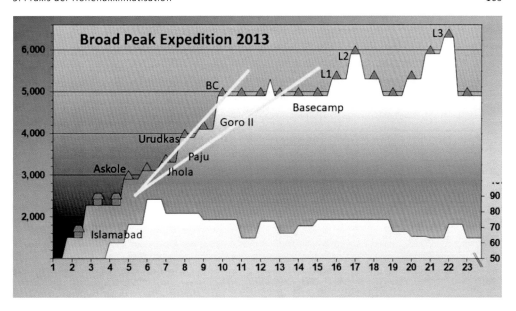

Abb. 97: Neben dem Aufstiegsschema der Broad Peak Expedition 2013 ist der Ruhepuls des Autors (gelb) dargestellt. Mit Überschreiten der Schwellenhöhe in Askole war der Puls akklimatisationstypisch mit Werten zwischen 70 und 90 /s erhöht. Mit zunehmendem Aufenthalt im Basislager ging dieser wieder auf Werte von 75 bis 62 /s zurück. Höhere Werte korrelieren mit den zwischenzeitlichen Aufstiegen.

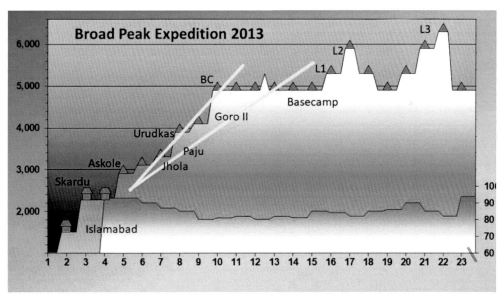

Abb. 98: Rot dargestellt ist die Sauerstoffsättigung des Blutes, die noch in Askole bei knapp 100% lag. Diese verminderte sich bis Erreichen des Basislagers auf Werte von 80%, also geringere Werte als zuträglich sein sollten. Der Autor konnte für sich feststellen, dass er bei Werten um 85% auf der Höhe weiterhin leistungsfähig war. Im Laufe der Akklimatisation erhöhte sich die Sättigung im Basislager wieder auf einen hervorragenden Wert von 94%. Verminderte Werte traten während der Anstiege auf.

Box 20 mit Abb. 99

Fallbeispiel allgemeine Anpassungsprobleme

Wegen allgemeiner Gesundheitsprobleme (Unwohlsein, Magenbeschwerden) musste Gunter musste auf 3.900 m einen Ruhetag einlegen. Es war für ihn nicht einfach, sich hierzu durchzuringen. Es war die richtige Entscheidung. Er erholte sich vollständig und konnte aufsteigen.

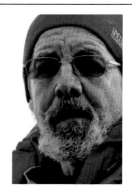

Box 22 mit Abb. 101

Fallbeispiel AMS

Als der Autor das Basislager erreichte war eine Seilschaft von leistungsstarken Teilnehmern bereits zu einer anstrengenden 2-tägigen Akklimatisationstour gestartet. Im Ergebnis hatte Jens Höhenprobleme, von denen er sich nicht mehr vollständig erholte.

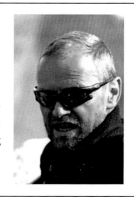

Box 21 mit Abb. 100

Fallbeispiel AMS

Am Concordiaplatz auf 4.200 m Höhe zeigte Till Symptome von AMS. Er erhielt 2 * 250 mg Diamox®, was der Logik folgend einen Ruhetag auf dieser Höhe erforderte, bis er ohne Medizin beschwerdefrei zusammen mit dem Autor zum Basislager aufsteigen konnte.

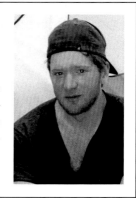

Box 23 mit Abb. 102 und 103

Fallbeispiel Unfall

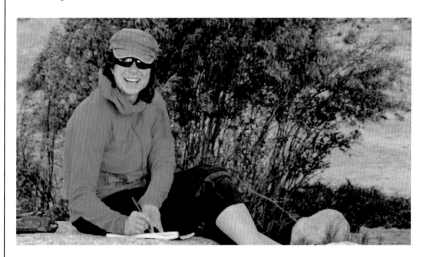

Nach mehreren Ruhetagen und an 4.900 m gut akklimatisiert starteten wir zu Anpassungstouren. Hierbei legten ein Freund und ich auf 5.400 m ein Zwischenlager L1 an, auf das die anderen Teilnehmer verzichteten. Anschließend erreichten wir problemlos Lager 2 auf 5.900 m und nach Rückkehr ins Basislager nach einem erneuten Aufstieg Lager 3 auf 6.300 m.

Zeitgleich kehrte eine Seilschaft zurück, die bereits zu Lager 3 in deutlich größerer Höhe aufgestiegen war. Die Erschöpfung der Betreffenden war deutlich erkennbar.

Kurz vor Erreichen des Basislagers galt es, auf einer improvisierten Brücke einen Gletscherbach zu überqueren. Hierbei verlor die aus Lager 3 kommenden Dana das Gleichgewicht. Sie wurde hinfort gespült und verlor ihr Leben. Unweigerlich stellt sich die Frage, ob eine weniger auszehrende Akklimatisationstour ihr nicht das Leben gerettet hätte.

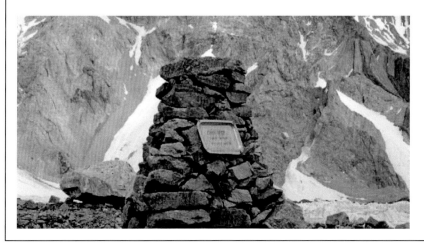

5.3.10. Höhentaktik in extremen Höhen (Cho Oyu, Himalaja, China)

Mit 58 Jahren konnte sich der Autor einen Traum erfüllen und den 8.201 m hohen Cho Oyu besteigen.

Eine Anreise aus Nepal auf dem Landweg war wegen des Erdbebens von 2015 nicht möglich. So musste mit dem Flugzeug über Lhasa auf 3.650 m Höhe eingereist werden. Ein Sightseeing-Ruhetag war hilfreich. Die Weiterreise bis zum Chinese Basecamp / Fahrerlager auf 4.900 m folgte dem 500 Hm/d-Schema und verlief symptomfrei. Busfahren strengt nicht an.

Der Expeditionsleiter machte deutlich, dass eine Gipfelchance nur bei bester Gesundheit und perfekter Anpassung möglich sein würde. Es wäre unklug, diese durch einen forcierten Aufstieg zu gefährden. Sehr defensiv orientiert legten wir vorsorglich einen weiteren Ruhetag ein und stiegen nicht direkt zum Basislager bis 5.600 m auf, sondern errichteten ein Zwischenlager auf ca. 5.300 m.

Es folgten 4 Tage im Basislager mit minimaler körperlicher Anstrengung.

Wie bereits dargelegt, muss bei Anpassungsaufstiegen zwischen dem gewollten Anpassungserfolg und der damit verbundenen körperlichen Kräfteverzehr abgewogen werden. Mehrfache Aufstiege, die am Muztagh Ata, Khan Tengri oder Baruntse erfolgreich waren, hätten hier eine zu starke Belastung dargestellt, die einen Gipfelerfolg gefährdet hätte.

So erfolgte nach guter Akklimatisation auf Basislagerhöhe nur ein mehrtägiger Anpassungsaufstieg bis 7.100 m Schlafhöhe. Um dem defensive Charakter Rechnung zu tragen wurden auf jeweils halber Höhe

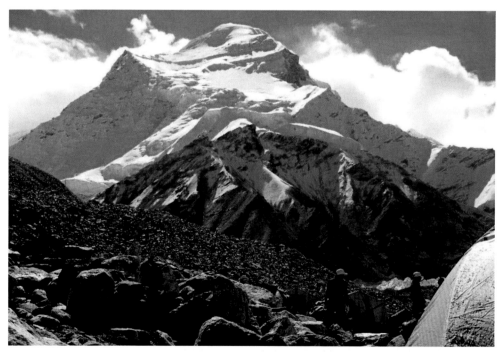

Abb. 104: Der 8.201 m hohe Cho Oyu verdankt seinen tibetischen Namen „Göttin des Türkis" seinem Anblick in der Nachmittagssonne.

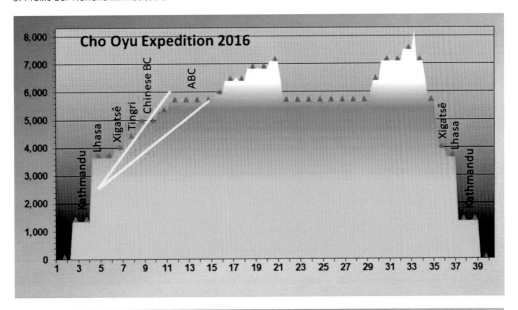

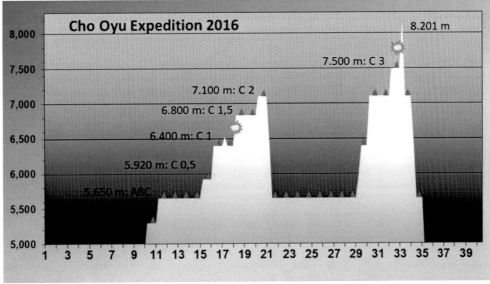

Abb. 105: Da der Cho Oyu vonTibet aus erreicht wird, erfolgt die eigentliche Akklimatisation bereits auf der Anreise von Lhasa. Auch diese erfolgt mit Zwischenstops in Xigatse und Tingri. Im Basislager auf 5.60 m wird die erreichte Akklimatisation vertieft. Zur Anpassung an extreme Höhen erfolgt ein mehrtätiger Aufstieg mit insgesamt 4 Höhenlagern. Die folgenden 8 Nächte im Basislager waren wetterbedingt, ermöglichten aber auch eine gute Erholung.

Zwischenlager eingerichtet. So resultierten täglichen Aufstiegshöhen von 300 bis 500 Hm. Insgesamt schliefen wir 6 Tage in den Höhenlagern. Der der Aufstieg war sehr auszehrend. Beispielsweise war unterhalb C 1,5 eine ca. 90 m hohe vereiste Steilstufe mit 70° Neigung zu überwinden. Einen Schwächeanfall überwand der Autor, indem er zu Trinken und Schokolade essen verdonnert wurde.

Wegen schlechten Wetters konnte im Basislager 7 Tage regeneriert werden. Am letztmöglichen Tag starteten 8 Bergsteiger zum Gipfelanstieg, wobei wegen der erfolgten Anpassung die Zwischenlager entfallen konnten. Trotz des deutlich forcierteren Aufstiegs fiel dieser bis 7.100 m deutlich leichter als beim ersten Mal. Wegen anhaltenden Höhensturms musste hier ein Tag gewartet werden. Ein verlängerter Aufenthalt in dieser extremen Höhe ist sehr ungünstig. Die Etappe zu Camp 3 auf 7.500 m verlief problemlos. Auf der Gipfeletappe gilt es, das gelbe Band, eine 50 m-Steilstufe zu überwinden.

Der Autor fand sein Gehtempo mit 10 Atemzügen je Schritt, was ca. 20 cm Höhengewinn bedeutet. Letztlich erreichte er ca. eine Aufstiegsgeschwindigkeit von ca. 60 Hm/h. Obwohl auf 8.000 m die Sauerstoffaufnahme noch bei 30% und die Leistungsfähigkeit noch bei 40% liegen, war

kein höheres Tempo möglich. Damit war er der mit Abstand langsamste der Gruppe.

Die geistige Leistungsfähigkeit ist in dieser Höhe auf das Nötigste eingeschränkt. Das Gehirn setzt eigene Prioritäten. Erinnerungsvermögen gehört nicht dazu. Der Autor kann sich erinnern, dass er sich rechts halten muss, weil der direkte Anstieg links zum false Summit führt. Auch kann er sich erinnern, dass ihm absteigende Bergkameraden entgegenkamen. Diese berichteten später, dass der Autor auf Ansprache nur rudimentär reagierte. Ihm fehlt jede Erinnerung an das Erreichen des Gipfels – gut, dass der begleitende Sherpa Fotos machte, an die Aussicht auf die anderen Achttausender oder wie er im Abstieg das gelbe Band überwand. Hierzu war er offenbar in der Lage, aber das Gehirn legte keine Erinnerung an.

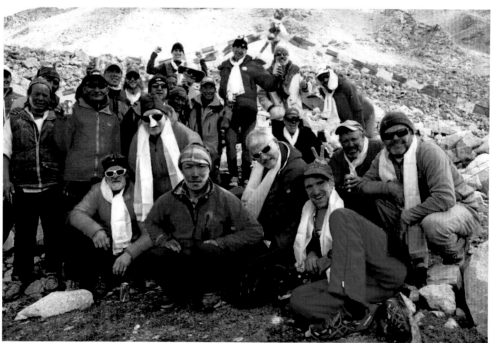

Abb. 106: Ohne Puja, bei der die Götter wohl gestimmt werden, ist eine Besteigung nicht möglich. Die Amerikaner waren sehr pragmatisch und sorgten für Rockmusik mit AC-DC und kolliweise Bier, was zusätzliche Ruhetage sinnvoll erscheinen ließ.

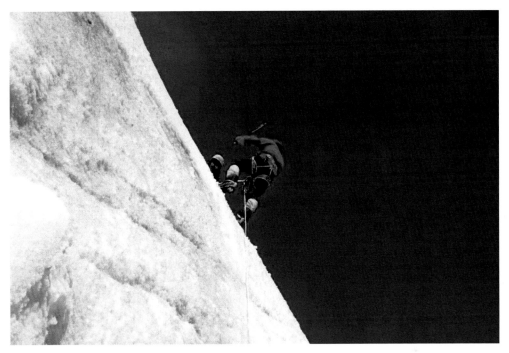

Abb. 107: Der Cho Oyu wartet mit einigen Kletterstellen in extremer Höhe auf, eine vor Camp 1,5 auf ca. 6.700 m und eine auf der Gipfeletappe am gelben Band auf 7.600 m

Wegen des langen Aufenthalts (2 Tage in Camp 3) und des Zustandes der Teilnehmer musste direkt bis Camp 2 auf 7.100 m abgestiegen werden.

Auch hier musste der Autor massive geistige Fehlleistungen konstatieren (Kap. 3.7).

Mit letzter Kraft wurde nach ca. 18 Stunden Camp 2 erreicht.

Am nächsten Morgen erschien die Welt mit reichlich Sauerstoff in der Luft wieder in Ordnung, allerdings nur so lange sich der Autor nicht bewegen musste. Schnell blieb er wieder hinter den anderen zurück, was er mit Gelassenheit hinnahm, da ihn auch langsame Schritte dem Basislager näherbrachten.

Auf dem flacher werdenden Gletscher wurde der Autor vom begleitenden Sherpa permanent mit „Go! Go! Go!" angetrieben, was er als unpassend empfand. Aus Sherpasicht nährte sich die Bewegungsgeschwindigkeit asymptotisch den Nullwert an, was das Antreiben sehr offensichtlich erforderlich machte.

Mitreisende erklärten später, dass sie noch nie einen solch Untoten gesehen hätten. Im Essenszelt wurde er von Weinkrämpfen übermannt und von den anderen in sein Zelt verfrachtet. Offenbar gab er kein gutes Bild mehr ab.

Vor diesem Hintergrund stellt sich die Frage der Nutzung von Flaschensauerstoff in einem anderen Licht. Der Autor muss sich eingestehen, dass der Aufstieg ohne diese Hilfe grenzwertig war. Ohne fremde Hilfe wäre sein Leben dank geistiger Fehlentscheidungen wohl akut gefährdet gewesen.

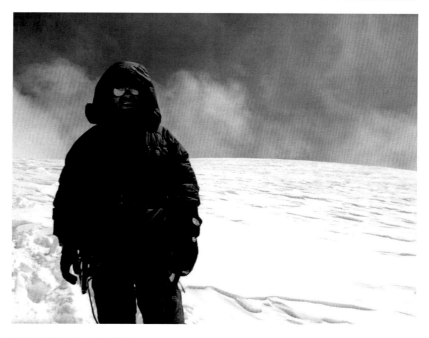

Abb. 108: Geschafft!

Besonders beängstigende erscheint ihm der Umstand, dass der potentielle Verlust des Lebens sich als eine durchaus hinnehmbare Zukunftsmöglichkeit darstellt. Während man unter normalen Umständen alles tut, dies zu verhindern, fand hier ein Abwägungsprozess statt, verbunden mit der Hoffnung, dass es gut gehen würde.

Ein schweizer Extrembergsteiger stieg ebenfalls ohne Flaschensauerstoff auf. 6 weitere Teilnehmer von insgesamt 14 erreichten den Gipfel mit Atemmaske ab Camp 3 und Ersatzflaschen, die von Sherpas getragen wurden.

Abb. 109: Khan Tengri, 7.010 m im Tienschan vom Basislager aus, 2015.

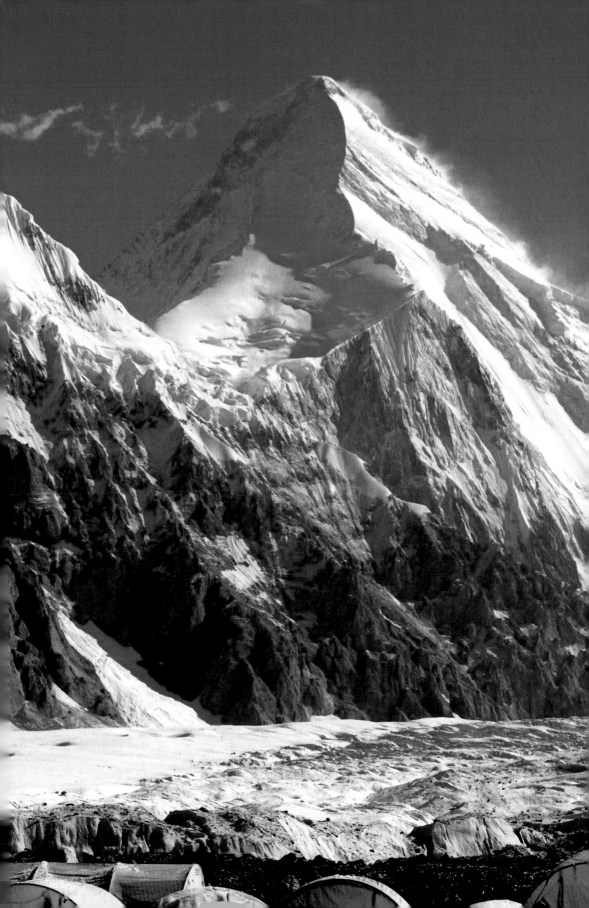

5.4. Medikamentöse Anpassungshilfen

Medikamentöse Akklimatisationshilfen sind aus sportlicher Sicht nichts anderes als Doping. Der unkontrollierte Gebrauch von Medikamenten, um den gewünschten Gipfel zu erreichen, ist leider Gang und Gebe. Auch beim Höhentrekking hält diese Entwicklung Einzug. Die betroffenen Bergtouristen sind sich in der Regel keiner Schuld bewusst, da die Medikamenteneinnahme aus ihrer Sicht schließlich der Vermeidung von Erkrankungen dient.

Offenbar wird die Leistungsorientierung aus anderen Bereichen des Lebens übernommen, wo durch technische und medizinische Hilfen immer Grenzen überschritten werden können Diese Sichtweise ist vor allem in Amerika gängig, während europäische Bergsteiger eher Enthaltsamkeit üben.

Die Erwartungshaltung besteht zumeist an eine schnellere Akklimatisation, der Vermeidung des Auftretens der Höhenkrankheit bis hin zur Erhöhung der Leistungsfähigkeit, wobei die Dopingabsicht dann nicht mehr zu leugnen ist.

Grundsätzlich gilt: Für gesunde Bergsteiger und der Höhentaktik angemessener Aufstiegsgeschwindigkeit ist eine medikamentöse Prophylaxe nicht erforderlich.

Ausnahmen bestätigen auch hier die Regel. Eine Indikation kann gegeben sein, wenn sonst mit hoher Wahrscheinlichkeit mit dem Auftreten einer akuten Höhenkrankheit zu rechnen ist, was jedoch nicht der Planvariante entsprechen sollte.

Das kann gegeben sein, wenn im Rahmen eines Notabstiegs z. B. aus einem abgeschnittenen Tal erst aufgestiegen werden muss. So kann das Hunku-Tal im Everestgebiet nur über 5.400 m bzw. 6.150m hohe Pässe verlassen werden (5.3.7). Im tibetischen Hochland besteht eine ähnliche Situation, da tiefere Gegenden oftmals fußläufig nicht erreichbar sind. Überdenkens wert ist auch die Situation anfälliger Personen bei direkter Anreise in große Höhe (La Paz, Lhasa, Leh), wobei die Prophylaxe dann schnellstmöglich abgesetzt werden sollte.

Es ist unnötig zu erwähnen, dass keines der in Frage kommenden Präparate für eine Höhenanpassung zugelassen ist und die meisten verschreibungspflichtig sind.

Der Autor möchte dem Bergfreund die Unsinnigkeit medikamentöser Prophylaxe vor Augen halten und widmet dieser Thematik vergleichsweise breiten Raum.

Folgende Substanzen stehen bevorzugt zur Disposition:

Azetylsalizylsäure (ASS, z. B. Aspirin®)

Weit verbreitet ist die Meinung, in der Höhe das Blut medikamentös „verdünnen" zu wollen. Vorzugsweise wird dann prophylaktisch zu Aspirin® gegriffen. Dies ist ein mehrfacher Irrglaube.

Azetylsalizylsäure „verdünnt" das Blut nicht, sondern hemmt die Blutgerinnung.

Die Erhöhung des Hämatokritwertes, also das Gegenteil einer „Verdünnung", ist im Rahmen der Akklimatisation ein gewünschter Vorgang.

Für gesunde Bergsteiger sind medikamentöse Anpassungshilfen nicht

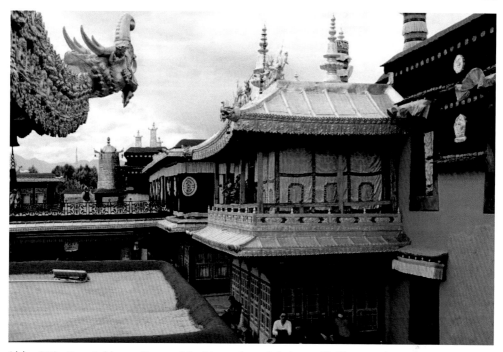

Abb. 110: Der Jokhang-Tempel in Lhasa ist wichtigste Heiligtum der Tibeter. Hier ist alles Gold, was glänzt.

Die Hemmung der Blutgerinnung kann sich bei Blutungen verheerend auswirken. Das beträfe unfallbedingte Verletzungen als auch Hirnblutungen, die oftmals mit Hirn-ödemen, also der schweren Form der Höhenkrankheit einhergehen (Kap. 6.5).

Von einer dauerhaften Einnahme ist ohnehin wegen der erheblichen Neben-wirkungen abzuraten, wie gastrointestinaler Blutungen, Nierenfunktionsstörungen, Dyspepsie, Verstärkung arterieller Hyper-tonie und kardiovaskulärer Risiken. Gegen Kopfschmerzen sind andere Medikamente ohnehin besser geeignet, z. B. solche auf Ibuprofenbasis.

Azetazolamid (z. B. Diamox®, Acemit®)

Die Einnahme gilt insbesondere im angel-sächsischen Bereich als normal, ja fast erforderlich, um angemessene Leistungen zu erbringen und sich wohl fühlen zu können.

Azetazolamid wirkt unstrittig akklimatisa-tionsfördernd.

Die Gefahr besteht in Folgendem: Man kann jede Karte nur einmal spielen. Ange-nommen, nach Akklimatisationsproblemen wird man durch Einnahme von Azet-azolamid (Diamox®) beschwerdefrei oder man bleibt beschwerdefrei und erkennt Anpassungsprobleme gar nicht erst. Bei erneuten Symptomen kann keine Wirkung mehr erzielt werden. Wird es beim weiteren Aufstieg abgesetzt, so drohen akute Symptome. Ein Fortschreiten der Krankheit bis zum Hirnödem ist dann ggf. nicht mehr aufzuhalten. Diverse Todesfälle sind darauf zurückzuführen, dass trotz AMS-Symp-tomen unter Azetazolamid (Diamox®) weiter aufgestiegen wurde. Daher sollte der verantwortungsbewusste Bergsteiger auf eine prophylaktische Einnahme verzichten.

> Keines der Medikamente ist hinreichend risikoarm, um ohne Notwendigkeit für ein Freizeitvergnügen eingesetzt zu werden. Keines der Medikamente ist in der Prophylaxe notwendig.

Im Rahmen der oben genannten Ausnahme-Indikationen ist dies das einige Medikament, dass nach kritischer Prüfung, ärztlich verordnet als Prophylaxe in Frage kommt.

Der Autor erlebte, wie eine junge Bergsteigerin durch Diamox®-Einnahme während des Bergzustiegs scheinbar bestens akklimatisierte und auf 5.200 m schwer an AMS erkrankte. Da sie zudem bereits auch Dexamethason prophylaktisch nahm, konnte hierdurch keine Besserung erzielt werden, sodass sie nach einem Notabstieg ausgeflogen werden musste (Kap. 6.3.1).

Dexamethason (z. B. Fortecortin®, Dexa-CT®)

Dexamethason ist ein bestens bewährtes Notfallmedikament (Kap. 6.5.9). Es ist Bestandteil des am Everest leider verbreiteten 3D-Coctails (zusammen mit Diamox® und Dexedrin®, einem Amphetamin), der oftmals mit schwersten Erfrierungen oder dem Tod bezahlt werden muss.

Dexamethason mindert offenbar bei einem Teil der Probanden AMS- und HACE-Symptome. Es werden allerdings nur die Symptome unterdrückt, nicht die Akklimatisationsstörung beseitigt. Selbst wenn eine Wirkung eintritt, kann der Betreffende in ein schweres Krankheitsgeschehen geraten, ohne vorab durch Beschwerden gewarnt worden zu sein.

Auch hinsichtlich dieses Medikaments sei auf das Beispiel an der Ama Dablam hingewiesen (Kap. 6.3.1).

Eine Prophylaxe mit Dexamethason ist grundsätzlich abzulehnen.

Nifedipin (z. B. Adalt®, Nifebene®)

Auch Nifedipin ist ein bewährtes Notfalltherapeutikum gegen Höhenlungenödeme (HAPE, Kap. 6.4.9.4). Ziel einer Prophylaxe könnte eine Senkung des Blutdrucks in den Lungenarterien sein. Es gibt bisher keinerlei Kenntnisse über eine Notfalltherapie hinaus. Dies, erhebliche mögliche Nebenwirkungen und ein möglicher Rebound-Effekt beim Absetzen, sprechen deutlich gegen eine prophylaktische Einnahme.

Sinnvoll kann es sein, wenn im Notfall nicht abgestiegen werden kann oder ein Zwischenanstieg erforderlich ist.

weitere Medikamente

Die Liste weiterer Medikamente die zur Höhenanpassungsprophylaxe empfohlen wurden, ist lang. Sie reicht von speziellen Vitaminpräparaten bis zu Amphetaminen (üblich bei frühen 8.000er-Besteigungen, z.B. Hermann Buhl am Nanga Parbat), EPO, Codein oder Kokain. Da diese aus unterschiedlichsten Gründen nicht zu empfehlen sind, wird auf eine Darstellung verzichtet.

Zunehmend Verbreitung finden Potenzsteigerungsmittel wie Sildenafil (Viagra®) und Tadalafil (Cialis®) zur Vorbeugung gegen HAPE, die ebenso zur Therapie von

> **Die planmäßige Nutzung von Flaschensauerstoff ist aus medizinischen Gründen strikt abzulehnen.**

HAPE zur Senkung des Lungenblutdrucks eingesetzt werden können. Dem Autor erschließt sich nicht der Nutzen gegenüber etablierten Therapeutika.

Interessant sind Präparate, wie Mate de Coca oder Ginkgo. Coca wird in den Anden seit Urzeiten zur Höhenprophylaxe konsumiert. Eine akklimatisationsfördernde oder leistungssteigernde Wirkung wurde bislang nicht wissenschaftlich belegt, ungeachtet der unstrittigen Wirkung auf die Psyche. Die Wirkung ähnelt wohl der einer Tasse Kaffee. Ginko soll eine ähnliche Wirkung haben wie Azetazolamid.

Flaschensauerstoff ist neben dem Abstieg die ideale Hilfe bei schwerer akuter Höhenkrankheit (Kap. 6.4.9.2). Die Verwendung als planmäßige Aufstiegshilfe an sehr hohen Bergen wurde bereits kritisch beleuchtet (Kap. 5.4.1). Als Akklimatisationshilfe bewirkt er genau das Gegenteil. Er hemmt den Akklimatisationsprozess ebenso wie eine Abreise ins Tiefland.

5.4.1. Flaschensauerstoff

Sind 8.000er ohne Sauerstoffatmung nur mit höchstem Risiko und geringer Erfolgschance zu besteigen? Oder geht derjenige, der Sauerstoff nutzt, ein großes Risiko ein, weil er in Höhen vorstößt, in denen er ohne diese technische Hilfe nicht überlebensfähig ist?

Wenn in diesem Kapitel von Sauerstoff die Rede ist, ist die Nutzung von Flaschensauerstoff gemeint. Sauerstoff atmen natürlich alle Bergsteiger und nicht nur die. Alle

Zahlen des Kapitels aus The Himalayan Database online (2022).

In der vorkommerziellen Zeit bis 1989 erfolgten die Besteigungen der bis 8.200 m hohen Achttausender zu 82% ohne Sauerstoff, der hohen zu 41% und des Everest zu 11%.

Bergsteiger sind also in der Lage, durch exzessive Hyperventilation im aeroben Bereich prinzipiell jeden Gipfel zu reichen, mit Abstrichen beim Everest.

Von 1990 bis 2019 sanken diese Zahlen auf 53%, 39% bzw. 3% und liegen heute deutlich darunter.

Wie sind diese Zahlen zu interpretieren?

Die Zunahme der Sauerstoffnutzung betrifft vornehmlich kommerziell durchgeführte Expeditionen und demzufolge auch Gipfel, die besonders von diesen bestiegen werden (Manaslu, Cho Oyu und Everest). Hier ist Flaschensauerstoff Standard. Die Expeditionsteilnehmer sind oft solche, für die der Erfolg wichtiger ist, als der Besteigungsstil. Technisch anspruchsvollere Routen werden weniger oft mit Sauerstoff bestiegen, weil die Bergsteiger stärker sportlich orientiert, eher erfahrener und leistungsstärker sind.

An anderen Gipfeln ist die Sauerstoff-Nutzung sogar zurückgegangen.

Insbesondere kommerzielle Anbieter orientieren ihre Sherpas auf die Nutzung von Sauerstoff. Diese sollen keine sportlichen Leistungen erbringen, sondern bessere Reserven in Notfallsituationen haben.

Welchen Einfluss hat das auf die Gipfel-chancen?

Auch hier besteht das Problem darin, nicht Apfel mit Birnen zu vergleichen, also Freizeitbergsteiger (eher mehr Sauerstoffnutzung) mit Profis (eher weniger Sauerstoffnutzung).

Am Everest steigt die Erfolgschance dramatisch von 34% auf 82%. Ohne Einbeziehung von Extremsportlern ist der Unterscheid noch größer. An den anderen Gipfeln steigt die Erfolgsrate nur um ca. 20% bis 25%. An den kommerziell uninteressanten Gipfeln Annapurna I oder Dhaulagiri I beträgt die Steigerung weniger als 10%.

Wie wirkt sich die Nutzung von Flaschensauerstoff auf die Todesfallraten aus?

Nur am Everest und Manaslu ist die Todesfallrate ohne Sauerstoff signifikant erhöht. An den anderen Gipfeln sind die Unterschiede geringer.

Aber auch hier stellt sich wieder die Frage: Was sagt es aus, wenn Profis ohne Flaschensauerstoff ein ähnliches Risiko haben, wie Amateure mit.

Fazit:

Freizeitbergsteiger vornehmlich kommerzieller Expeditionen erreichen den Gipfel oftmals nur mit Hilfe künstlichen Sauerstoffs und das bei akzeptablem Risiko.

Sportorientierte Extrembergsteiger nutzen Flaschensauerstoff seltener und erreichen die Gipfel trotzdem mit guten Quoten und ohne wesentlich höheres Risiko.

Was ist empfehlenswert?

Es geht um die erstaunliche Tatsache, dass die Todesfallraten ohne Sauerstoffnutzung nur wenig schlechter sind als mit selbiger.

Hierzu kann man sich ansehen, warum Bergsteiger oberhalb des high Camps die Besteigung abbrechen.

Wichtige Abbruchgründe mit Sauerstoffnutzung

- 49 Wetter, Erschöpfung, Kälte;

- 15 Wegfall von Versorgungshilfe, Probleme mit dem O_2-System.

Wichtige Abbruchgründe ohne Sauerstoffnutzung

- 61 Wetter, Kälte, Erschöpfung;

- 2 Wegfall von Versorgungshilfe.

Flaschennutzer gehen bei schlechten Bedingungen weiter. Die anderen nehmen schlechte Bedingungen eher wahr und kehren eher um. Flaschenatmer kehren öfter beim Wegfall der Hilfe um als auf Eigenständigkeit getrimmte Verzichter.

Dem Autor wurde folgende wohlgemeinte Rechnung aufgemacht: Du zahlst x Dollar bei minimaler Gipfelchance von a %. Mit Flaschensauerstoff zahlst du nur y Dollar mehr, steigerst Deine Chance aber auf b%. Das ist kaufmännisch schlau. Dem kann man entgegnen: Wenn ich preiswert über 8.000 m will, muss ich nur in einen Flieger steigen.

Die planmäßige Nutzung von Flaschensauerstoff birgt eine große Gefahr. Der Bergsteiger fühlt sich gesund und leistungsstark. Tatsächlich ist er stark hypoxisch. Bei Versagen der Ausrüstung ist er sofort dem akuten Sauerstoffmangel ausgesetzt. Binnen Minuten kann Bewusstlosigkeit und später der Tod eintreten. Ursachen können technische Defekte oder das Ausgehen des Sauerstoffs sein. Vom Everest sind solche Tragödien bekannt.

Fazit zur Höhentaktik:

- Nicht zu schnell aufsteigen (Schlafhöhendifferenzen)

- Keine zu großen Anstrengungen in der Anpassungsphase

Dem kann man wiederum entgegnen, dass ein Taucher in dieser Situation auch ein Problem hat.

Der sportliche Wert einer 8.000er-Besteigung relativiert sich erheblich, wenn der Körper – so alles gut geht – nur atmosphärischen Bedingungen von 6.000 m ausgesetzt war. Die Nutzung ist nichts anderes als Doping.

Im realen Leben hat der Autor das am Cho Oyu so erlebt: Die Sherpas tragen die Sauerstoffflaschen auf die Hochlager und auf der Gipfeletappe die Ersatzflaschen. Die Teilnehmer bekommen die Masken angelegt und der Sherpa stellt die passende Flussrate ein und kümmert sich um den Flaschenwechsel.

Der Fairness sein angemerkt, dass der Autor nicht böse war, dass um ihn herum Sherpa mit Sauerstoffflaschen unterwegs waren –

man weiß ja nie. Am Ende entscheidet jeder für sich, beide Ergebnisse sind legitim.

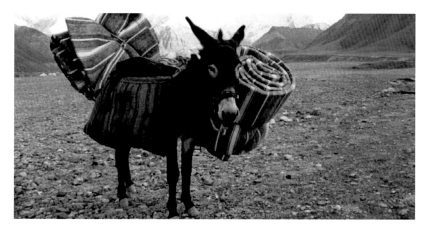

Abb. 111: Gepäcktransport zum Basislager; Wer sein Gepäck komplett selbst schleppt, behindert seine Akklimatisation.

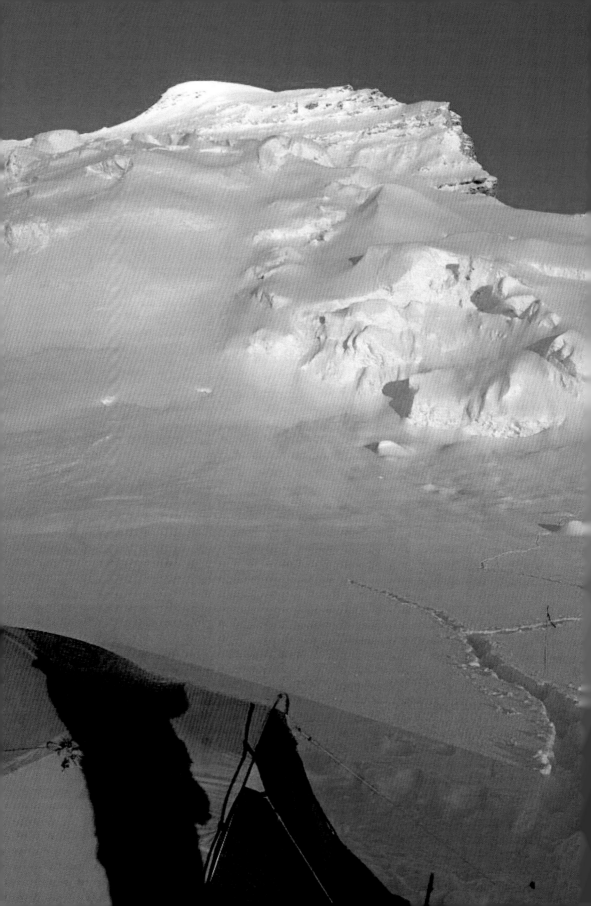

5.5. Geh- und Atemtechnik

Im Rahmen der Trainingsvorbereitung haben wir festgestellt, dass dauerhafte Leistungen nur im aeroben Bereich erbracht werden können (Kap. 4.3.1).

Um den Anpassungsprozess nicht einzuschränken, muss umso mehr eine anaerobe Belastung des Körpers konsequent vermieden werden. Im anaeroben Bereich würde eine höhenbedingt nochmals verminderte Sauerstoffsättigung die Gewebeversorgung gefährden. Durch einen belastungsinduzierten Druckanstieg in den Lungenarterien würde das Risiko für ein Lungenhöhenödem steigen.

Darauf ist das Gehtempo abzustellen, wobei auch Faktoren wie die für die Etappe zu erwartende Gesamtbelastung (Gehstrecke, Gesamthöhe), die Schwierigkeit des Weges, das Gewicht des Gepäcks oder das erforderliche Spuren von Schnee etc. zu berücksichtigen sind.

Eine sehr praktikable Methode, das Gehtempo zu steuern, orientiert sich an der Atemfrequenz, worauf in Abschnitt 5.5.2 näher eingegangen wird. Der große Vorteil dieser Methode besteht darin, dass weitestgehend alle Faktoren erfasst sind, weil sich diese ebenfalls in der Atemfrequenz niederschlagen. Wenn die Atemfrequenz stimmt, passt auch die Belastung.

Eine einfache Kontrolle des aeroben Zustandes ist durch die Beobachtung des Pulses gegeben. Eine Herzfrequenz von 60% bis 70% des Maximalpulses führt zu einer aeroben Stoffwechsellage. Alarmsignale sind Atemnot und Pressatmung.

Ein schwerer Denkfehler ist es, die Akklimatisationsphase im Sinne eines körperlichen Fitnesstrainings zu sehen. Ein Ruhetag hilft mehr, als eine zu anstrengende Eingehtour. Im Aufstieg auf hohe Basislager sollten Träger bzw. Tragetiere in die Planung einbezogen werden. Einheimischen Helfern hilft das oft bescheidene Salär sehr und deren Einbeziehung ist nicht unsportlich, sondern schlau.

Dieses, besonders in der kritischen Phase der Akklimatisation erforderliche, Unterforderungsprinzip unterstützen

• Langsame Bewegungen,

• Kurze Tagesetappen,

• regelmäßige Pausen,

• Leichtes Gepäck.

5.5.1. Gehtempo

Nach erfolgter Akklimatisation hängt die individuelle Leistungsfähigkeit von dem Energiereservoir ab, über das der Bergsteiger auf Grund seines Trainingszustandes verfügt. Dieses beeinflusst zudem auch das Wohlbefinden und die Sicherheit, nämlich dadurch, dass auch zum Ende der Unternehmung noch hinreichende Reserven zur Verfügung stehen.

Die Methode, das individuelle Energiereservoir effizient zu nutzen, ist die individuell angepasste Gehtaktik. Mit ihr können

Abb. 112: Auf Camp 2 auf 7.100 m. wegen größerer Mengen Neuschnee musste neu gespurt werden. Oben ist das gelbe Band sichtbar, eine Felsstufe oberhalb von Camp 3, die auf 7.600 m überklettert werden muss.

auch lange Etappen kalkulierbar und ohne körperlichen Verschleiß bewältigt werden.

Jeder geht sein eigenes Tempo. Mit diesem Grundsatz ist nicht der Anarchie das Wort geredet, sondern folgendes gemeint: Der Einzelne richtet sich nicht nach dem Tempo der Gruppe, dass vielleicht vom Bergführer vorgegeben wird, sondern jeder gibt sein Tempo vor und es wird geschaut, wie dies innerhalb der Gruppe organisiert werden kann. Beispielsweise können Seilschaften nach gleichem Gehtempo zusammengestellt werden. Kein Kriterium kann das Tempo der einheimischen Begleitung sein. Notfalls müssen sich die schnelleren nach dem Langsamsten richten.

Ziel ist ein möglichst gleichmäßiges Tempo, bei dem sich die Prozesse im Körper in einem Fließgleichgewicht (steady state) befinden. Wer regelmäßig Pausen benötigt, weiß, dass er dieses Kriterium nicht erfüllt. Vermutlich geht er zu schnell. Richtig liegt man, wenn die Belastung nicht als unangenehm empfunden wird. Atemnot, Unwohlsein oder gar Kribbeln auf der Haut oder Schwindelgefühl sind Zeichen von Überforderung.

Konkret: Die Idee, schnell zu gehen und dafür jede Stunde eine Erholungspause vorzusehen, ist kontraproduktiv. Kurze Pausen sollten dem Trinken dienen und konditionell nicht erforderlich sein.

Davon abweichend sind Pausen indiziert vor besonders schweren oder gefährlichen Passagen (Eisflanken, Steilaufschwünge), um diese ausgeruhter und sicherer zu bewältigen.

Bei durchschnittlich Trainierten entspricht das einer Herzfrequenzreserve (HFR, Kap. 4.3.2) von ca. 60% (Burtscher, 2004; American Collage of Sports Medicine, 2006).

Die Idee des gleichmäßigen Tempos schließt ein, dass bei größerer Steigung entsprechend dem Atemrhythmus langsamer gegangen wird.

Am Beginn einer Tagesetappe muss der Organismus durch **Warmgehen** behutsam aus dem Ruhezustand herausgeführt werden. Das ist für die Leistungsfähigkeit des ganzen Tages wichtig. Hierzu wird in den ersten 20 bis 30 Minuten bewusst langsam gegangen. Kommt ein Warmgehen im Ausnahmefall nicht in Frage, hilft eine Dehnungsgymnastik.

Um nicht sofort für einen Kleidungswechsel pausieren zu müssen, empfiehlt es sich, leicht fröstelnd zu starten.

Beim **Abstieg** ist das Herz- Kreislaufsystem wenig gefordert, was zu hohem Tempo einlädt. Wie in Kap. 4.3.4 dargestellt, erfolgt hier eine exzentrische Belastung des Bewegungsapparats verbunden mit erhöhten koordinativen Erfordernissen. Gleichzeitig ist man bereits mehr oder weniger erschöpft und unkonzentrierter. So wundert es nicht, dass sich mehr als die Hälfte aller Unfälle beim Bergwandern im Abstieg ereignen (Faulhaber et al. 2012). Gleiches gilt für anspruchsvolle Besteigungen.

Deshalb wird auch bergab ein moderates Tempo mit kleinen Schritten empfohlen. Hiervon kann abgewichen werden, soweit dies das Gelände, die Gelenk- und Muskelbeanspruchung (deshalb Nutzung von Stöcken) und sehr gute antrainierte Trittsicherheit zulassen. Hohe Tritte und Sprünge, die jungdynamische Bergfreunde oft präsentieren, sollte man sich ersparen.

> Wer zu schnell oder in wechselndem Rhythmus geht, verschleißt sein Energiereservoir bzw. riskiert eine Höhenkrankheit. Das Tempo ist ok, wenn man keine Pausen benötigt.
>
> Ein Atemrhythmus von 1:2 bis 1:1 sichert ein Gehtempo mit aerober Stoffwechsellage.

5.5.2. Atemrhythmus

Will man die Belastung nicht mit der Pulsuhr kontrollieren, so richtet man den Schrittrhythmus nach der Atemfrequenz.

In Frage kommen vor allem folgende Schemata:

Leichtes Gelände:

1 Schritt einatmen – 2 Schritte ausatmen;

Schwereres Gelände und ab ca. 3.000 m:

1 Schritt einatmen – 1 Schritte ausatmen.

Mit dieser Taktik bewegt man sich zuverlässig im aeroben Bereich und kann seine Leistung – eine gute Anpassung vorausgesetzt – zuverlässig über Stunden abrufen. Man sollte hierbei versuchen, so lange wie möglich durch die Nase zu atmen, um die Luft anzufeuchten und zu erwärmen. Vor allem in der Akklimatisationsphase ist die Einhaltung dieser Taktik wichtig, um Anpassungsstörungen und damit eine Höhenkrankheit zu vermeiden.

Unter großer Belastung und in extremer Höhe wird man diese Schemata nicht mehr einhalten können und wesentlich öfter je Schritt atmen, d. h. langsamer gehen. Auch hier sollte man so langsam gehen, dass man nicht fortlaufend stehenbleiben muss, um auszuruhen. Bei sehr großer Belastung ist es hilfreich, durch den Mund bewusst forciert, tief und schnell zu atmen.

5.5.3. Stöcke als Gehhilfe

Die Nutzung von Stöcken, zumeist Teleskopstöcken, ist nicht in jeder Situation angeraten, auch wenn das Marketing der letzten Jahrzehnte dies vermuten lässt.

Was sagt die Biomechanik?

Auch wenn es gefühlt bergab leichter geht, ist die biomechanische Beanspruchung gegenüber Wandern in der Ebene erhöht. Bei nur 9° Steigung ist die mechanische Arbeit bergauf wie bergab fast 3-fach größer (Franz et al., 2012). Erschwert wird dies durch das zu tragende Gepäck. Dies ist beispielsweise relevant für die Belastung der Gelenke. Hinzu kommt, dass es sich beim Bergabgehen um eine exzentrische Belastung handelt, die wir beim Wandern in der Ebene nicht gewohnt sind (Philippe, 2018). Das bedeutet: Die Bewegung erfolgt nicht durch Muskelkontraktion, sondern durch das kontrollierte Entspannen der Beinmuskulatur.

Hinzu kommt, dass beim Bergabgehen der allgemeinen Erfahrung entsprechend der Energieverbrauch abnimmt, in steilem Gelände aber höher ist, als in der Ebene (Philippe, 2018).

Hinzu kommen eventuell Anforderungen an Trittsicherheit und Gleichgewicht.

Der Einsatz sollte daher situationsbedingt erfolgen, beispielsweise:

- Im Abstieg, um den Körper abzubremsen und die Knie zu entlasten;

- Im Abstieg bei Kniescherzen (Kap. 4.3.5);

- Bei bestehender Gelenk- und Wirbelsäulenschädigung;

- Bei erhöhter Rutschgefahr (Nässe, Flussdurchquerungen, Schnee);

- Beim Tragen schwerer Rucksäcke;

- Bei Erkrankungen und Verletzungen.

Das heiß, unter normalen Bedingungen auf Pfaden oder im weglosen Gelände mit normalem Tagesrucksack sollten Stöcke entgehen früherer Meinung nicht zum Einsatz kommen. Die regelmäßige Nutzung birgt folgende Risiken:

- Verlernen der alpinen Trittsicherheit;

- Stolpergefahr;

- Sturzgefahr bei Versagen des Teleskopmechanismus.

Kinder und Jugendliche sollten eher verzichten, um den physiologischen Bewegungsablauf und sicheren Tritt zu erlernen.

Grundsätzlich sind die Stöcke immer nur als Paar zu nutzen. Der Einsatz sollte immer nahe der Falllinie des Körpers erfolgen. Nichtsdestoweniger gehören sie essentiell zur Ausrüstung, damit beispielsweise nach einer Verstauchung sicher abgestiegen werden kann.

5.5.4. Füße

Bergsteigen findet mit den Füßen statt, täglich und ganztags. Deren Pflege muss höchste Priorität haben. Selbst kleinste Verletzungen, Druckstellen oder Blasen verderben die Freunde an der Unternehmung oder stellen diese ganz in Frage.

Empfindliche Füße können an gefährdeten Stellen mit aufklebbarem Schaumstoff (z.B. Reston®) geschützt werden. Dies sollte vor Beginn der Reise in den Bergschuhen ausgiebig getestet werden. Leicht produziert man hierdurch erst das Problem.

Kritisch wird, obwohl weit verbreitet, das massive prophylaktische Verkleben der Füße mit Tapestreifen gesehen, weil dies die Haut durch den Luftabschluss aufweicht und schädigt. Zumindest sollten die Füße nachts wieder atmen dürfen.

Während der Tour sollte man permanent sensibel sein für auch nur leichte Druck- und Scheuerschmerzen an den Füßen. Täglich nach der Tour sind die Füße auf Druckstellen und Blasen zu prüfen. Nur so kann rechtzeitig gehandelt werden, bevor Wundstellen entstehen. Diese Sorgsamkeit macht auch das prophylaktische Tapen in der Regel überflüssig.

Wundstellen können abgeklebt werden. Hierfür kommen gelhaltige Folien (z.B. Compeed®) oder einfaches Tapeband in Frage. Das gilt selbstredend nicht für offene Wunden oder offene Blasen. Hier gelten die Regeln zur Wundversorgung.

Der Autor hat in gut passenden Schuhen bisher immer beste Erfahrungen mit sparsamem aber konsequentem Tapen von Druckstellen mit einfachem Tapeband gemacht, dass abends entfernt wurde.

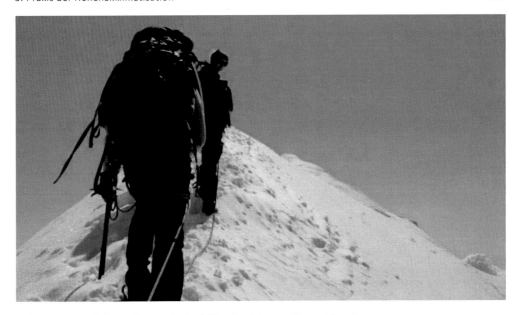

Abb. 113: Gipfelgrat der Ludwigshöhe im Monte-Rosa-Massiv

Bei den Schuhen spart man am falschen Ende. Diese müssen nicht extrem teuer, aber dem Vorhaben angemessen sein. Und das wichtigste: Sie müssen passen. Bei der Anprobe sollte das Geschäft in allen später zum Einsatz kommenden Sockenvarianten ausgiebig durchschritten werden. Die Schuhgröße beschreibt die Passform nur bedingt. Die Hersteller nutzen unterschiedliche Leisten, so dass die Schuhgeometrie signifikant variieren kann. Der Autor hat vor über 30 Jahren einen wirklich passenden Schuh gefunden und seitdem mit Schuhen des gleichen Herstellers nie Probleme gehabt.

Bergschuhe müssen ausreichend eingegangen sein, damit man später sicher sein kann, dass man nicht von Blasen geplagt wird. Das erfordert mehrstündige Berg- bzw. Wandertouren.

Nach Vorgabe des geplanten Einsatzes werden diese wasserfest und seitenstabil sein, über eine verwindungssteife Sohle verfügen und meist steigeisenfest oder bedingt steigeisenfest sein. Wichtig ist, dass auch in Hinblick auf warme Socken nicht zu klein gekauft wird. Da Schuhe ein Gewicht darstellen, das bei jedem Schritt angehoben werden muss, sind die schwereren Stiefel nicht automatisch die besseren.

Trekkingschuhe werden außer im Abstieg immer locker geschnürt. Im Abstieg werden Schuhe und Stiefel vorn fester geschnürt, damit ein permanentes Anstoßen der großen Zehen vermindert wird. Gleiches gilt bei Einsatz der Frontalzackentechnik, bei der die Zehen auch permanent vorn anstoßen.

Nach der Tagesetappe sollten die Füße von den Stiefeln befreit, wenn möglich ganz entkleidet werden. Auch im Schlafsack sollte man, wenn möglich, ohne Socken schlafen.

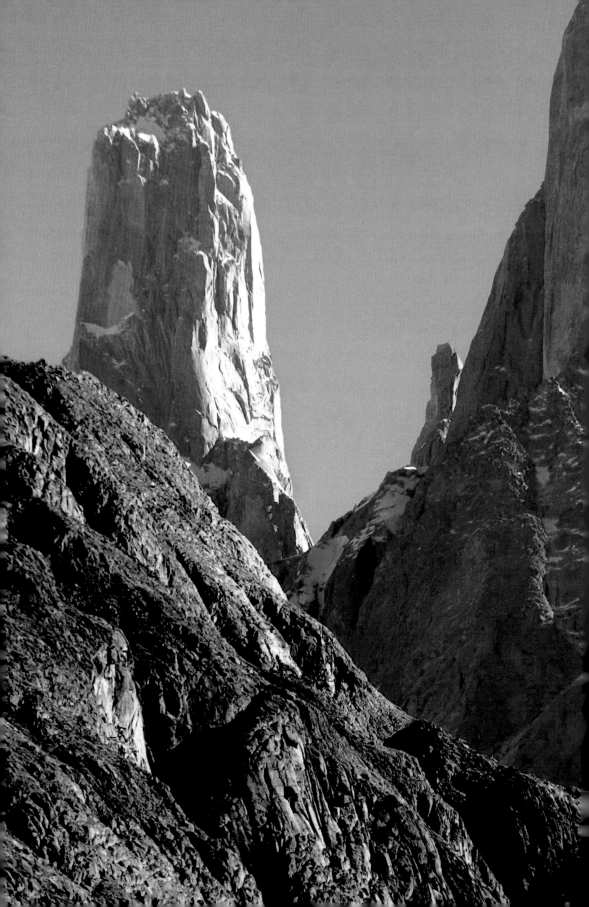

5.6. Flüssigkeitshaushalt

Der Mensch besteht zu 60% aus Wasser. Alle Körperprozesse verlaufen in wässrigem Medium und sind auf einen bestimmten Wassergehalt optimiert. Bei einem Wasserverlust erhöht sich die Konzentration aller Stoffe des Körpers, was Veränderungen auf breiter Front verursacht. Ebenso verändert diese die Fließeigenschaften des Blutes und hat so auch Einfluss auf den Wärmehaushalt.

In den folgenden Tabellen (Tab. 18, Tab. 19) ist eine typische Wasserbilanz und Faktoren, die diese beeinflussen, dargestellt.

Wasseraufnahme täglich		Wasserabgabe täglich	
1,5 l	Getränke	1,5 l	Urin
1,0 l	Nahrung	0,5 l	Schweiß
0,3 l	Wasser aus Stoffwechsel-vorgängen (Oxydationswasser)	0,5 l	mit Atemluft
		0,2 l	im Stuhl
2,5 – 3 l gesamt		2,5 – 3 l gesamt	

Tab. 18: typische tägliche Wasserbilanz

Faktoren, die die Wasserabgabe erhöhen	Faktoren, die die Wasserabgabe vermindern
• Schweißverluste durch Anstrengung	• Kälte reduziert das Schwitzen
• Kälte steigert Abatmung, weil kalte Luft trockener ist	• Verstärkte Atmung fördert Auskühlung und mindert Schweißbildung
• Niedriger Luftdruck steigert Atmung und damit die Abatmung	
• Größere Urinmenge während und nach Höhenanpassung	
• Vermindertes Trinken durch fehlend Durst in großer Höhe	

Tab. 19: Faktoren, die die Wasserbilanz

Höhenaufenthalte führen primär zu verstärkter Flüssigkeitsabgabe. Im Gegensatz zu anderen sportlichen Aktivitäten ist diese weniger auf Schweißverluste zurückzuführen. In der Höhe ist es eher kalt und der Körper muss keine Wärmeabgabe durch Wasserverdunstung (Transpiration) realisieren. Hauptursache für die Wasserabgabe

Abb. 114: Trango-Tower im Karakorum vom Baltotogletscher aus gesehen, 2013

ist die erhöhte Abatmung. Die Innenoberfläche der Lungenbläschen ist grundsätzlich feucht, damit der Gasaustausch stattfinden kann. Ebenso wie die Gase diffundiert auch Wasserdampf entsprechend dem Konzentrationsverhältnis zwischen feuchter Oberfläche und der Außenluft, bekannt als Verdunstung.

In der Höhe ist die Verdunstung bei gleicher körperlicher Anstrengung mehr als doppelt so hoch, wie daheim. Auf 4.300 m werden 0,7 l/d (Frauen) bis 2l/d (Männer) abgeatmet (Milledge, 1992). In extremer Höhe gibt der Körper täglich bis zu 6 Liter Wasser ab. Ursache ist die verstärkte Atmung und dadurch der verstärkte Luftaustausch in der Lunge. Wäsche trocknet bei Wind auch schneller. Hinzu kommt, dass Höhenluft eine geringere Luftfeuchtigkeit aufweist. Der Konzentrationsunterschied des Wasserdampfes ist dadurch höher als in der Ebene und die Verdunstung verstärkt.

Hinzu kommt eine vermehrte Flüssigkeitsabgabe durch Harnausscheidung während der kritischen Phase der Akklimatisation (Kap.3.11.2)

Um den Wasserhaushalt zu stabilisieren kommt es in der Niere zu einer verstärkten Wasserrückgewinnung (Retention). Pro Tag bildet die Niere 180 l Primärharn, von der der größte Teil in den Nierentubuli wieder zurückgewonnen wird. Nur 1 bis 1,5 l Harn werden ausgeschieden. Unter Höhenexposition erhöht sich diese Rückgewinnung unabhängig von der Flüssigkeitszufuhr.

Flüssigkeitsdefizite steigern das Risiko für Höhenkrankheit. So sollen am Everest-Treck Trinkmengen von unter 3 l pro Tag das Risiko für Höhenkrankheit (AMS) um 60% erhöhen. Ausreichendes Trinken kann die Erkrankung nicht verhindern, Flüssigkeitsmangel jedoch deren Auftreten fördern und die Symptome verstärken.

Umgekehrt führen die typischen Symptome der Höhenkrankheit (Appetitlosigkeit, geringer Antrieb, Erbrechen und Übelkeit) zu einer verminderten Flüssigkeitsaufnahme – ein Teufelskreis. Daher muss auch nach Auftreten der Krankheit, auch bei Ödemen, umso konsequenter weiter getrunken werden.

Über das Plasmavolumen hat der Flüssigkeitshaushalt auch Auswirkungen auf die Blutzirkulation und den Sauerstofftransport (siehe auch 3.9.1). Steigt der Hämatokritwert des Blutes von normalen 42% auf extreme 52%, so sinkt das Plasmavolumen um ein Fünftel. Das hört sich nicht bedrohlich an, ist es aber. Als Vergleich kann eine Autobahn mit dichtem Verkehr dienen. Bis zu einem bestimmten Grad fließt der Verkehr reibungslos. Ab einem kritischen Moment oder bei der kleinsten Störung durch ein bremsendes Auto kommt es zum Stau und der Verkehr zum Erliegen. Die Blutzellen darf man sich nicht als feste Perlen vorstellen, die durch das Blut strömen, sondern als flexible Säcke, die durch die Kapillargefäße rollen und permanent Kontakt zu den Gefäßwänden haben. Kaffeesatz, der langsam in den Ausguss gegossen wird, läuft durch. Gießt man diesen mit wenig Wasser schnell aus, so kann dieser den Ausguss verstopfen. Gleiches gilt für Blut mit zu hohem Zellanteil. Das Blut fließt dann oftmals erheblich langsamer oder der Blutfluss kommt vor allem in den Fingern oder Zehen ganz zum Erliegen (Stase). Das wiederum führt durch die mangelnde Wärmezufuhr aus dem Körperinnern schnell zu Unterkühlungen und Erfrierungen. Aber auch unterhalb solch kritischer Auswirkungen wird der Sauerstofftransport eingeschränkt und der Hypoxieeffekt verstärkt. Zumindest verläuft die Akklimatisation langsamer.

5.6.1. Folgen von Flüssigkeitsdefiziten

Allgemeine Folgen sind erst einmal (Veitl, 2018):

- Dehydratation (trockene Haut, rissige Lippen, Trockenheit im Rachenraum, der Husten provozieren kann);

- Verstopfung;

- Erhöhung der Blutviskosität und dadurch Thrombosegefahr;

- Durst, leider erst zu spät im Nachhinein.

Leistungsabfall

Eine Abnahme der Leistungsfähigkeit ist ab einem Flüssigkeitsdefizit von 2% feststellbar: Das ist nicht viel. In Zahlen bedeutet das folgendes: Oberhalb der Schwellenhöhe ist die Leistung hypoxiebedingt ohnehin um ca. 10% je 1.000 Hm vermindert. Ein Flüssigkeitsverlust von einem Liter mindert die Sauerstofftransportkapazität um ca. 5%, was einer fiktiven Höhenzunahme von 500 Hm und damit einem Leistungsverlust von weiteren 5% entspricht. Verliert man beispielsweise durchfallbedingt auf 4.000 m Höhe 4 Liter Wasser, so sieht die Rechnung wie folgt aus:

Leistungsminderung höhenbedingt:

$$4.000 - 2.000 = 2.000 \text{ Hm entspricht}$$
$$-20\%;$$

Leistungsminderung Wasserverlust: 4l entsprechen 2.000 Hm entspricht
$$-20\%.$$

Das Leistungsvermögen ist also um 40% vermindert, was sonst erst in 6.000 m Höhe zu erwarten wäre.

Stark erhöhte Hämatokritwerte sind also kein Anzeichen einer guten Akklimatisation im Sinne einer Neubildung roter Blutzellen (Höhenpolyglobulie), die erst später einsetzt (3.9.1), sondern sind alarmierende Anzeichen eines Flüssigkeitsmangels.

Ein Wasserverlust von 10% ist lebensbedrohlich, einer von 20% ist tödlich.

Thrombosen und Lungenembolien

Das Hauptproblem beim Auftreten von Flüssigkeitsverlusten liegt in der Förderung von Thrombosen und Thrombembolien sowie von Erfrierungen.

Thrombosen sind Erkrankungen, bei denen sich Blutgerinnsel in den Blutgefäßen bilden (Kap. 7.6). Sie sind das Ergebnis eines physiologischen Blutgerinnungsprozesses, der im Falle einer Gefäßverletzung die Wunde verschließen und das Verbluten verhindern würde.

Werden diese Blutgerinnsel in den Venen fortgeschwemmt, können Sie in die Lungengefäße gelangen und diese verstopfen, bekannt als Lungenembolie. Der Blutaustausch kommt zum Erliegen, was sich in einer plötzlichen Einschränkung der Leistungsfähigkeit bemerkt werden kann oder gleich zum Tode führt.

Die Lungenembolie ist die häufigste internistische Todesursache in der Höhe. An ihr sterben vermutlich mehr Menschen als an akuter Höhenkrankheit.

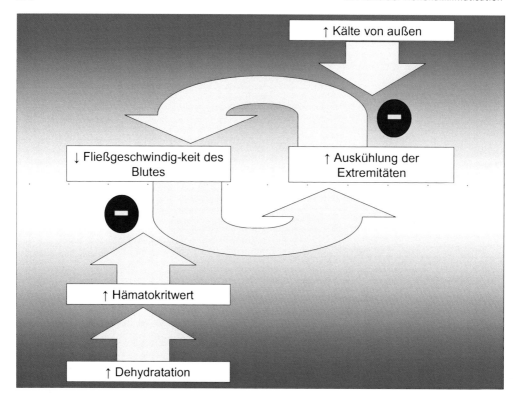

Abb. 115: Teufelskreis Flüssigkeitsverlust – Unterkühlung

Erfrierungsrisiko

Eine weitere Folge von Wasserdefiziten ist ein erhöhtes lokales Erfrierungsrisiko (Kap. 7.4.3). Durch die verminderte Fließgeschwindigkeit in den Kapillaren wird die Wärmezufuhr aus dem Körperinnern gestoppt. Umgekehrt erhöht der Kälteeinfluss wiederum das Risiko von Thrombosen.

weitere Folgerisiken

Parallel führten Wasserverluste unabhängig vom Akklimatisationsprozess auch zu einer Erhöhung des Ruhepulses. Dies erklärt Ruhepulsanstiege (oder fehlende Pulsrückgänge) im Abstieg, wenn die Höhe zwar sinkt, aber das Wasserdefizit zunimmt.

Letztlich führt die Körperaustrocknung (Exsikkose) auch zu steigenden Natriumwerten (Hypernatriämie), die Störungen des zentralen Nervensystems bewirken können, zu Bluthochdruck und zu Herzrasen (Tachykardie).

5.6.2. Begrenzung von Flüssigkeitsdefiziten

In der Akklimatisationsphase sind Flüssigkeitsdefizite in der Praxis quasi unvermeidlich, es gilt jedoch, diese durch forciertes Trinken zu begrenzen. Der natürliche Durst reicht als Trinkanreiz nicht aus. Es muss darüber hinaus getrunken werden.

Kurzfristige Gewichtsverluste, d. h. solche von Tag zu Tag, sind stets Flüssigkeits-

---

Box 24

Musterrechnung zur Abschätzung des Flüssigkeitsbedarfs

Die Wasserverdunstung ist vorrangig von der Temperatur abhängig, daneben von der Luftfeuchtigkeit. Je wärmer die Luft ist, desto mehr Wasser kann Sie aufnehmen. In der Luge bei 37°C beträgt der Sättigungswert 0,044 g Wasser je Liter Luft. Ein Atemzug von 2 l Luft kann also 0,1 g Wasser abführen.

Nehmen wir 20 Atemzüge je Minute an, so ergibt sich pro Tag eine Wassermenge von 0,1g * 20/min * 60min * 24 Stunden = 2.800 g Wasser.

Dieser Wert deckt sich gut mit den genannten Erfahrungswerten.

---

verluste. So kann eine regelmäßige Gewichtskontrolle zur Beobachtung des Flüssigkeitshaushalts eingesetzt werden. Da die Wenigsten eine Waage in die Berge tragen, kann stattdessen die Harnmenge kontrolliert werden, wobei eine Menge von 1,5 l/d anzustreben und weniger als einem Liter pro Tag bedenklich ist. Eine erhöhte Harnmenge gilt als ein Anzeichen eines gut verlaufenden Anpassungsprozesses. Die Menge kann wahlweise per Messbecher oder durch Sekundenzählen abgeschätzt werden. Im letzteren Fall muss zu Hause beim Urinieren die Harnmenge pro Zeit ermittelt werden. Der Harn sollte hellgelb sein. Diese Prophylaxe ist hoch praktikabel und sehr zu empfehlen.

Die individuellen Flüssigkeitsverluste am Berg sind schwer zu beziffern und die Trinkempfehlungen in der Literatur sehr unterschiedlich. Aus flugmedizinischen Untersuchungen ist in der Höhe ein Ruhebedarf von ca. 3 ½ l je Tag bekannt (Basisbedarf). Bei Durchschnittsbergsteigern kann man einen zusätzlichen Bedarf von 2 ½ l pro Tag annehmen. Hierbei ist auf 8-stündige Touren bei hypoxiebedingt verminderter Leistungsfähigkeit abgestellt. Würde man die Belastungsintensität von Marathonläufern in die Höhe extrapolieren, so kämen

zum Basisbedarf über 4 l hinzu. Diese Trinkmengen sind in der Praxis selbstredend gänzlich unrealistisch.

Mit einem Flüssigkeitsdefizit wird man sich also beim Höhenbergsteigen abfinden müssen. Das Hauptproblem ist der fehlende Antrieb, ausreichend zu trinken. Der Ausgleich von Flüssigkeitsdefiziten im Basislager nimmt erfahrungsgemäß mehrere Tage in Anspruch.

Tatsächlich sollte eine Flüssigkeitszufuhr von 2 bis 4 l täglich erzielt werden – vor, während und nach der Tour. Abweichende Werte selbstredend in Wüstenklimaten.

Sinnvoll sind kohlenhydrat- und mineralstoffhaltige Getränke, da ohne Essen zu müssen schnell verfügbare Energie zugeführt werden kann. Hierbei ist weniger süßes Maltodextrin Glukose vorzuziehen. Warme Getränke sind oft geeigneter als kalte, weil sie dem Körper beim Trinken keine Wärme entziehen.

Elektrolyte sind im Normalfall nicht erforderlich. Langläufig wird der Elektrolytbedarf in der Höhe überschätzt. Hier resultiert der Flüssigkeitsbedarf vorwiegend aus der gesteigerten Abatmung. Bei dieser gehen jedoch keine Salze verloren. Auch

Schweiß enthält weniger Salze als die Körperflüssigkeit selbst. Wird über längere Zeit geschmolzener Schnee oder Quellwasser getrunken, so kann es sinnvoll sein, Magnesium durch Mineralsalztabletten zuzuführen. Einen Mangel erkennt man an Muskelkrämpfen. Einem möglichen Kaliummangel kann man gut durch getrocknete Aprikosen vorbeugen. Brühwürfel gleichen Salzverluste gut aus und sind eine willkommene Alternative zum süßen Tee und Milchpulvermüsli.

In den Alpen wird man sein Lieblingsgetränk stets käuflich erwerben können. Auf Expeditionen ist man darauf angewiesen, was vor Ort verfügbar ist, wenngleich die Einheimischen auch hier zunehmend nachgefragte Getränke in die Höhe schleppen. Der Fokus liegt nicht bei Fitnessgetränken, sondern bei Cola und Bier. Das deckt nicht den Grundbedarf, sorgt aber für willkommene Abwechslung im Basislager.

Wer mag, kann ein Salz-Kohlenhydrat-Mix mitführen und ein isotonisches Getränk selbst herstellen. Der Autor nutzt Mg- und Ca-Brausetabletten, um Wasser Geschmack zu geben.

In den meisten Regionen stellt die Wasserqualität ein Problem dar. Weder Leitungswasser, noch natürliches Oberflächenwasser aus Bächen oder auf Gletschern sind zum Trinken oder Zähneputzen geeignet. Ein gutes Indiz für die Verträglichkeit von Quell- oder Gletscherwasser ist die Abwesenheit von Tieren oberhalb des Entnahmeortes, um Verunreinigungen durch deren Fäkalien ausschließen zu können. Das Problem ist nicht, dass diese generell nicht vertragen werden, sondern dass der typische Mitteleuropäer diese nicht gewohnt ist und deshalb nicht verträgt.

Trinkbares Wasser kann bis ca. 6.000 m Höhe durch Abkochen gewonnen werden.

In größerer Höhe wäre die Siedetemperatur nicht ausreichend und der Brennstoffverbrauch exorbitant, jedoch wird dort der zu schmelzende Schnee weniger verunreinigt sein, eher durch Hinterlassenschaften früherer Bergsteigergenerationen. Durch das Kochen werden alle relevanten Erreger, wie Bakterien, Amöben und Protozoen abgetötet. Oft werden Kochzeiten bis zu 20 Minuten empfohlen. Der Autor selbst hatte auch bei nur kurzzeitigem Aufkochen über eine Minute nie Probleme. Aus dessen Sicht soll schließlich kein steriles Wasser hergestellt werden, sondern solches, mit dem das Immunsystem problemlos umgehen kann.

Möglich ist auch eine Filtration, wobei die Filter eine Porengröße von 0,1 bis 0,3 μm haben sollten (hält keine Viren zurück).

Alternativ kommt eine chemische Desinfektion mit Jod, chlorhaltigen oder chlorfreien Mitteln in Frage. Seit vielen Jahren bewährt hat sich Micropur® von Katadyn, dessen Wirkung auf Silberionen beruht. Eine Tablette entkeimt 1 l Wasser. Die Wirkzeit beträgt 30 Minuten gegen Bakterien und 2 Stunden gegen Amöben. Eine zusätzliche Filterung des Wassers liegt im Ermessen des Anwenders.

Zunehmen wird auf UV-Bestrahlung (z. B. mittels SteriPEN®) zurückgegriffen, insbesondere in Basislagern, in denen das vorhandene Wasser einen guten Eindruck macht.

Wer schon einmal Schnee geschmolzen hat, weiß dass es extrem hilfreich ist, zuerst immer einen Rest Wasser in den Topf zu geben, damit die Wärmeleitung zum Schnee gewährleistet ist. Andenfalls schmilzt eher der Topf als der Schnee – und Deckel drauf.

Industriell hergestellte Getränke aus originalverschlossenen Flaschen mit akzeptablem

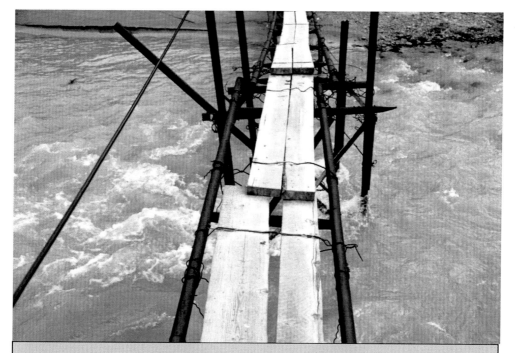

Täglich auch über den Durst hinaus 2 – 4 l trinken, vorzugsweise kohlenhydrathaltige Getränke; Wasser abkochen oder entkeimen;

Eine Urinmenge von < 1 l / Tag deutet auf ein Flüssigkeitsdefizit hin, 1,5 l/d sind anzustreben.

Abb. 116: Hält auch ohne TÜV. Im Altai, 2011.

Verfallsdatum sind in der Regel bedenkenlos trinkbar.

Alkohol

Alkoholgenuss ist in der Höhe gefährlich. Entgegen der früheren Meinung soll er keine Gefäßerweiterung und damit keinen erhöhten Wärmeverlust verursachen, er verhindert jedoch das Kältezittern und damit einen lebenserhaltenden Mechanismus, um notfalls zusätzliche Wärme zu produzieren.

5.7. Energiehaushalt und Ernährung

Beim Thema „gesunde Ernährung" ist zwischen der Situation vor und während der Bergfahrt zu unterscheiden. Zudem sind Quantität und Qualität zu betrachten.

Unsere langfristigen Ernährungsgewohnheiten wirken über Monate und Jahre und zielen in entwickelten Industriestaaten eher auf Luxusprobleme ab. Quantitativ steht eher die Vermeidung von Übergewicht im Raum. Qualitativ spielen Ernährungsmängel gegenüber der Idee eines nachhaltigen und gesunden Lebensstils eine eher untergeordnete Rolle.

Diese Situation sollten wir wertschätzen.

Nichtsdestoweniger schafft eine ausreichende und gesunde langfristige Ernährung die Voraussetzung für eine erfolgreiche Bergfahrt. Mängel derselben können während der Reise bzw. Bergtour nicht mehr ausgeglichen werden.

Eine Gewichtsdiät könnte vor einer Expedition kontraproduktiv sein. Sich vegan ernährende Menschen sollten sich vor Reiseantritt der besonderen Situation bewusst sein und Defizite aktiv ausschließen.

Während der Bergfahrt ergibt sich ein gänzlich anderes Bild. Zentrale Frage ist hier die ausreichende Versorgung mit Energie und essentiellen Nahrungsbestandteilen.

Wenn man das Internet durchforstet, scheint nur der quantitative Aspekt eine Rolle zu spielen, der sich auf kcal, Höhenmeter und Nahrungsergänzung fokussiert.

Aus Sicht des Autors werden das psychische Wohlbefinden und damit die Leistungsbereitschaft durch die Qualität geprägt, also den Unterschied zwischen Nahrung und Essen. Ein guter Koch im Basislager ist Gold wert.

Der Autor hat die Erfahrung gemacht, dass letztlich nur ausreichend gegessen wird, wenn es auch schmeckt. Über Tage hinweg ist kaum jemand bereit, sich geschmacklose Kalorien einzuverleiben. Ein wohlbedachtes „Belohnungsbier" kann durchaus mehr nutzen als schaden (jedoch nicht während der kritischen Phase der Akklimatisation!). Einen guten Überblick gibt Veitl (2018).

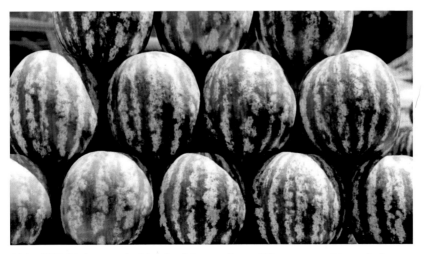

Abb. 117: Melonen sind im Basislager eine willkommene Abwechslung, wenn man sie nicht selbst tragen muss.

5.7.1. Energiehaushalt in der Höhe

Der Körper benötigt primär Energie, um sich selbst am Leben zu halten, den sogenannten Grundumsatz. Hinzu kommt ein Leistungsumsatz, um, wie der Name es sagt, Leistungen zu erbringen.

Der Grundumsatz ist alters-, gewichts- und geschlechtsabhängig. Zur Abschätzung gibt es diverse Formeln (Wikipedia, 2022), grob vereinfacht gelangt man meist zu 25 kcal/kg Körpergewicht pro Tag. Daraus resultieren bei 70 kg Körpergewicht 1.750 kcal/d.

Den Gesamtenergieverbrauch erhält man, indem man je nach Tätigkeit mit einem Leistungsfaktor multipliziert (in kcal/d):

- Fernsehen: 1,2
  2.100 kcal/d;

- Büroarbeit: 1,3 – 1,6
  2.300 – 2.800 kcal/d;

- körperliche Arbeit: 2,0 – 2,4
  3.500 – 4.200 kcal/d;

- Bergwandern (5-Stunden-Tour)
  4.300 kcal/d;

- Schweres Bergsteigen ganztags
  6.000 kcal/d.

Beim Bergsteigen macht die eigentlich Hubarbeit nur einen minimalen Anteil aus. Um einen inklusive Ausrüstung 90 kg schweren Menschen 1.000 m anzuheben, werden nur 211 kcal benötigt (90kg * 9,81 m /s * 1.000 m = 883.000 kg m^2 s^{-2} = 883 kJ = 211 kcal). Das entspricht dem Energiegehalt von lediglich 10 Butterkeksen (ca. 50 g Kekse á 1.833 kJ/100g). Mit solch einem Frühstück käme man auf keinen Gipfel. Der überwiegende Teil der Nahrungsenergie

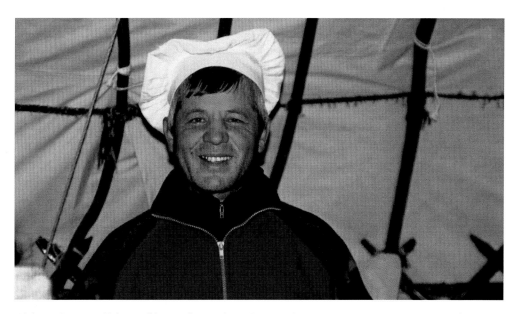

Abb. 118: Bagadir's Kochkunst hat schon Generationen von Bergsteigern am Pik Leinin verzaubert.

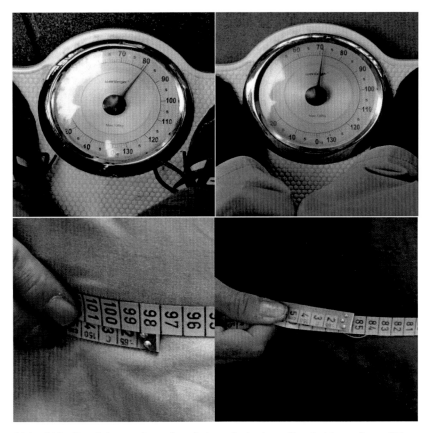

Abb. 119: Gewichtsverlust des Autors bei einer 3-wöchigen Expedition zum Muztagh Ata 7.509 m im chineischen Pamir 2014

wird dank unseres ungünstigen Wirkungsgrades in Wärme umgewandelt, was wir beim Schwitzen bemerken.

In der Höhe ist der Grundumsatz allein schon erhöht, um in kalter Umgebung die Körpertemperatur zu halten. Durch die körperliche Tätigkeit landet man automatisch im Bereich körperlicher Schwerstarbeit. Selbst für eine halbtätige anspruchsvolle Bergwanderung benötigt man ebenso viel Energie, wie dem Grundumsatz eines ganzen Tages entspricht (Veitl, 2018).

Bei Tagestouren werden kaum Probleme resultieren, da man intuitiv ausreichend isst und entsprechende Mahlzeiten einplant. Die gute Versorgung auf Alpenhütten tut ihr übriges.

Bei Mehrtagestouren, insbesondere Trekkingreisen oder Expeditionen können sich Defizite aufbauen, so dass gezielt auf eine ausreichende Versorgung zu achten ist. Starkes Schwitzen kann über Tage zu Mineralstoffdefiziten führen. Ansonsten sind bei gemischter Ernährung keine Nährstoffergänzungen erforderlich.

Akute Gewichtsabnahmen (von Tag zu Tag) sind sehr überwiegend auf Flüssigkeitsverluste zurückzuführen. Dies betrifft besonders die ersten Tage eines Aufenthalts in großer Höhe und sollte sich bald einpegeln. In extremen Höhen schreitet die Gewichtsabnahme jedoch permanent voran. Die Ursachen sind multifaktoriell und im Detail noch unbekannt. Sie gehen über das quasi

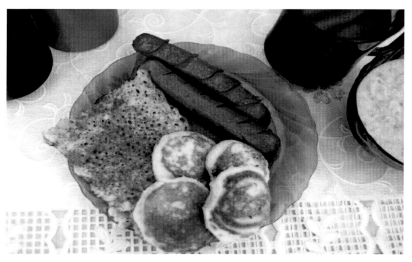

Abb. 120: kohlenhydratreiches Frühstück im Basislager, rechts Haferbrei

unvermeidliche Kaloriendefizit hinaus. Selbst bei ausreichender Kalorienzufuhr und optimaler Akklimatisation wurden Gewichtsverluste von bis zu 10% beobachtet.

Bei dem langsamen und kontinuierlichen Gewichtsverlust in extremer Höhe handelt es sich in erster Linie um Fettverbrennung (über 70%). Viele schlanke und athletische Sportler werden an sich selbst wenig verbrennbares Fett vermuten. Tatsächlich beträgt der Fettanteil bei 20- bis 40-jährigen Männern mit normaler Statur zwischen 8% und 20% bzw. 21% und 33% bei Frauen. Bei normalgewichtigen 40- bis 60-jährigen sind Körperfettanteile von 11% bis 22% (Männer) bzw. 23% bis 34% (Frauen) typisch. Sehr schlanke Personen weisen einen geringeren Fettanteil auf. Bei Profisportlern liegt der Anteil um oft 10%. Lebensnotwenig ist ein minimaler Fettanteil von 2% bis 5% (Männer) bzw. 10% bis 13% (Frauen) (Gallagher et al., 2000). Somit liegen die beobachteten Gewichtsverluste von ca. 10% in Rahmen des physiologisch Möglichen.

Hauptursache ist der durch Sauerstoffmangel ausgelöste Appetitverlust, der auch nach erfolgreicher Anpassung anhält. Biochemisch ist dies u. a. auf einen Anstieg des Hormons Leptin zurückzuführen. Gefördert wird das Kaloriendefizit zudem durch Verdauungsprobleme und verminderte Motivation, dauerhaft große Mengen Tütennahrung zu sich zu nehmen. So ist vielfach zu beobachten, dass ein großer Teil des vorher mengenmäßig wohl berechneten Proviants wieder von den Lagern heruntergetragen wird und im Basislager mit zunehmender Verweildauer die Teller immer übersichtlicher werden.

Untersuchungen haben gezeigt, dass die Nahrungsaufnahme in der Höhe oft auf die Hälfte und darunter vermindert ist. Das Ausmaß dieses Effekts hängt stark von der Aufstiegsgeschwindigkeit ab. Das bedeutet, dass trotz guter Vorsätze insbesondere in den Höhenlagern nur minimal gegessen wird.

Untersuchungen haben gezeigt, dass bei einem simulierten Everest-Aufstieg über 31 Tage in einer hypobaren Kammer die Personen 3 bis 7 kg Gewicht verloren (Westerterp-Plantenga et al., 1999). Die Probanden zeigten eine negative Energiebilanz, obwohl sie ausreichend essen konnten und keinen körperlichen Anstrengungen unterlagen.

Man wird also fast immer ein Energiedefizit aufbauen und abnehmen. Der Autor bietet Freunden Diäten mit garantiertem Abnahmeerfolg an, bei denen man Essen kann, so viel man will. Hiervon hat leider noch niemand Gebrauch machen wollen.

Das führt unvermeidlich zu starken Bilanzdefiziten mit unterschiedlichen Folgen:

- Hypoglykämie mit Hirnbeeinträchtigungen,

- Kreislaufstörungen,

- Ermüdung,

- Kraftlosigkeit,

- Thrombosen und Embolien,

- Erfrierungen,

- Störungen im Eiweißstoffwechsel.

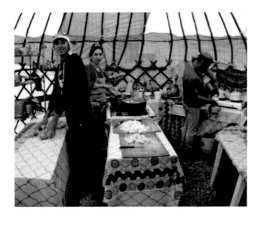

Abb. 121: Küchenzelt am Pik Lenin im Pamir. Dank bester Hyiene führte auch der Genuss von Obst und Säften zu keinerlei Beschwerden.

Eine besondere Herausforderung kann die energetisch ausreichende Ernährung für **Vegetarier und Veganer** darstellen, da den Köchen in vielen Ländern die Sensibilität für diese Thematik fehlt. Es muss damit gerechnet werden, dass den Betreffenden die vegetarischen bzw. veganen Bestandteile des normalen Küchenplanes zur Verfügung stehen. Dann kann sich das Menü schnell auf Rohkostbeilagen beschränken, insbesondere dann, wenn Fladenbrot oder Pancake nicht vegan hergestellt sind, zumal es den gern gereichten Brei (Porridge) nicht ohne Milch gibt. Hier mag ein kirgisischer Koch zitiert sein: „Unser Gemüse heißt Fleisch."

Im Rahmen der **Höhendeterioration** in extremer Höhe steigern sich diese Bilanzdefizite nochmals. Daher sind neben dem Gewichtsverlust und der allgemeinen Müdigkeit und Lethargie weitere Symptome zu beobachten, wie eine nur langsame Erholung nach körperlicher Anstrengung, verlangsamte körperliche und mentale Reaktionen oder auch Blutdruckabfall. Späterhin wird die Gesamtsymptomatik der Höhendeterioration lebensbedrohlich.

Ein Abbau der Muskelmasse setzt erst in sehr extremer Höhe ein. Er ist physiologisch auch sinnvoll, weil der Körper die vorhandenen Muskeln nicht mehr umfassend mit Sauerstoff versorgen kann. Konkret nimmt der Querschnitt der Muskelfasern ab, wodurch sich bei unveränderten Blutkapillaren die Durchblutung effektiv verbessert. Ebenso vermindert sich die Zahl der Mitochondrien in den Muskeln, die den Sauerstoff nutzen, um Energie bereitzustellen. Arbeitslose Mitochondrien sind offenbar überflüssig (Domej und Schwaberger, 2018).

Gewichtsverluste in geringer oder mittlerer Höhe haben in der Regel andere Ursachen, denen gegebenenfalls nachzugehen ist, allen voran der Flüssigkeitsverlust.

Diese Erkenntnisse sind auch für die Aufstiegsstrategie relevant. Nach kräftezehrenden Akklimatisationstouren, die unweigerlich zu Bilanzdefiniten führen, sind Ruhetage im Basislager dringend erforderlich, insbesondere vor dem Aufbruch zum Gipfel.

Diese drastische Darstellung soll motivieren, die letztlich ohnehin auftretenden Defizite durch bewusste konsequente Nahrungsaufnahme zumindest gering zu halten.

5.7.2. gesunde Ernährung

Die Nahrungszusammensetzung hat keinen direkten Einfluss auf eine Höhenerkrankung, wirkt jedoch indirekt und beeinflusst somit erheblich das gesundheitliche Wohlbefinden, die Akklimatisation und das Gelingen der Unternehmung.

Die Nahrung sollte aus physiologischer Sicht kohlenhydratreich und leicht verdaulich sein. Kohlenhydrate können leichter

aufgenommen werden und ermöglichen die längste Energiebereitstellung. Damit diese letztlich auch gegessen wird, solle sie darüber hinaus auch schmackhaft und gut gewürzt sein und nicht zu stark von den heimischen Essgewohnheiten abweichen. Vorteilhaft aber schwer zu realisieren wären viele kleinere Mahlzeiten.

Während bei aerober Ausdauerbelastung hinreichend Fett verbrannt werden kann, trifft dies bei hoher Belastung unterhalb der anaeroben Schwelle nur noch bedingt zu und der Körper baut vermehrt Kohlenhydrate ab. Insbesondere dann ist es sinnvoll, auch ausreichend Kohlenhydrate zu sich zu nehmen.

Basis für einen kräftezehrenden Tag sollte ein reichhaltiges, kohlenhydratreiches Frühstück sein. Während des Tages sollten energie- und kohlenhydratreiche Snacks im Schnitt alle zwei Stunden für Kaloriennachschub sorgen. Was in den Alpen problemlos ist, wird bei Expeditionen eine Herausforderung sein. Eine bestimmte Kalorienmenge in Form von Kohlenhydraten wiegt deutlich mehr als in Form von Fett, umso mehr, wenn Ballaststoffe hinzukommen.

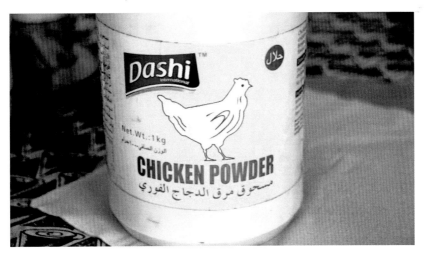

Abb. 122: Was auch immer das ist, es stammt aus einer Basislagerküche.

Da nur die Nahrung nützt, die auch gegessen wird, haben dem Autor auf Expeditionen ergänzend folgende Leckereien geholfen, die viele Kalorien je Gewichtseinheit beinhalten (kcal/100g):

- 540 Schokolade (Ritter-Sport®) kann schmelzen und erstarrt wieder ohne Sauerei,

- 540 Hanuta®, Knoppers®,

- 400 Bonbons,

- 510 Studentenfutter,

- 640 Nüsse,

- 400 Salami,

- 400 Käse, mittelreif.

Da Expeditionen und Trekkings oft in Gegenden mit verminderten Hygienestandards stattfinden, spielt die Lebensmittelhygiene eine entscheidende Rolle. Die bekannte Regel „Boil it, cook it, fry it, peel it or forget it" sollte auch in den Bergen konsequent eingehalten werden, wenn Zweifel an den der Beschaffenheit der Lebensmittel angebracht sind. Damit scheiden folgende Speisen aus:

- ungekochtes Wasser,

- Fruchtgetränke (außer industriell originalverschlossen);

- unkontrolliert zubereitete Kost Einheimischer;

- wiedererwärmte Speisen;

- rohe Fleisch- und Fischgerichte;

- Burger etc.;

- ungekochte Soßen;

- rohe Salate und rohes Gemüse (Salate können mit 2%iger Jodtinktur desinfiziert werden);

- ungeschälte oder ungeschält servierte Früchte;

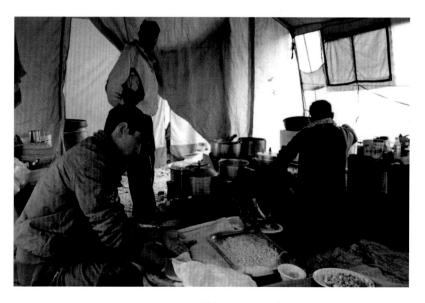

Abb. 123: Küchenzelt am Broad Peak

- Milch- und Milchprodukte;

- Butter, Weichkäse;

- Speiseeis, Desserts, Eiswürfel.

Wer diese Regeln einhält, stirbt nicht an Durchfall, sondern verhungert.

Basislagerköche haben all dies meist perfekt im Griff. So kann heute in Basislagern oder Lodges in touristisch erschlossenen Gebieten mit einer gewissen Vorsicht bedenkenlos gespeist werden.

Große Vorsicht sollte vor allem zu Beginn der Reise geübt werden, insbesondere bei der Anreise. In den Bergen wird man maßvolle Kompromisse eingehen.

In den betreffenden Gebieten gelten diese Vorsichtsmaßnahmen ebenso für teure Restaurants und Luxushotels, da auch deren Küchen regionaltypisch geführt werden. Am Beginn einer Reise sollte auch Zurückhaltung bei ungewohnt stark gewürzten und scharfen Gerichten geübt werden, um keine Verdauungsprobleme zu provozieren. Ur-

sache ist u. a. deren antimikrobielle Wirkung, die unserer europäischen Darmflora zusetzt.

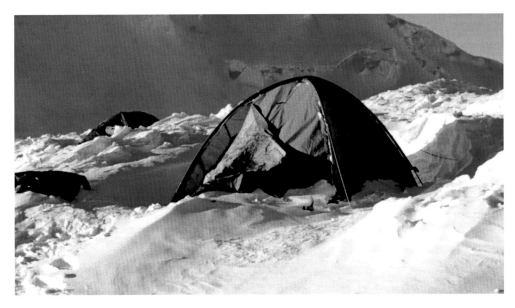

Abb. 124: Höhenlager auf 6.100 m im Pamir

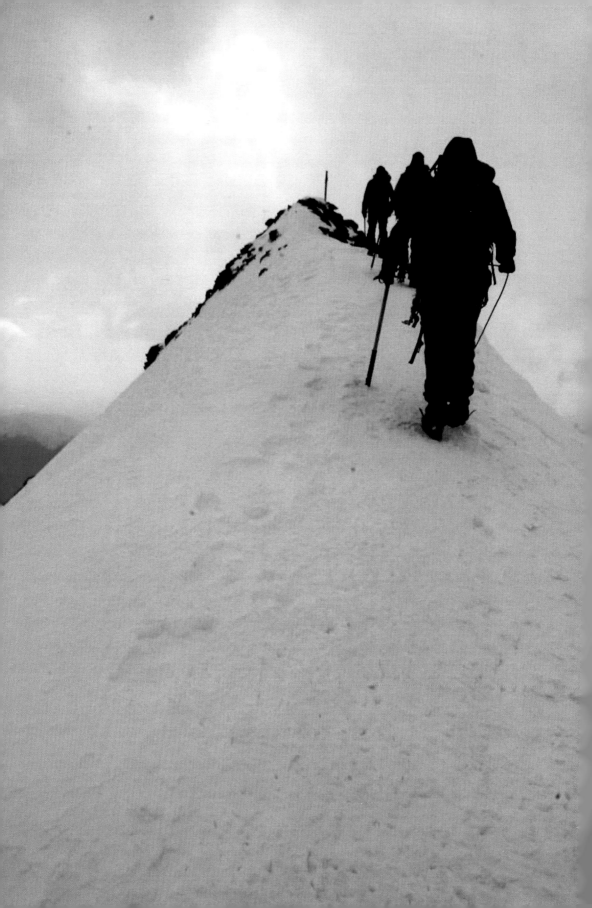

6. Die akute Höhenkrankheit

Die erste quasi wissenschaftliche Dokumentation von Symptomen der Höhenkrankheit verdanken wir bereits Alexander von Humboldt, der am 23.06.1802 versuchte, in den Anden den Chimborazo zu besteigen, den nach damaliger Kenntnis höchsten Berg der Welt „Wir stiegen höher, ... aber die Kälte nahm mit jedem Schritt zu. Auch das Atmen wurde stark beeinträchtigt, und noch unangenehmer war, dass alle Übelkeit, einen Drang sich zu erbrechen verspürten. ... Außerdem bluteten uns Zahnfleisch und die Lippen. Das Weiße unserer Augen war blutunterlaufen. ... Der Drang zum Erbrechen war mit etwas Schwindel verbunden und weit lästiger als die Schwierigkeit zu atmen. ... Alle diese Symptome von Asthenie rühren ohne Zweifel von dem Sauerstoffmangel her, dem das Blut ausgesetzt ist." – eine wie wir heute wissen korrekte Diagnose. Humboldt war der Meinung, noch extremere Bedingungen aushalten zu könnten. „Ich glaube, dass weniger die Atemnot, als vielmehr der Schnee das Erreichen des Gipfels verhindert." (Humboldt, 2006). Glücklicherweise machte eine breite Gletscherspalte die weitere Besteigung unmöglich, die aus gesundheitlicher Sicht wohl äußerst bedenklich gewesen wäre.

> Jeder kann höhenkrank werden, wenn er schnell genug aufsteigt.
>
> Nahezu niemand muss höhenkrank werden.

Abb. 125: Gipfelgrat am Strahlhorn im Wallis

6.1. Ursachen für das Scheitern in der Höhe

Die Höhenkrankheit ist vereinfacht gesagt nichts anderes als die Folge einer nicht erfolgreichen Höhenanpassung. Die Symptome und Vorgänge sind eng verbunden mit den normalen Akklimatisationsvorgängen. So besteht die Herausforderung für den Bergsteiger oft darin, krankhafte Prozesse von normaler Anpassung zu unterscheiden.

Daraus folgt, dass jeder höhenkrank werden kann, wenn er nur schnell genug aufsteigt und die Anpassungsfähigkeit überfordert. Umgekehrt muss nahezu niemand höhenkrank werden, wenn er sich an die Regeln der Höhentaktik hält.

Die meisten Bergsteiger müssen akzeptieren, dass sie ihre Höhenkrankheit selbst verschuldet haben. Diese Einsicht kann für die Zukunft hilfreich sein.

Heute werden 3 Hauptformen der Höhenkrankheit unterschieden, die direkt auf den Einfluss von Hypoxie zurückzuführen sind:

- die akute Höhenkrankheit (AMS, acute mountain sickness, 6.3),

- das Höhenlungenödem (HAPE, high altitude pulmonary edema, 6.4),

- das Höhenhirnödem (HACE, high altitude cerebral edema, 6.5).

Von geringerer Bedeutung sind folgende Formen:

- periphere Höhenödeme (HALE, high altitude local edema, 6.7.1),

- Retinablutungen (HARH, high altitude retinal haemorrhage, 6.7.2) und

- die chronische Höhenkrankheit (CMS, chronic mountain sickness, Monge´s Disease).

Da von der chronischen Höhenkrankheit nur Höhenbewohner und keine Bergtouristen betroffen sind, wird auf diese nicht eingegangen. Von geringerer klinischer Relevanz sind Blutungen der Netzhaut (HARH, Retina-Ödeme) und periphere Höhenödeme (HALE, lokale Ödeme, die zu Schwellungen führen). Sie stellen jedoch Warmsymptome für Anpassungsstörungen dar.

Hinsichtlich der Prävention, Diagnose und Therapie der Formen der akuten Höhenkrankheit bestehen heute umfassende Kenntnisse. Bezüglich der ursächlichen Entstehung und Ausprägung der individuellen Unterschiede herrscht noch Unklarheit.

Für die Höhenkrankheit sind drei Risikofaktoren gesichert.

- Die Häufigkeit für die drei Formen der Höhenkrankheit nimmt mit der Höhe und der Steiggeschwindigkeit (rate of ascent) zu.

- Hinsichtlich der Empfänglichkeit bestehen große individuelle Unterschiede und wohl auch eine unterschiedliche genetische Disposition. Sie korrespondiert in großem Maße mit der individuellen Atemantwort (HVR).

- Personen die bereits früher erkrankt sind (vor allem an den schweren Formen HAPE und HACE), erkranken auch häufiger wieder.

Nicht abhängig ist die Erkrankungshäufigkeit an AMS, HAPE und HACE von folgenden Faktoren: maximale Sauerstoffkapazität, Trainingszustand, Blutdruck, Ernährung, Zigarettenrauchen, Geschlecht oder Lebensalter.

Es gibt Hinweise, dass Personen mit einer guten Höhenverträglichkeit in der Akklimatisationsphase eine erhöhte Harnausscheidung aufweisen. Dies wird durch einen verminderten Spiegel des Hormons Aldosteron bewirkt. Umgekehrt findet man bei Personen mit einer Neigung zu AMS, aufgetretener AMS oder aufgetretenem HAPE erhöhte Aldosteronwerte, die wiederum zu einer verminderten Harnausscheidung führen. Diese verminderte Flüssigkeitsausscheidung könnte die Bildung von Ödemen verstärken. Auf eine Rolle des Flüssigkeitshaushalts könnte auch die effektive Wirkung von Dexamethason hinweisen.

Indirekt bewirkt die Hypoxie zusammen mit anderen Faktoren der Höhenexposition das vermehrte Auftreten weiterer gravierender Krankheitsbilder: Kälteschäden, d. h. Unterkühlungen und Erfrierungen, Thrombosen und Lungenembolien.

Von großer Bedeutung sind Fehlleistungen und Ausfallerscheinungen des Gehirns. Diese werden in Statistiken bei weitem nicht adäquat erfasst, da diese im Nachhinein oftmals nicht mehr belegt werden können. So ist ein großer Teil von Unfällen und Erfrierungen vor allem in extremer Höhe auf geistige Fehlentscheidungen zurückzuführen, die der Bergsteiger nur bedingt subjektiv beeinflussen konnte. Bekannt sind die Beispiele, dass nach Ablesen des Kompasses in die diametral falsche Richtung gegangen wurde oder Sauerstoffflaschen auf, statt zu gedreht wurden (Kap. 5.2.3). Hinzu kommen Unfälle durch Sturz, Eis- und Steinschlag oder Lawinenverschüttung.

Weitere oft tödliche Gesundheitsschäden resultieren aus der Höhendeterioration in extremer Höhe, auch wenn diese selbst kein klassisches Krankheitsbild darstellt.

Hinsichtlich der Erkrankungs-, Unfall- und Todesfallstatistiken muss zwischen den verschiedenen Unternehmungen unterschieden werden, vor allem zwischen Höhentrekking und Höhenbergsteigen. Die Zahlen variieren von Erhebung zu Erhebung, eben, weil diesen unterschiedliche Kriterien zugrunde liegen. Das Bild ist jedoch eindeutig.

Bevor wir uns mit den Zahlen befassen, bietet sich ein Blick auf die medizinischen Fachbegriffe im Kasten an (Box 37).

Höhentrekking führt erfreulicherweise nur zu einer sehr geringen Zahl von Todesfällen. Das Risiko ist trotzdem nicht vernachlässigbar. Es ist 32-fach höher als das eines tödlichen Verkehrsunfalls in Deutschland (15 statt 0,46 je 100.000, siehe Box 25). Eine tödlich verlaufende Höhenkrankheit ist um Größenordnungen seltener. Im Vergleich zum Bergsteigen treten geländebedingt wesentlich weniger tödliche Unfälle auf. Somit liegt der relative Anteil der Höhenkrankheiten an allen Todesfallursachen höher.

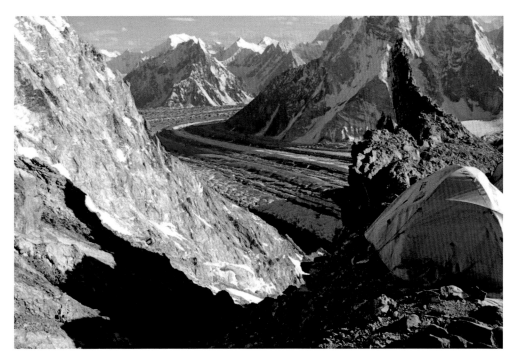

Abb. 126: Camp 2 am Broad Peak im Karakorum oberhalb des Godwin-Austen-Gletschers, der hinten nach rechts in den Baltoroglescher übergeht.

Box 25

Inzidenz

Die Inzidenz gibt die Anzahl von Neuerkrankungen in der Personengruppe an. Die Angabe erfolgt in Prozent oder als „Fälle je 100.000".

Mortalität

Die Mortalität gibt die Anzahl von Todesfällen in der Personengruppe an. Die Angabe erfolgt in Prozent oder als „Fälle je 100.000".

Letalität

Die Letalität gibt die Anzahl von Todesfällen in Relation zu den Erkrankten an. Die Angabe erfolgt in Prozent.

Beispiel:

Inzidenz:	20%	20.000 von 100.000 Personen
Mortalität:	2%	2.000 von 100.000 Personen
Letalität:	10%	2.000 von 20.000 Personen

Die Wahrscheinlichkeit vom Blitz getroffen zu werden (Inzidenz) ist sehr gering. Dadurch ist die Wahrscheinlichkeit, dadurch zu Tode zu kommen ebenfalls sehr gering. Hieran sterben in Deutschland pro Jahr im Durchschnitt 5 von 80 Millionen Menschen. Die Mortalität ist also nur 0,00625 je 100.000 oder 0,00000625%. Die Letalität ist jedoch sehr hoch, da die Chance, einen Blitzschlag zu überleben, eher gering ist.

Die Häufigkeit von Verkehrsunfällen (Inzidenz) dagegen ist recht hoch. Die meisten verlaufen jedoch glimpflich, die Letalität ist gering. Wegen der hohen Inzidenz liegt die Mortalität trotzdem bei 8 von 100.000 pro Jahr. Um dieses Risiko später mit dem von Bergfahrten vergleichen zu können, kann man daraus die Wahrscheinlichkeit für eine typischen Reisezeit von 3 Wochen ermitteln. Sie beträgt 0,46 Verkehrstote in 3 Wochen auf 100.000 Personen.

Prävalenz

Die Prävalenz gibt an, wie viele Menschen einer Gruppe zu einem bestimmten Zeitpunkt erkrankt sind. Es geht also nicht um Neuerkrankungen, sondern bestehende.

Morbidität

Die Morbidität ist die Summe aus Inzidenz (Neuerkrankungen) und Prävalenz (bestehende Erkrankungen).

	Höhentrekking	Höhenbergsteigen
Erkrankungsrate (Inzidenz) Davon:		24%
• Höhenkrankheit		9%
• Unfälle		8%
• Erschöpfung		1%
• Allgemeine Erkrankungen		6%
Todesfallrate (Mortalität) Davon:	0,015% (15 auf 100.000)	3% (3.000 auf 100.000)
• Höhenkrankheit		
• Unfälle		0,4%
• Erschöpfung		2,5%
• Allgemeine Erkrankungen		0,2% 0,1%
Anteil Höhenkrankheit an den Todesfällen	13%	17%
Anteil Unfälle an den Todesfällen		70%
Verhältnis tödliche Unfälle zu tödliche Höhenödeme	4x häufiger als Höhenkrankheit	9x häufiger als Höhenkrankheit,

Tab. 20: Erkrankungs- und Todesfallraten beim Höhentrekking und Höhenbergsteigen, Angaben gerundet (Berghold und Schaffert, nach Weingart, 2012)

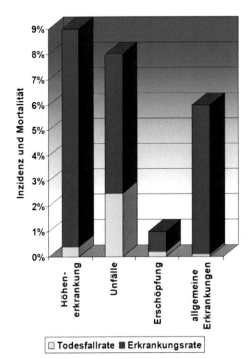

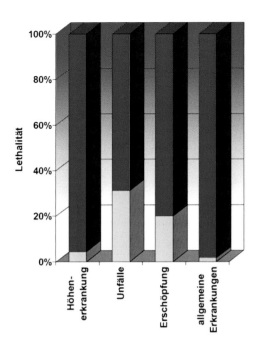

□ Todesfallrate ■ Erkrankungsrate

Abb. 127: Erkrankungshäufigkeit (Inzidenz) und Todesfallratre (Mortalität) beim Höhenbergsteigen, Angaben gerundet (Berghold und Schaffert, 2012, nach Weingart)

Abb. 128: Anteil tödlicher Verläufe an den Erkrankungen (Lethalität) beim Höhenbergsteigen, Angaben gerundet (Berghold und Schaffert, 2012, nach Weingart)

Ganz anders stellt sich das Bild für das Expeditionsbergsteigen dar. Ein Viertel aller Bergsteiger nimmt gesundheitlich Schaden (Abb. 127). Eine Todesfallrate von 3% ist extrem hoch. Man stelle ich vor, dass in einem voll besetzen Reisebus jeder ein Los ziehen muss und daraufhin ein Mitreisender in den nächsten Wochen zu Tode kommen wird. Man würde den Bus fluchtartig verlassen!

Einerseits ist festzustellen, dass die Quote an 8.000ern überproportional hoch sein wird und den Wert von 3% beeinflusst. An den höchsten Achttausendern kehrte in manchen Jahren jeder Vierte nicht heim. Im Durchschnitt aller 8.000er kommt auf jeden achten Gipfelerfolg ein toter Bergsteiger. Andererseits müssen sich diejenigen, die in nicht ganz so hohen oder schwierigen

Bergen unterwegs sind, vor Augen halten, dass sie die große Mehrheit derjenigen bilden, die zu dem 3%-Wert beitragen.

Tödliche Tragödien sind überwiegend Unfällen zuzuordnen (Abb. 129). Zu deren Ursache tragen jedoch gesundheitliche Vorschädigung durch Höhenkrankheit und durch Höhenkrankheit bedingte geistige Fehlleistungen in großem Maße bei (hohe Inzidenz, hohe Letalität).

Auch Erschöpfungen, die vergleichsweise nicht so oft auftreten, führen, wenn Sie eingetreten sind, zu einem hohen Todesfallrisiko (geringe Inzidenz, aber hohe Letalität).

Insgesamt treten Höhenkrankheiten und Unfällen ähnlich häufig auf. Glücklicherweise führt die Höhenkrankheit nicht

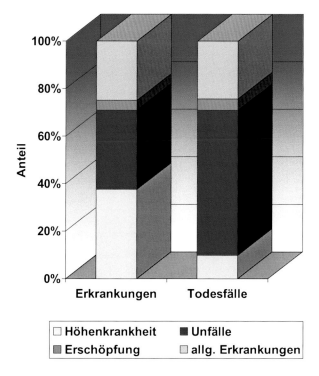

Abb. 129: Anteil der Erkrankungsursachen und Todesfallursachen beim Höhenberg-steigen, Angaben gerundet (Berghold und Schaffert, 2012, nach Weingart)

so oft zu einem tödlichen Ausgang (hohe Inzidenz, mittlere Letalität). Die Ursache für den Unterschied liegt darin, dass ein eingetretener Unfall kaum noch beein-flussbar ist, man nach ersten Symptomen einer Höhenkrankheit aber noch absteigen kann, wodurch schwerste Formen oft ver-meidbar sein.

Das führt dazu, dass sich bei langjährigen Bergsteigern das Todesfallrisiko kumuliert. Der Spruch „Der Krug geht so lange zum Bach, bis er bricht" klingt makaber, trifft aber leider zu. Nach Oelz (1998) verlieren 50% bis 80% der langjährigen Höhenberg-steiger ihr Leben in den Bergen.

Viele Todesfälle ereignen sich im Abstieg, wobei Erschöpfungen, Vorschädigungen

vom Anstieg (Höhenödeme und geistige Fehlleistungen) eine wichtige Rolle spielen.

Neben den Ursachen der Höhenkrankheit sind auch deren auslösende Faktoren zu betrachten. Dies sind unter anderem:

- Nichtbeachtung höhentaktischer Regeln,

- Anaerobe Belastung mit Pressatmung (HAPE),

- Kälte (HAPE),

- Atemwegsinfekte (HAPE),

- Schlafmittel,

- Angst.

Zu dem hohen Todesfallrisiko von 3% beim Höhenbergsteigen trägt die Höhenkrankheit im Vergleich zu Unfällen in Statistiken nur moderat bei. Es ist jedoch zu beachten, dass sehr viele Unfälle die Folge einer Höhenkrankheit oder Folge mentaler Fehlentscheidungen infolge einer Höhenkrankheit sind. Daher gehört die Höhenkrankheit zu den Hauptrisken beim Höhenbergsteigen.

Die Mehrzahl der tödlichen und schweren Zwischenfälle beim Höhenbergsteigen ist hypoxiebedingt.

Box 26

Ideen zur Selbsteinschätzung

Wenn 90% der Autofahrer der Meinung sind, besser als der Durchschnitt zu fahren, liegen mindestens 40% falsch.

Aus einer Metastudie von Zell und Krizan (2014) mit über 200.000 Probanden wurde überprüft, in wieweit Selbsteinschätzungen von Menschen mit deren tatsächlichen Fähigkeiten übereinstimmen. Die gemessene Korrelation von nur 0,29 bedeutet, dass die Selbsteinschätzungen mit der Realität erschreckend wenig zu tun hat.

Voraussetzungen für zuverlässigere Selbsteinschätzungen sind gegeben, wenn

- die Betreffenden mit der Fähigkeit gut vertraut sind – trivial;

- die Fähigkeiten objektivierbar sind; Hilfreich in dieser Hinsicht wäre es beispielsweise, wenn ich mir am Berg nicht philosophisch herleiten muss, ob ich mir die nächste Etappe zutrauen kann, sondern nur entscheiden muss, ob auf Grund des Ruhepulses meine Höhenanpassung ok ist. Gleichermaßen ist es einfacher, nach Feststellung eines Krankheits-Leit-Symptoms einen vorbestimmten Algorithmus abzuarbeiten statt mir in der Situation eine optimale Vorgehendweise herleiten zu müssen.

Box 27

Ideen zum Risikomanagement

Wenn wir uns mit Unfall- und Erkrankungsstatistiken befassen, tun wir dies, um Schlüsse für unser Handeln zu ziehen, meist nach dem Motto „Sicher ist es dort, wo nichts passiert – wo viel passiert, ist es gefährlich." (Schwierch, 2018, S. 142).

Betrachten wir ein fiktives Beispiel. Wir lesen „111 Alpintote im xy-Gebirge"

Sollte man das xy-Gebirge meiden?

- Auf wie viele Bergsportler verteilt sich die Wahrscheinlichkeit eines solchen Unglücks?
- Bin ich ein typischer Vertreter dieser Basisgruppe?
- Wie viele von denen haben oder hätten angesichts möglicherweise ungünstiger Voraussetzungen von dem Vorhaben abgelassen? Wäre ich einer von denen?
- Wie hoch ist deren Restrisiko, denn schließlich hätten sie sich im konkreten Fall auch anders entscheiden können?
- Daraus folgt: wie viele haben sich trotzdem dem erhöhten Risiko ausgesetzt? Wie hoch ist deren Risiko demzufolge?
- Wäre ich latent einer von denen?

Das Beispiel ist die Alpinstatistik Österreichs Winter 2021/2022. Die 111 Todesfälle beziehen sich auf ca. 16 Millionen Winterurlauber.

Je enger man die Statistik eingrenzt, desto zielgenauer wird diese, aber desto zufallsbehafteter wird sie wegen der kleiner werdenden Stichprobe.

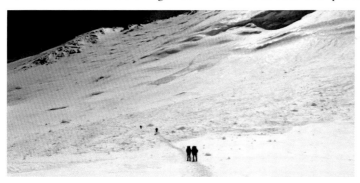

Abb. 130: Ein Lawinenabgang kreuzt den Aufstiegsweg – kein guter Platz zum Rasten. Hier wurden früher Hochlager erreichtet, bis am 13.07.1990 eine Lawine hier 44 Bergsteiger unter sich begrub. Ist diese Statistik aussagekräftig? Statistisch relevant sind nicht die 44 tödlich Verunfallten, sondern 1 Lawinenereignis als unabhängiges Ereignis.

Lernen aus Fehlern funktioniert nicht, da man sich der meisten Fehler nicht bewusst wird, diese also unerkannt bleiben und die schlimmsten Fehler man glücklicher Weise noch nicht begangen hat. Deshalb sind Planungsszenarien (mit realen Lawinen kann man nicht trainieren) und Verhaltensexperimente (Sturztraining, Spaltenbergung) wichtig (Schwierch, 2018).

6.2. Grundsätze der Diagnostik der Höhenkrankheit

Wie bereits dargestellt, sind die folgenden Symptome Begleiterscheinungen einer völlig normalen Höhenanpassung: Ruhepulserhöhung, Atemnot, Engegefühl im Zelt, Unterhautödeme, Schlafstörungen, nächtliche periodische Atmung mit Atempausen (Apnoephasen, Cheyne-Stokes-Atmung).

Bei der Frage, ob eine Höhenkrankheit vorliegt, ist folgendem Prinzip zu folgen, das von Laien und Medizinern gleichermaßen anzuwenden ist:

Um das Risiko für lebensbedrohliche Verschlechterungen zu vermeiden, erfolgt quasi eine Beweislastumkehr. Es geht nicht darum, die Krankheit sicher nachzuweisen, sondern man setzt die Unternehmung erst dann wieder fort, wenn der Betreffende sicher gesund ist.

Für Diagnosen durch Nichtmediziner bedeutet dies, dass eine Höhenkrankheit angenommen wird, wenn der Betreffende bestimmte, durch Laien erkennbare Symptome aufweist. Daraufhin müssen die notwendigen Maßnahmen, wie z. B. Abstiege oder Ruhetage vorgenommen werden. Diese Strategie gilt so lange, bis eindeutig feststeht, dass der Betreffende gesund ist – entweder weil die Krankheit nie bestand, also fälschlich angenommen wurde, oder Gesundung eingetreten ist. Der Nachweis, dass trotz der festgestellten Symptome die Krankheit nicht vorliegt, oder die Symptome fälschlich erkannt wurden, kann nur durch einen versierten Arzt erbracht werden. Praktikabel ist dagegen die Feststellung, dass der Erkrankte dauerhaft beschwerdefrei geworden ist.

Die sichere Diagnose der Höhenkrankheit ist selbst für Mediziner eine Herausforderung. Laien können nur Verdachtsdiagnosen erstellen. Diese orientieren sich, wie beschrieben, vorsichtshalber immer am „worst case".

Für die Höhenkrankheit hat sich die Orientierung an Leitsymptomen bewährt. Danach gilt jemand als krank, wenn er das Leitsymptom und ein oder mehrere weitere Symptome aufweist (Tab. 21).

Die Leitsymptome sind bei den Krankheitsbildern beschreiben.

Die Konsequenz dieser Vorgehensweise ist, dass viele Erkrankungen fälschlich für eine (schwere) Höhenkrankheit gehalten werden. Wenn daraufhin der weitere Aufstieg unterbrochen wird, ist das zumindest medizinisch unbedenklich. Problematisch wird dies, wenn vorschnell hochwirksame Notfallmedikamente genommen werden oder wenn die eigentliche Erkrankung aus dem Auge verloren geht und nicht behandelt wird.

Auch der gegenteilige Effekt wird oft beobachtet. Erschöpfungszustände nach einem anstrengenden Tag werden beispielsweise oft für normal gehalten und ein beginnendes Lungenhöhenödem nicht erkannt.

Wenn jemand Symptome für eine schwere Krankheit aufweist, gilt die Person so lange als erkrankt, bis eindeutig und ohne Zweifel erwiesen ist, dass die Person gesund ist.

AMS	HAPE	HACE
Leitsymptom		
Höhenkopfschmerz	Plötzlicher Leistungsabfall	Ataxie
plus mindestens eines der folgenden Symptome		
Müdigkeit Schwäche, Schwindel Appetitlosigkeit Übelkeit Ruhepulserhöhung > 20 % Unangenehm empfundene erschwerte Atmung bei Belastung (Belastungsdyspnoe) Schlaflosigkeit Häufige nächtliche Apnoephasen Apathie Periphere Ödeme verringerte 24-Stunden-Urinmenge (Flüssigkeitsretention)	Herzrasen, über 100 bis 150 /s in Ruhe (Tachykardie) Anfangs: unangenehm empfundene erschwerte Atmung bei Belastung (Belastungsdyspnoe) mit verzögerter Erholungszeit, später auch in Ruhe (Ruhedyspnoe) Atmung nur in aufrechter Körperhaltung beschwerdefrei möglich (Orthopnoe) Flachlagerung wegen Unmöglichkeit der Atmung nicht möglich Bläuliche bis violette Verfärbung der Haut, Schleimhäute oder Fingernägel (Zyanose) Trockener Husten, später Husten mit blutig-schaumigem Auswurf Durch Abhören feststellbare (auskultatorische), feinblasige Rasselgeräusche, später Distanzrasseln (frei hörbares Rasseln) Brennender retrosternaler Druck Erbrechen Fieber bis 38.5 °C 24-Stunden-Urinmenge unter 0.5 Liter	Schwerste, analgetika-resistente Kopfschmerzen (Schmerzmittel wirken nicht) Übelkeit, Erbrechen Schwindelzustände Halluzinationen Lichtscheue Sehstörungen Vernunftwidriges Verhalten Neurologische Veränderungen, z. B. unkontrollierte rhythmische Bewegungen eines Organs, z. B. Augenzittern (Nystagmus), krankhafte Reflexe (Pyramidenzeichen), auf Körperhälfte beschränkte halbseitige Lähmungen (Hemiparesen), Nackensteifigkeit, Augenmuskellähmungen, Doppelbilder (Augenmuskelparesen) Erhöhte Körpertemperatur 37,5 °C bis 38 °C (subfebrile Temperaturen) Bewusstseinsstörungen Koma 24-Stunden-Urinmenge unter 0.5 Liter

Tab. 21, Vorseite: Leitsymptome und faklultative Symptome der Formen der Höhen-krankheit (Berghold und Schaffert, 2012). Beim Lesen wird verständlich, wie beschränkt sichere Diagnosemöglichkeiten durch Laien ist. Symptome, die ausschließlich durch Mediziner oder mit Laboruntersuchungen erkennbar sind, wurde nicht aufgelistet, Ataxie = gestörte Bewegungskoordination

Tab. 22 zeigt eine Übersicht der möglichen Notfalltherapien, die in den folgenden Kapiteln beschreiben werden. Die Vor- und Nachteile der Therapieansätze sind in Tab. 23 zusammengefasst.

Werden Personen bewusstlos angetroffen, stehen die Helfer vor besonderen Problemen. Die diagnostischen Möglichkeiten sind extrem eingeschränkt und insbesondere bei schweren Symptomen treten HAPE und HACE oft gemeinsam auf. Hier kann wie folgt vorgegangen werden:

- Feststellung des Atmungsstatus;

- Messung der Sauerstoffsättigung mit Pulsoximeter, falls verfügbar;

- Dexamethason intramuskulär (oder intravenös nur durch Arzt);

- Flaschensauerstoff oder Überdrucksack;

- Abtransport mit aufrechtem Oberköper.

Betrachten wir nachfolgenden Kapiteln die einzelnen Formen der Höhenkrankheit im Detail.

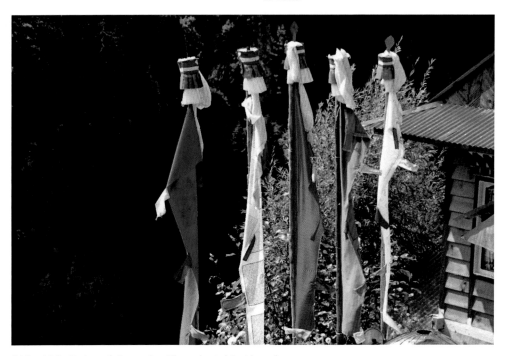

Abb. 131: Gebetsfahnen im Khumbutal in Nepal

Als höhenkrank gilt, wer das Leitsymptom und eines oder mehrere der fakultativen Symptome aufweist.

AMS	HAPE	HACE
Primär		
Ruhetag oder Abstieg	Abtransport	Abtransport
Ergänzend		
Ibuprofen Naproxen	Flaschensauerstoff Überdrucksack Nifedipin Kälteschutz	Flaschensauerstoff Überdrucksack Dexamethason

Tab. 22: Übersicht der Notfalltherapien bei den Formen der Höhenkrankheit

Ansatz	Pro	Kontra
Ruhetag	Akklimatisation auf gleicher Höhe, Tourenziel kaum gefährdet	Symptomfreiheit erst nach 1 – 2 Tagen
Ruhetag + Dexamethason	Wie zuvor, aber schnellerer Effekt	bei schwerer AMS oder HACE stets Abstieg, ggf. gefährliche Selbstmedikation
Abstieg	Schneller Effekt	Tourenziel oft gefährdet, Begleitperson erforderlich
Flaschensauerstoff, Überdrucksack	Ideal, wenn sofortiger Transport nicht möglich ist	Verfügbarkeit eingeschränkt

Tab. 23: Vor- und Nachteile der verschiedenen Notfall-Therapieansätze bei den Formen der Höhenkrankheit (Berghold und Schaffert, 2012).

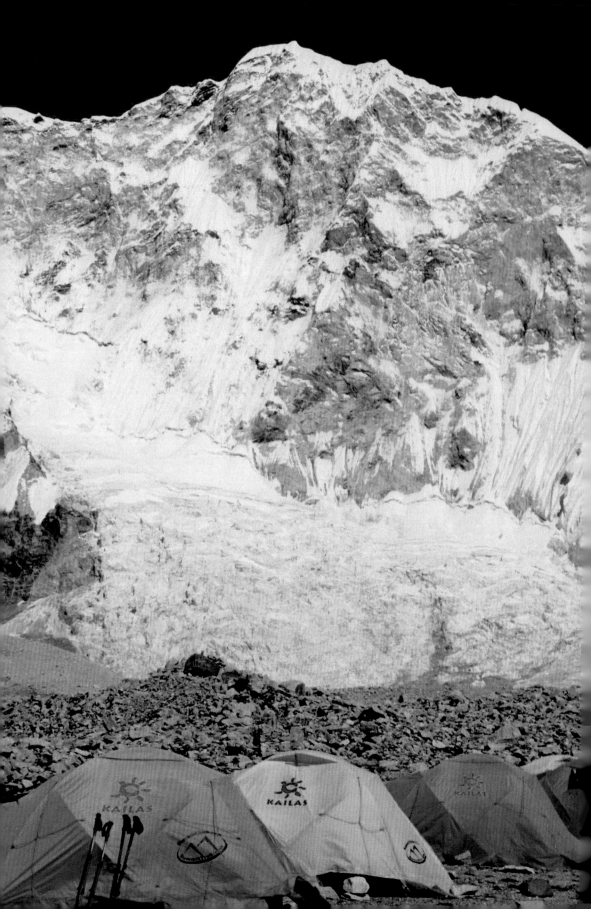

6.3. AMS: akute Höhenkrankheit

Diese zumeist milde Krankheitsform (AMS, acute mountain sickness) ist zugleich die Häufigste, die zudem einen fließenden Übergang zu normalen Symptomen der Höhenanpassung aufweist. Sie wird in Höhen ab 2.500 m bis etwa 6.000 m Höhe vermehrt beobachtet, also überwiegend in großen Höhen. Es ist gerade das bevorzugte Auftreten von AMS, das große von mittleren Höhen abgrenzt.

Der früher fixe Begriff der Schwellenhöhe bei 2.500 m wird heute zu Gunsten eines individuellen Bereiches zwischen 1.500 m und 3.000 m aufgegeben.

In den Alpen werden überwiegend, aber eben nicht immer milde Verläufe beobachtet, da zumeist ein rascher Abstieg möglich ist.

Die Latenzzeit beträgt 6 h bis 24 h nach Erreichen einer neuen Höhe. Die stärksten Symptome bilden sich nach ca. 36 h heraus. Nach dem 5. Tag sollten sich die Symptome wieder zurückgebildet haben, sofern keine anderweitige Verschlechterung eintritt (Schaffert, 2018b). AMS ist insofern selbstheilend (selbstlimitierend). Die Symptome verschwinden sehr schnell nach einem Abstieg.

6.3.1. Fallbeispiele

Abb. 132: Baruntse, 7.168 m vor den Zelten des Basislagers. Hier ist man in alle Richtungen durch hohe Pässe von der Außenwelt abgeschlieden. Erkrankungen sind hier keine gute Idee.

Box 28

Fallbeispiel AMS

Oktober 2017 bot sich mir die Möglichkeit, an einer russischen Expedition zur Ama Dablam 6.814 m teilzunehmen. Entgegen der Planung wurde der Anmarsch zum Basislager um einen Tag verkürzt. Mit durchschnittlich 500 Hm pro Tag war der Zustieg sportlich, es folgten 3 Nächte im Basislager auf 4.500 m.

Der Plan war, zur Akklimatisation sofort von 4.500 m auf L1 auf 5.700 m und dann weiter auf L2 auf 5.900 m aufzusteigen. Diese eine Übernachtung sollte die Anpassung bewerkstelligen. Ich teilte mit, dass mein Körper hierfür nicht konstruiert sei. Ich erhielt einen Sherpa zugeteilt und sollte die Besteigung nun selbst vornehmen. Ich errichtete auf 5.200 m ein Zwischenlager.

Ira, der Inbegriff einer erfolgreichen und leistungsorientierten jungen Frau schloss sich mir an. Im Zwischenlager klagte sie über starke Kopfschmerzen. Sie erhielt 800 mg Ibuprofen, was nicht anschlug. Sie zeigte damit das Leitsymptom von AMS, verbunden mit weiteren Symptomen, konkret Übelkeit.

Es stellte sich heraus, dass Ira zur medikamentösen Akklimatisation bereits seit Tagen Diamox® nahm. So war ihr Gesundheitszustand ohnehin schwer einschätzbar. Die Sauerstoffsättigung ihres Blutes zeigte miserable Werte um ca. 80%. Ich schlug vor, Dexamethason zu nehmen und abzusteigen. Daraufhin eröffnete die Erkrankte, dass sie dieses bereits seit Tagen prophylaktisch mit Wissen der Expeditionsleiterin nehme. Es war 5 vor 12 und sie wurde auf mein Betreiben von Sherpas sofort ins Basislager gebracht und ausgeflogen.

Gut angepasst konnte ich später mit einem Freund problemlos den Gipfel erreichen.

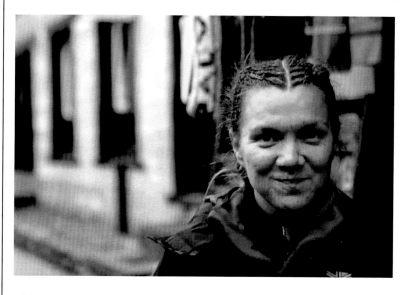

Abb. 133: Ira

Box 29

Fallbeispiel AMS

2018 nahm ich an einer Nepal-Expedition als Rundtour in Kombination von Trekking und Bergbesteigung teil, bei der in 27 Tagen 19.700 Hm und 140 km Distanz zu bewältigen waren. Konkret bestand das Problem, dass jede Rückkehr im Krankheitsfall nur über hohe Pässe von 4.600 m, 5.415 bzw. 5.850 m möglich wäre. Das Vorhaben macht deutlich, dass hier in besonderem Maße auf den Erhalt von Gesundheit und Fitness zu achten war.

Von Lukla sollte über den 4.600 m hohen Tseta-Pass das abgelegene Hinku-Tal erreicht werden.

Unglücklicher Weise wurde die erste Übernachtung nicht gleich in Lukla auf 2.860 m vorgesehen, sondern sofort auf ein Camp auf 3.298 m aufgestiegen.

Die Höhe setzte uns erheblich zu und so vereinbarten wir einen Ruhetag. Der Expeditionsleiter empfahl dauerhaft Diamox® zu nehmen, dem die meisten folgten.

Insbesondere Derryl ging es nicht gut. Die nächste Übernachtung erfolgte dann schon auf 4.000 m Höhe. Dies führte auch bei Anna zu Akklimatisationsstörungen bzw. leichter AMS.

Nach Überschreitung des Tseta-Passes stiegen wir auf 3.600 m ab, um später in Khare 4.900 m zu erreichen, wobei die rate of ascent ca. 500 Hm betrug.

Anna und Derryl konnten sich trotz weiterer Ruhetage nie mehr vollständig erholen. Anna musste auf die Besteigung des Mera Peak verzichten. Derry entschied sich abzubrechen und sich ausfliegen zu lassen.

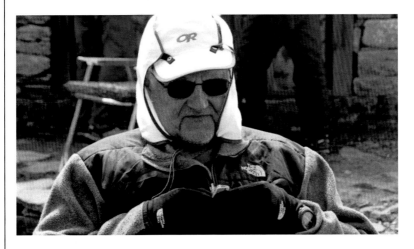

Abb. 134: Derryl

6.3.2. Häufigkeit

Die Häufigkeit (Inzidenz) von AMS liegt im Allgemeinen zwischen 30% bis 50% bezogen auf diejenigen, die sich in große Höhen begeben. Die Literaturangaben schwanken erheblich, da stets unterschiedliche Kriterien und Höhenbereiche betrachtet werden. Bis zu 3.500 m Höhe erkranken ca. 25% an AMS, oberhalb von 4.000 m ca. 40% (Berghold und Schaffert, 2012), in den Alpen: 9% auf 2.850 m, 13% auf 3050 m und 34% auf 3.650 m. 47% aller Everest-Basecamp-Trecker bekommen AMS (Schaffert, 2018c).

Während die Inzidenz bei einer Starthöhe von 2.500 m bis 3.000 m zwischen 8% bis 25% liegt, beträgt sie ein einem Start auf 4.000 m 67%.

6.3.3. Risikofaktoren / Prädisposition

Personen, die bereits früher höhenkrank waren, erkranken doppelt so häufig. Zudem gibt es offenbar eine genetische Disposition.

Erhöhte Risiken

Ein mäßig erhöhtes Risiko liegt vor, bei (Schaffert, 2018b)

- Vorgeschichte mit AMS und nur eine Nacht auf Schwellenhöhe;

- Erste Schlafhöhe über 2.800 m;

- Zuvor eine Schlaghöhendifferenz über 500 Hm.

Ein stark erhöhtes Risiko liegt vor, bei

- Vorgeschichte mit AMS und erste Schlafhöhe über 2.800 m;

- Erste Schlafhöhe über 3.500 m;

- Mehrere Schlaghöhendifferenzen über 500 Hm ohne Ruhetage;

- Personen, die innerhalb einer Woche 5.000 m Höhe erreichen;

- Aufstieg bei bestehenden AMS-Frühsymptomen.

Es sei angemerkt, dass eine große Zahl der bevorzugten Reiseziele in diese Kategorien fallen (Flug nach Lukla, Lhasa, Leh, La Paz, Cusco, Kilimanjaro, Everest Base Camp).

Ohne Einfluss sind Alter, Trainingszustand Geschlecht oder Rauchen.

6.3.4. Leitsymptom Höhenkopfschmerz HAH

Kopfschmerzen sind nur das Leitsymptom und nicht identisch mit AMS.

Kopfschmerz ist mit einer Inzidenz von 75% bis 90% die häufigste Befindlichkeitsstörung in der Höhe. In Abhängigkeit von der Höhe tritt der Höhenkopfschmerz mit folgender Häufigkeit auf: 20% auf 2.500 m, 30% auf 3.000 m und 50% bis 75% oberhalb 3.500 m (Berghold und Schaffert, 2012). Die Häufigkeiten sind deutlich höher, als die von AMS. 3 Arten sollen unterschieden werden (Hüfner und Schaffert, 2018):

> **Bei Kopfschmerzen (Leitsymptom) und einem weiteren Symptom ist von einer Höhenkrankheit AMS auszugehen.**

- **Migräne**: Hier ist der Kopfschmerz primär die Krankheit. Zumeist ist er aber nur ein Symptom für eine andere Erkrankung.

- **Spannungskopfschmerz**: Dies ist die häufigste Variante. Er tritt meist beidseitig drückend hervor und ist eher leicht bis mäßig und verstärkt sich nicht bei körperlicher Aktivität. Oft hilft trinken.

  Therapie: Ibuprofen 200 mg – 400 mg oder Paracetamol 500 mg – 1000 mg.

- **Höhenkopfschmerz (HAH, high altitude headache)**: Er tritt ebenso beidseitig oder am Hinterkopf drückend bzw. dumpf klopfend hervor. Er tritt ab der Schwellenhöhe von 2.500 m auf und nimmt mit der Höhe eher zu. Er ist von mäßiger bis mittlerer Intensität, verstärkt sich jedoch bei körperlicher Aktivität, bei Husten oder beim Bücken. In der Nacht, beim Aufwachen und vor allem unter Anstrengung können die Schmerzen besonders hervortreten.

  Therapie: Ibuprofen 400 mg – 600 mg oder Paracetamol 1 g.

Eine Medikamenteneinnahme kann das Auftreten von AMS-Symptomen verhindern. Wer sich nur von seinen Kopfschmerzen entledigt und weiter aufsteigt, kann das AMS-Leitsymptom nicht mehr erkennen.

Eine Ursache könnte darin bestehen, dass ein verminderter Kohlendioxid-Partialdruck pCO_2 über das zentrale Atemzentrum (Kap. 3.2) auch zu einer cerebralen Vasodilatation führt (Domej und Schwaberger, 2018b)

Kopfschmerzen allein ohne weitere Symptome bedeuten keine Höhenkrankheit. Jedoch ca. die Hälfte derjenigen, die an HAH leiden, entwickeln auch weitere Symptome und gelten als AMS-höhenkrank.

6.3.5. Weitere Symptome

(nach Schaffert, 2018b)

- Kopfschmerzen HAH (Leitsymptom),

- Appetitlosigkeit,

- Übelkeit, Erbrechen,

- Schwindelgefühle, Benommenheit,

- Antriebsarmut, Teilnahmslosigkeit,

- Schlagstörungen,

- Allgemeines Unwohlsein.

6.3.6. Abgrenzung zu anderen Erkrankungen

Bei Kopfschmerzen ist auch an folgende andere Ursachen zu denken: Sonnenstich, Migräne, Wasserverlust, Nackenschmerzen, Bluthochdruck, Infekte, Kohlenmonoxid- oder Kohlendioxidanstieg im Zelt.

Zur Abgrenzung von AMS-unabhängigen Kopfschmerzen sind AMS-abhängige bei mittlerer und schwerer Höhenkrankheit nicht durch Ibuprofen und reichliches Trinken zu beseitigen.

Mit etwas Glück verschwinden die Symptome nach einer Trinkpause mit tiefem Durchatmen oder einem Snack, weil der betreffende nur dehydriert, unterzuckert oder überanstrengt war.

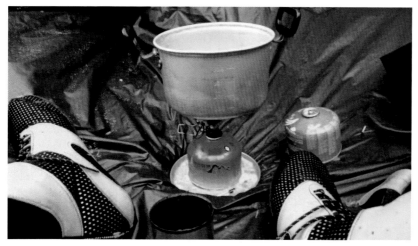

Abb. 135: Kochen im Zelt kann bei schlechter Lüftung zu Kohlenmonoxid-Vergiftungen führen. Hier, auf 6.800 m in Camp 3 am Muztag Ata hätte sich der Autor etwas weniger Wind gewünscht.

Alternativ kann eine Kohlenmonoxid-vergiftung (mangelhafte Ofenheizung, Kocher im Zelt) oder Drogeneinnahme vorliegen oder einfach nur Menstruation.

6.3.7. Entstehung

Die Details zur Krankheitsentstehung liegen noch im Dunkeln. Ausgangpunkt ist der Sauerstoffmangel der nach einer Latenzzeit von 6 h bis 24 h Krankheitssymptome hervorruft (Box 30). Das Resultat ist die Ausprägung der komplexen AMS-Symptome.

Auslösend wirken (Schaffert, 2018b)

- Zu rascher Aufstieg;

- Zu große Anstrengung in Relation zur aeroben Schwelle;

- Längerer Verbleib von 6 bis 24 h auf unangepasster Höhe.

6.3.8. Prophylaxe

Daraus ergeben sich sehr einfach die Präventionsmaßnahmen: Langsam und entsprechend einer vernünftigen Höhentaktik austeigen. Der sicherste Weg ist medikamenten- und symptomfreies Voranschreiten. Voraussetzung für die Tagesetappe ist die letzte beschwerdefreie Nacht.

Dringend abzuraten ist von einer medikamentösen Prophylaxe, die leider entsprechend der um sich greifenden Idee zur Selbstoptimierung und Leistungssteigerung fast zum Normalfall geworden ist.

Im begründeten Ausnahmefall kann Prophylaxe natürlich sinnvoll sein, beispielsweise wenn der Rückweg nur durch Überschreiten einer großen Höhe möglich ist und dieser schnell erfolgen muss oder risikobelastet ist (z. B. aus den Hinku- oder Hunku-Tal in Nepal). Ebenso kann sie angezeigt sein bei einem Flug nach Leh oder Lhasa.

Box 30

Pathophysiologie von AMS

Ausgangpunkt ist der Sauerstoffmangel durch den verminderten Sauerstoffpartialdruck in der Höhe (subakute Hypoxie). Dies ist jedoch nur ein Auslöser, denn die Symptome treten erst nach einer Latenzzeit von 6 h bis 24 h auf. Offenbar werden durch die Hypoxie bestimmte Proteine (HIF, hypoxia inducible factors) freigesetzt, die das Ablesen verschiedener Gene regulieren und dadurch die Sauerstoffversorgung der Zellen steuern. Dies führt wie bereits dargestellt zu einer verstärkten Atmung (HVR), der Ausschüttung von Erythropoietin zur Bildung neuer roter Blutzellen, zur Steigerung des Glukoseabbaus.

Der Blutfluss im Hirn nimmt durch Weitstellung der Gefäße zu, die Permeabilität der Hirn-Blutgefäße nimmt ab, so dass die Menge der extrazellulären Flüssigkeit zunimmt, alles in allem ein leichtes Ödem, dass allemal symptomfrei sein kann.

Zudem kommt es zu Entzündungsreaktionen, die durch die HIF ausgelöst werden, und zu Störungen der Ionenpumpen.

In diesem Sinne führt die Hypoxie zu einem Sauerstoffmangel im Blut (Hypoxämie) und zu einem Anstieg der Kohlendioxidkonzentration (Hyperkapnie). Beides bewirkt eine Weitung der Gefäße (Vasodilatation).

Die anschließende verstärkte Abatmung von Kohlendioxid infolge der Atmungssteigerung (Hyperventilation) führt zu einem Absinken der Kohlendioxidkonzentration (Hypokapnie) und diese wiederum zu einer Vereinigung der Blutgefäße (Vasokonstriktion). In der Höhe ergeben sich in Gehirn und Lunge nun unterschiedliche Kombinationen aus den beiden Effekten. In der Lunge überwiegt die Gefäßverengung, im Gehirn die Gefäßerweiterung.

Bei hinzukommender Belastung setzt sich auch im Hirn die Gefäßverengung durch und die Sauerstoffversorgung leidet (Schaffert, 2018b).

In diesem Fall ist Azetazolamid (Diamox®) das Mittel der Wahl. Es senkt die Anfälligkeit und Schwere von AMS, indem der Atemantrieb gestärkt und die respiratorische Alkalose durch Bikarbonatausscheidung vermindert wird. Dadurch wird die Sauerstoffversorgung verbessert. Nicht einsetzbar bei Sulfonamid-Allergie. Derzeit empfohlen wird

Bei Sulfonamid-Allergie kann notfalls Dexamethason 2 mg alle 6 h, also 8 mg / d genommen werden, dies jedoch mit noch größerer Zurückhaltung (Schaffert, 2018b).

Dass geplante medikamentöse Prophylaxe nicht anderes ist, als Doping sollte jedem klar sein.

Azetazolamid (Diamox®) 2 * 125 mg / d.

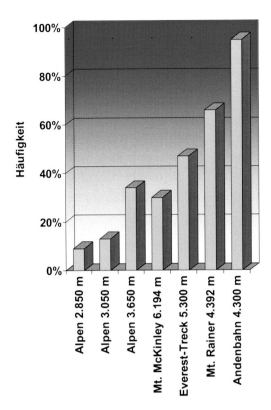

Abb. 136: Beispiele für unterschiedliche AMS-Risiken; In den Alpen beträgt das AMS-Risiko auf Höhen von 2.850 m 9%, 3.050 m 13% und 3.650 m 34%. 66% der Besteiger des Mt. Rainer (USA) mit 4.392 m Höhe, 47% aller Everest-Trecker (bis ca. 5.300 m) und 30% der Mount McKinley (6.194 m, Alaska) weisen AMS auf. Bei den letzten 3 Beispielen nehmen trotz steigender Höhen die AMS-Risiken ab, weil der Anstieg langsamer erfolgt. Nach sofortigem Erreichen einer Höhe von 4.300 m am Cerro de Pasco aus dem Tiefland (Lima) mit der Andenbahn erkranken nahezu alle Reisenden an AMS (Berghold und Schaffert, 2012).

6.3.9. Therapie

6.3.9.1 Therapiegrundsätze bei AMS / Abstieg

Die wirksamste Therapie für alle Formen der Höhenkrankheit stellt Sauerstoff dar. Dieser kann durch

- Abstieg (höherer Sauerstoffpartialdruck in der Luft)

- Flaschensauerstoff oder

- Mittels Überdrucksack

bereitgestellt werden.

Der Wechsel in tiefere Höhe wirkt kausal, beseitigt also die Krankheitsursachen, und kann durch keine andere Therapie ersetzt werden. Andere Therapien haben nur den Zweck, den Abtransport zu ermöglichen bzw. zu erleichtern. Eine augenscheinliche Besserung des Zustandes darf nicht als ausreichender Heilungsprozess fehlinter-

> Abstieg oder Abtransport in deutlich geringere Höhe ist immer die beste und entscheidende Maßnahme. Dieser sollte immer erfolgen, wenn er nicht aus zwingenden Gründen unmöglich ist. - Im Zweifel immer hinunter!

pretiert werden, sondern als Chance für einen Abtransport.

Verbunden sein sollte der Abtransport mit körperlicher Ruhe, mit ausreichender Wärme und geeigneten Notfalltherapien.

Man sollte sich stets vor Augen halten, dass es sich um Krankheiten handelt, die lebensbedrohliche Formen annehmen können. Unnötiges Zögern und Abwarten kann im Zweifelsfall den Tod des Erkrankten zur Folge haben. Ein Patient, der abends scheinbar nicht transportiert werden kann, kann sich am nächsten Morgen bereits im Koma befinden und damit verloren sein.

Daher sollte nicht auf fremde Hilfe gewartet werden, die Situation in den Alpen ausgenommen. Viele haben das Warten auf einen Hubschrauber mit ihrem Leben bezahlt. Ein Abwarten ist dann berechtigt, wenn beispielsweise witterungsbedingt ein Transport unmöglich ist.

Bei der milderen Form der Höhenkrankheit muss man nicht mit Kanonen auf Spatzen schießen. Hier ist es ausreichend, nicht weiter aufzusteigen. Werden bei Auftreten der Symptome ein bis zwei Ruhetage mit sehr geringer körperlicher Aktivität eingelegt, verschwinden diese meist von selbst. Unterstützt wird dies durch eine bewusst verstärkte Atmung (Hyperventilation). Diese erhöht die Sauerstoffversorgung, verstärkt die Hirndurchblutung und senkt den Druck im Gehirn. Im Gegensatz zu Meereshöhe treten in der Höhe keine Krämpfe und kein Schwindel auf.

Sollten sich die Symptome über Nacht verschlimmern, so muss abgestiegen werden. Dies sollte stets in Begleitung und bis zu der Höhe erfolgen, auf der ohne Beschwerden geschlafen werden konnte.

Bei schweren Symptomen von AMS muss selbstredend sofort die Höhe vermindert werden. Da jede körperliche Aktivität die Krankheit bedrohlich verstärken kann, ist ein Heruntertragen des Erkrankten einem Abstieg in Begleitung vorzuziehen. Bei eigenem Abstieg sollte der Betreffende kein Gepäck tragen.

Medikamente sind zumeist nicht erforderlich. Vermieden werden sollten Alkohol, Beruhigungs- und Schlafmittel (Sedativa und Hypnotika).

Bei jedem weiteren Aufstieg bei AMS riskiert man eine erhebliche Verschlechterung der Symptome und die lebensbedrohliche Höhenhirnödeme (HACE).

Kinder müssen bei jedem Verdacht auf AMS heruntergetragen werden.

6.3.9.2 Therapie / Ibuprofen und Naproxen

Ibuprofen eignet sich sehr effizient zur Behandlung des Höhenkopfschmerzes und ist das am häufigsten verwendete höhenspezifische Medikament. Es wirkt rein symptomatisch, führt also nicht zur Genesung und fördert nicht die Anpassung. Es darf nicht zur Vorbeugung genommen werden.

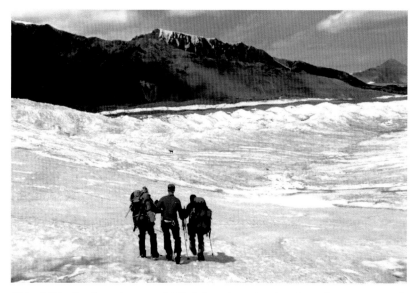

Abb. 137: Abstieg eines an AMS Erkrankten im Pamir auf 4.600 m. Auf dem Gletscher wartet bereits ein Pferd für den weiteren Transport zum Camp.

Der Höhenkopfschmerz dient als Leitsymptom für AMS. Werden die Kopfschmerzen rein symptomatisch unterdrückt, beraubt man sich dieses wichtigen Warninstruments. Dies ist bei der Schmerzlinderung abzuwägen.

Naproxen wirkt ähnlich wie Ibuprofen, beide zählen zu den Nichtsteroid-Schmerzmitteln (NSAR).

Ibuprofen: Brufen® 600 mg, Dolgit® 600 mg, Seractil® 400 mg, max. 4*/d;

Naproxen: Proxen® 500 mg, Miranax® 550 mg, Dolormin GS® 250 mg.

Bei Verschlechterung Abstieg. Wenn dies nicht möglich ist bzw. bei erforderlichem

Zwischenanstieg: vorsorglich 4 mg Dexamethason alle 6 Stunden (Kap. 6.3.9.4).

6.3.9.3 Therapie / Azetazolamid (Diamox®, Acemit®)

Azetazolamid wird weit verbreitet gegen AMS genommen, gilt jedoch nicht mehr als Mittel der Wahl. Sein Einsatz ist problematisch und riskant. Bei milder AMS ist es nicht erforderlich, bei HACE wirkt es nicht annähernd so effektiv wie Dexamethason.

Bei Symptomen von HAPE ist Azetazolamid (Diamox®) unbedingt sofort abzusetzen. Das Lungenödem bewirkt eine Verminderung des Blut-pH, d. h. eine respiratorische Azidose. Diese könnte durch Azetazolamid (Diamox®) durch eine hinzukommende

Ibuprofen und Naproxen 400 mg bis 600 mg sind die geeigneten Mittel gegen Höhenkopfschmerzen.

> Azetazolamid (Diamox®) wirkt bei AMS ursächlich, ist jedoch kein Allheilmittel.
> Unter Diamox® nur bei völliger Beschwerdefreiheit weiter aufsteigen. Bei HAPE-
> verdacht sofort absetzen.

metabolische Azidose lebensbedrohend verstärkt werden.

Azetazolamid (Diamox®) steigert die Atmung in Ruhe und unter Belastung, verbessert den Gasaustausch, senkt durch Steigerung der Nierenfunktion den Druck im Gehirn und verbessert die Sauerstoffversorgung des Gewebes.

Während der normalen als auch der gestörten Akklimatisation wird durch die Erhöhung der Atmung das Blut basischer. Wie in Kap. 3.4 dargestellt, entsteht diese respiratorische Alkalose durch die Erhöhung der Ausscheidung von Kohlendioxid und dadurch Minderung der Kohlensäurekonzentration. Azetazolamid hemmt in der Niere das Enzym Carboanhydrase. Dieses Enzym wirkt an der Rückadsorption von Bicarbonat und der Ausscheidung von Wasserstoffionen mit. Wird es gehemmt, werden vermehrt Bicarbonationen und vermindert Wasserstoffionen ausgeschieden. Entsprechend der Darstellung im Kap. 3.4 senkt dies den pH-Wert. Diese Ansäuerung des Blutes neutralisiert den basischen pH-Wert, der zuvor durch AMS entstanden ist.

Parallel wird der Transfer des Kohlendioxids zum und vom Blut gemindert und die Durchblutung des Gehirns gesteigert. Das Ergebnis ist eine verbesserte Atmung und höhere Sauerstoffsättigung des Hämoglobins.

Die nächtlichen Atempausen (Apnoephasen) weder reduziert und der Schlaf verbessert.

Weiterer Aufstieg frühestens nach einem Tag Beschwerdefreiheit ohne Medikamente.

Entsprechend der dargestellten Nierenwirkung wird der Harndrang erhöht, vor allem auch nachts. Die erhöhte Flüssigkeitsausscheidung mindert den Druck im Gehirn, was günstig für den Kopfschmerz-Aspekt ist und wohl das Risiko für Höhenhirnödeme mindert.

Umgekehrt besteht in der Höhe ein latenter Flüssigkeitsmangel, der Thrombosen und Erfrierungen begünstigt. Dieser Effekt wird durch Einnehmen eines harntreibenden Mittels (Diuretikum) wie Azetazolamid (Diamox®) verstärkt.

Wer unter Azetazolamid (Diamox®) beschwerdefrei ist, ist gesund. Nur wer nach dessen Absetzung symptomfrei bleibt, darf weiter aufsteigen. Nach Absetzen des Medikaments droht kein Rebound-Effekt.

Sehr gefährlich ist es, wenn unter Diamox® weiter aufgestiegen wird, obwohl noch Anzeichen einer gestörten Akklimatisation bestehen. Wenn sich diese durch den weiteren Anstieg verstärken, kann eine Verschlechterung des Zustandes nicht mehr verhindert werden. Das gleiche Problem besteht bei einer Prophylaxe mit Diamox®. Diesen Fehler mussten bereits viele Bergsteiger mit ihrem Leben bezahlen.

Dosierung   einmalig 2 * 250 mg
              bei AMS;

              einmalig 125 mg bis 250 mg
              zur Schlafverbesserung.

Mögliche Nebenwirkungen können u. a. diabetische Entgleisungen sein. Kontraindikationen, bei denen Diamox® nicht eingenommen werden darf, sind z. B. lebensbedrohliche Sulfonamidallergien, Schwangerschaft, Kinder und andere. Azetazolamid (Diamox®) ist in Europa zur Behandlung von AMS nicht zugelassen (off label).

6.3.9.4   Therapie / Dexamethason

Zunehmende Beschwerden können mit Dexamethason behandelt werden, obligatorisch verbunden mit einem Abstieg zur letzten beschwerdefreien Schlafhöhe, aber mindestens 500 Hm (Schaffert, 2018b).

Dosierung: Erstdosis 8 mg,

              dann 4 mg alle 6 h

Die Therapie mit Dexamethason ist zuverlässiger als die mit Azetazolamid und aus medizinischer Sicht vorzuziehen. Nachteilig ist, dass hierdurch der Anpassungsprozess unterbrochen ist. Erst nach mindestens 18 h Beschwerdefreiheit kann mit einer erneuten Akklimatisation begonnen werden. In vielen Fällen kann das Vorhaben damit beendet sein.

6.3.9.5   Andere Medikamente

Azetylsalizylsäure (ASS, z. B. Aspirin®)

Auf die Problematik der Verwendung von ASS zur Prophylaxe von AMS wegen der zu befürchtenden Nebenwirkungen wurde in Abschn. 5.4 bereits hingewiesen. Dass ASS wie vielfach berichtet bei leichten Kopfschmerzen gut wirkt, ist unstrittig, aber nicht der Punkt. Die schweren Formen der

Höhenkrankheit sind oft mit inneren Blutungen verbunden, auch wenn diese vom Bergsteiger nicht wahrgenommen werden. Auch sind unter Höhenkrankheit das Verletzungsrisiko und damit das Blutungsrisiko erhöht. Ist dann die Blutgerinnung durch ASS gehemmt, wäre das fatal.

Bei Kopfschmerzen steht mit Ibuprofen ein geeignetes Medikament zur Verfügung und nach Meinung des Autors ist es ohnehin nicht erforderlich bei leichten Kopfschmerzen Medikamente zu nehmen. Auf die nützliche Warnfunktion dieser Symptome wurde bereits hingewiesen.

> **Aspirin® ist am Berg schädlich und entbehrlich.**

Die sinnvolle Verwendung in Zusammenhang mit Erfrierungen wird in Kap. 7.4.3 dargestellt.

Schlafmittel

Sofern Schlafstörungen insbesondere bei AMS das Wohlbefinden erheblich mindern, kann nach erfolgter Akklimatisation an die Gabe von Benzodiazepinen (Mogadon®) oder Temazepan (Levanxol®) gedacht werden. Andere Mittel sollten ohne ärztliche Verordnung nicht genommen werden, da diese oft die Akklimatisation hindern und wie in Abb. 52 gezeigt, die Sauerstoffsättigung mindern und so das Auftreten von AMS und Höhenödemen fördern.

Box 31

Fallbeispiel AMS

Doreen (37) und Klaus (41) wählten am Kilimanjaro den oft als Coca-Cola-Route bezeichneten „leichten" Marangu-Trail in 5 Tagen. Vom Nationalpark-Gate auf 1.970 m sind sie zu den Mandara Huts auf 2.700 m aufgestiegen, am Folgetag auf 3.700 m. Die beiden hatten vorsorglich einen Extra-Tag gebucht, in der Absicht, an diesem Tag in der Höhe „ausreichend viele rote Blutzellen bilden zu können", was selbstredend Unfug ist. Sie steigen mit der Gruppe beschwerdefrei weiter.

Bald haben beide Kopfschmerzen, die sie als unangenehmes Klopfen beschreiben. Doreen hatte kaum geschlafen. Sie sind sich nicht mehr sicher, den Gipfel je zu erreichen. Nachmittags auf der Horombo Hut (3.700 m) ruhen beide. Vor dem Abendessen stellt sich Brechreiz ein. Hier begegnen sie einen höhenkranken Spanier, der evakuiert werden musste und zwei gehunfähigen Deutschen. Dank Diamox*-Einnahme sind die anderen Gruppenmitglieder weitgehend beschwerdefrei und Doreen und Klaus sind die Einzigen, die sich unwohl fühlen. Daher steigt die Gruppe am Folgetag zur Kibo Hut auf, 11 km mit 1.000 Hm. Doreen geht es Zusehens schlechter. Nach der Hälfte des Wegs braucht sie eine lange Pause. Sie steht nur mit Mühe wieder auf und erbricht ohne Vorankündigung. Auf den Kibo Huts leiden die beiden an Kälteempfinden und schlafen kaum.

Beim Gipfelaufstieg am nächsten Tag stellt sich schnell wieder der Brechreiz ein. Der Wille, den Aufstieg zu schaffen schwindet.

Bei 5.000 m fordern Höhenkrankheit, Schlafmangel und leerer Magen ihren Tribut. Am William's Point, also nach nur 300 Hm geht Doreen in die Knie, geht dann aber weiter. Zwei Minuten später wiederholt sich das Spiel. Als sie ein drittes Mal fällt, entscheidet sich Klaus für den Abstieg. Auch von den anderen Teilnehmern hat an diesem Tag niemand den Gipfel erreicht.

Fazit:

1. Durch den zu schnellen Aufstieg wurde eklatant gegen die Regeln der Höhentaktik verstoßen, so dass mit dem Auftreten von AMS zu rechnen war.

2. Das Leitsymptom Kopfschmerz stellte sich als erstes ein.

3. Als fakultative Symptome beschrieben die Beiden Übelkeit, Erbrechen und allgemeine Müdigkeit bzw. Lethargie. Hier hätte AMS diagnostiziert werden müssen.

4. Obwohl die Möglichkeit eines Ruhetages vorgesehen war, wurde dieser, der Gruppendynamik gehorchend, nicht genutzt.

5. Auch die anderen Trecker konnten den Gipfel wegen AMS-Symptomen nicht erreichen, nachdem sie sich mit Diamox* eine beschwerdefreie Tagesetappe erkauft hatten.

6. Beide hatten nicht die notwenigen Kenntnisse zur Höhentaktik, der Symptome der Höhenkrankheit, geschweige denn, eine Vorstellung der physiologischen Anpassungsprozesse.

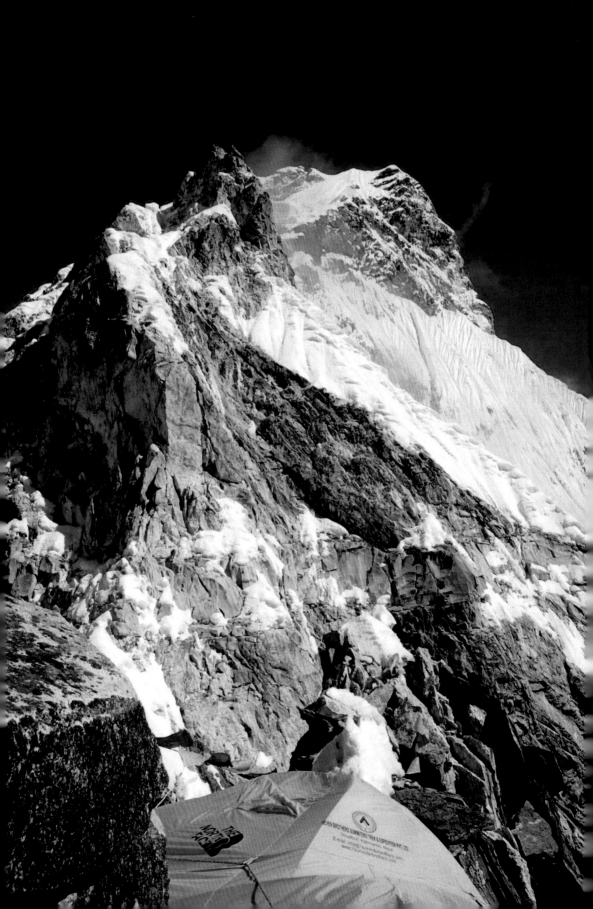

6.4.   HAPE: Höhenlungenödem

Im Gegensatz zu AMS, dass reversibel ist und dessen Symptome bei geeignetem Verhalten von allein zurückgehen, gilt das für die beiden schweren Formen der Höhenkrankheit nicht!

Auch das Höhenlungenödem (HAPE, high altitude pulmonal edema) tritt vorzugsweise in Höhen zwischen 3.000 m und 5.500 m auf, hier ereignen sich 77% aller Neuerkrankungen (Abb. 138). Das ist sicherlich darauf zurückzuführen, dass nach Passieren der Schwellenhöhe weiter aufgestiegen wird und die Krankheit erst mit einer zeitlichen Verzögerung auftritt. Oft tritt HAPE in der zweiten Nacht bei Erreichen einer neuen Höhe auf bzw. häufig in der vierten Nacht nach Überschreiten der Schwellenhöhe. Dass HAPE oberhalb 4.500 m scheinbar wieder seltener auftritt, dürfte auch darauf zurückzuführen sein, dass viele Bergbesucher gar nicht in extreme Höhen vordringen wollen (z. B. Trecker). Daher kann der Einzelne nicht davon ausgehen,

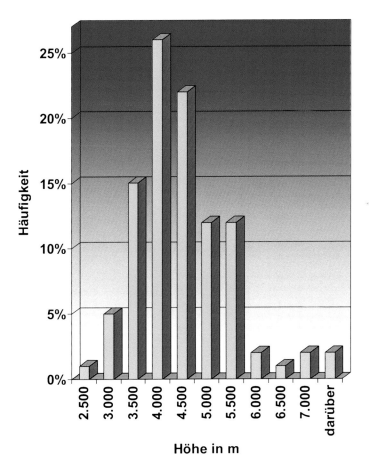

Abb. 138: Höhenverteilung des Auftretens von HAPE (Berghold und Schaffert, 2012). Die Summe aller HAPE-Erkrankungen ist 100%.

Abb. 139: Ama Dablam von Lager 2 aus gesehen, 2018

oberhalb von 4.500 m das HAPE-Risiko überstanden zu haben.

HAPE tritt unabhängig von AMS oder HACE auf, häufig aber auch mit diesen beiden Formen gemeinsam. Besonders kritisch ist es, dass viele Bergsteiger ohne vorherige AMS, also scheinbar ohne Vorwarnung an HAPE erkranken.

Aus Autopsien an HAPE Verstorbener ist ersichtlich, dass diese zu 50% auch an HACE erkrankt waren. Hierbei ist zu beachten, dass das gemeinsame Auftreten beider Krankheiten eine besonders hohe Todesfallrate aufweist und auch HACE per se häufiger zum Tode führt.

Die gute Nachricht lautet: nach dem vierten Tag auf gleicher Höhe besteht nahezu kein HAPE-Risiko mehr.

Das oft nächtliche Auftreten von HAPE könnte auf den während des Schlafes grö-

ßeren Sauerstoffmangel des Blutes und die ungünstige liegende Körperposition zurückzuführen sein.

Oft wird HAPE von AMS-Symptomen begleitet und tritt nachstarker körperlicher Anstrengung auf.

Durch Untersuchungen auf Meereshöhe, beispielweise durch Messung von Atmungsparametern lässt sich vorab kein Hinweis zur HAPE-Empfindlichkeit gewinnen.

6.4.1. Fallbeispiel

Siehe Box 32.

Höhe	Gebiet	AMS	HAPE
4.300 m	Gosaikund	68%	4,8%
4.243 m	Pheriche	43% bis 53%	2,5% bis 4,5%
4.559 m	Monte Rosa	53%	3,8%
4.559 m	Monte Rosa	15%	0,4%
3.650 m	Schweizer Alpen	34%	2,4%
4.400 m	Mt. Rainer		0,5%

Tab. 24: Häufigkeit für das Auftreten von AMS und HAPE im Höhenbereich von 3.600 m bis 5.500 m (Sonna, 2002). Die Zahlen machen die hohe Schwankungsbreite zwischen den einzelnen Studien deutlich. Neben den Höhen untscheiden sich die Gebiete auch durch die Aufstiegsgeschwindigkeit und das Besucherklientel. Nichtsdestoweniger erkennt man in diesen Höhenbereich ein Erkrankungsrisiko für HAPE um 3%.

Box 32

Fallbeispiel HAPE

Unsere Expedition 2016 zum Khan Tengri (Kap. 0) zeigte exemplarisch, wie Akklimatisation misslingt. Das ärgerlichste war, dass ich mir schon im Vorfeld bewusst war, dass die Taktik sehr auf Rand genäht war.

Bei der Besteigung dieses 7.010 m hohen Gipfels im kirgisischen Tienschan von Süden besteht die Besonderheit darin, dass das Basislager zu Fuß kaum erreichbar ist. So wurden auch wir mit dem Hubschrauber aus 2.000 m auf 4.000 m Höhe eingeflogen. Anpassungsprobleme waren also zu erwarten. Deshalb wollte ich mich im Basislager umso schonender und ausgiebiger akklimatisieren.

Nur war ich Teil einer sehr leistungsorientierten russischen Expedition, für die Ruhetage, übertrieben gesagt, Zeitverschwendung waren. Die Gletscherquerung zu Lager 1 glich völlig grundlos einem Wettlauf. Hier hatte ich eine für diese Höhe schlechte Sauerstoffsättigung von nur 85% und der Ruhepuls war ebenfalls noch erhöht. Ich hätte eine separate, langsamere Seilschaft durchsetzen müssen.

Der folgende Aufstieg zu Lager 2 führte unterhalb der SO-Flanke des Pik Tschapajew durch eine lawinengefährdete Gletscherrinne, so dass hier zügiges Tempo erforderlich war. Es folgte eine Steilstufe, die anstrengend mit Eispickel erklommen werden musste. Auf 5.450 m errichten wir ein Depot und kehrten um, für mich ohnehin essentiell, weil meine Sauerstoffsättigung unter 80% gefallen war. Nur unter ständigem Rasten erreichte ich völlig entkräftet das Basislager.

Nach einem Ruhetag sollte die Akklimatisationstour bis Lager 3 wiederholt werden. Ich fühlte mich mit 88% Sauerstoffsättigung leistungsstärker. Zu Lager 1 benötigte ich nicht mehr 4, sondern nur noch 2 ½ Stunden. Auf ca. 5.400 m Höhe überfiel mich binnen einer halben Stunde ein massiver Kräfteverfall, der sich durch Rasten nicht beheben ließ. Bei einer weiteren Rast war mir klar, dass ich nicht mehr in der Lage sein würde, bergan zu gehen.

Gemäß dem Entscheidungsschema (Kap. 6.5.4) musste ich von einem beginnenden Lungenhöhenödem ausgehen (Leitsymptom plötzlicher Kräfteverfall). Ich nahm eine sofort wirkende 5 mg Nitrendipin-Fiole sowie 2 * 10 mg Nifedipin und stieg mit einem Guide ins Basislager ab. Ein dortiger Arzt bestätigte die Verdachtsdiagnose. Ob er Symptome für ein mögliches Hirnhöhenödem sah oder bei jeder schweren Höhenkrankheit Dexamethason verabreichte, ließ sich nicht klären. Am nächsten Tag ließ ich mich auf 2.000 m Höhe ausfliegen und reiste geschwächt, aber bei mittlerweile wieder gutem Allgemeinzustand mit dem Bus ab.

Lungenbeschwerden in Form von Reizhusten blieben auch zu Hause über ca. 2 Monate bestehen. Eine Linderung konnte auch mit ärztlicher Hilfe nicht schneller erreicht werden. Die Expedition war insgesamt wenig erfolgreich. Nur 2 von 13 Teilnehmern erreichten später den Gipfel.

6.4.2. Häufigkeit

Die Häufigkeit (Inzidenz) von HAPE bei ca. 0,2%, wenn binnen 3 Tagen auf 4.000 m aufgestiegen wird, bei einem Aufstieg an einem Tag bei 7%. Sie beträgt jedoch 60%, wenn Menschen aufsteigen, die bereits einmal an HAPE erkrankten (Fischer, 2018b). Für die Anden und den Himalaja werden Werte zwischen 0,6% und 2,5% angegeben.

Ohne Behandlung beträgt die Letalität 100%. Es gibt keine Selbstheilung. Bei medizinischer Behandlung mit Sauerstofftherapie liegt sie bei ca. 6%, ohne Sauerstoffbehandlung bei ca. 44%. Bei rechtzeitigem Abstieg zuzüglich medikamentöser Therapie nach ersten Symptomen ist mit einer vollständigen Genesung zu rechnen.

Folgende Zahlen sollten zu denken geben: In Nepal entfallen auf organisierte Trekkingreisen ca. 80% aller tödlichen Höhenerkrankungen, obwohl an diesen Touren nur ca. 40% aller Trecker teilnehmen. Auf die 60% Individualtouristen entfallen also nur 20% der Todesfälle. Teilnehmer organisierter Reisen versterben also 6-mal häufiger, fühlen sich unter professioneller Leitung jedoch sicherer. Dies dürfte auf folgende Ursachen zurückzuführen sein:

Durch Gruppendruck werden Krankheitssymptome ignoriert bzw. verheimlicht, um nicht das Vorankommen der Gruppe zu verantworten.

- Individualreisende sind sensibler für den Umstand, dass sie eigenverantwortlich für Gesundheitszustand im Auge haben müssen.

- Individualreisende können einfacher die Höhentaktik dem Akklimatisationsprozess anpassen als dies bei organisierten Reisen möglich ist. Hier stellt das

Auftreten der Höhenkrankheit für den Betroffenen oft das Tourenende dar.

Einheimische unterliegen dem Risiko von AMS, HAPE und HACE gleichermaßen. Sie sind nur im Allgemeinen wegen des längeren Aufenthalts besser angepasst. Für Pilger, die in tieferen Gegenden leben, wurden am See Gosaikund (4.300 m Lantang, Nepal) Erkrankungshäufigkeiten von 68% für AMS, 5% für HAPE und 31% für HACE festgestellt (Basnyat, 2000). Aufschlussreich ist folgender Vergleich nepalesischer Trekkingteilnehmer: Während die ausländischen Teilnehmer zu 17% aus unterschiedlicher Ursache erkrankten, betraf dies die üblicherweise im Tiefland lebenden Träger zu 77%, die Sherpas und Köche nur zu 7% (Berghold und Schaffert, 2012). Das Schicksal der Träger sollte den Bergtouristen nicht gleichgültig sein. Diese sind ihren einheimischen Arbeitgebern völlig schutzlos ausgeliefert, verrichten unter schlechten Voraussetzungen Schwerstarbeit und werden beim Auftreten der Höhenkrankheit ohne medizinische Hilfe zurückgelassen.

6.4.3. Risikofaktoren / Prädisposition

- Aus dem Blutkreislauf: erhöhter Druck in den Lungenarterien unter Belastung bzw. erhöhte Verengung derselben bei Hypoxie (Vasokonstriktion);

- Hinsichtlich der Lunge: vermindertes Lungenvolumen oder verminderte Diffusionskapazität;

- Schlechte Atemantwort bei Hypoxie HVR.

Empfänglichere Personen zeigen eine vergleichsweise geringere Sauerstoffsättigung SaO_2.

> Bei plötzlichem Leistungsabfall, von dem sich der Betroffene in Pausen nicht wieder erholt (Leitsymptom) und einem weiteren Symptom ist von einem Höhenlungenödem auszugehen.

6.4.4. Leitsymptom plötzlicher Leistungsabfall

Einem Höhenlungenödem kann, muss aber keine AMS-Symptomatik vorausgehen. Oft ist es uncharakteristisch mit Müdigkeit, Atemnot oder trockenem Husten verbunden.

Ein sicheres Indiz für ein bestehendes HAPE ist ein plötzlich auftretender Leistungsabfall in Verhältnis zur bisherigen, der Höhe entsprechenden Leistung. Dies macht sich beispielsweise durch doppelte oder dreifache Gehzeiten bemerkbar. Der Betreffende benötigt deutlich öfter Pausen und erholt sich in diesen Pausen kaum.

Ursächlich für diesen Leistungsabfall ist ein starker Abfall der Sauerstoffsättigung auf 50% bis 60% SaO_2 (auf 4.500 m).

Eine Übersicht der fakultativen Symptome ist in Tab. 21 dargestellt.

6.4.5. Weitere Symptome

(nach Fischer, 2018b)

- Leistungsabfall (Leitsymptom),

- Atemnot unter Belastung,

- Husten,

- Druckgefühl in der Brust (thorakal),

- Starker Husten,

- Schaumiger Auswurf,

- Atemnot in der Ruhe,

- Rasseln in der Lunge,

- Zyanose,

- Fieber bis 38,5 °C,

- Sauerstoffsättigung SaO_2 bis unter 50%.

Rasselgeräusche treten bei HAPE oft, aber nicht immer auf. Bei ca. 70% aller HAPE-Fälle erfolgt der Flüssigkeitsaustritt in die Lungenbläschen (alveoläres Ödem), was zu Rasselgeräuschen führt. In den anderen 30% der Fälle tritt die Flüssigkeit in die Zellzwischenräume aus (Interstitielles Ödem). Dann können keine Geräusche auftreten.

Wenn man als Laie Rasselgeräusche hört, ist es bereits 5 nach 12. Deshalb keinesfalls auf Rasselgeräusche warten, um HAPE festzustellen.

Umgekehrt können auch ohne Vorliegen von HAPE durch akklimatisationsbedingten Flüssigkeitsaustritt in die Lungenbläschen (6.4.7 Box 33) Rasselgeräusche auftreten. Man kann diese durch Auflegen des Ohrs auf den Rücken des Betroffenen, später auch aus der Distanz hören.

Ebenfalls geht HAPE häufig mit trockenem Husten und Atemnot auch ohne Belastung (Ruhedyspnoe) und Herzrasen (Tachykardie, Puls 100 bis über 150 /min) einher.

Husten ist jedoch nicht das entscheidende Kriterium: Höhenhusten ist auch ohne HAPE häufig, HAPE kann auch ohne Hustensymptome auftreten.

Atemnot wird subjektiv oft sehr bedrohlich empfunden und vorschnell mit HAPE in Verbindung gebracht. Dies kann z.B. beim Vorliegen einer die Atemnot verursachenden Lungenembolie fatal sein.

Insgesamt sind die Symptome nicht immer eindeutig, Grund zu erhöhter Vorsicht.

Untersuchungen im Monte-Rosa-Gebiet (4.559 m) weisen auf das nicht seltene Auftreten von subakutem HAPE mit schwach ausgeprägten Symptomen hin.

6.4.6. Abgrenzung zu anderen Erkrankungen

Bei Verdacht auf HAPE können den Symptomen auch folgenden anderen Erkrankungen zugrunde liegen: nächtliche Atemrhythmusstörungen (Apnoe), Hyperventilationssyndrome, Asthma, Bronchitis, Lungenembolie, Schleimverstopfung. Erhöhtes Fieber deutet auf eine Lungenentzündung (Pneumonie) hin. (Berghold und Schaffert, 2012).

Eine Lungenembolie führt zu ähnlichen Symptomen.

Bei einer Lungenentzündung (Pneumonie) ist in der Regel das Fieber höher.

6.4.7. Entstehung

Im Lungenkreislauf herrscht mit 10 – 20 mm Hg ein deutlich geringerer Blutdruck als im Körperkreislauf mit 90 – 100 mm Hg.

Bei Aufstiegen kommt es oft zu einer Verdopplung des Drucks im Lungenkreislauf, bei HAPE werden Werte bis 65 mm Hg erreicht (Box 33).

Dann tritt Flüssigkeit aus den Kapillaren, den kleinsten Blutgefäßen in den Zellzwischenraum oder in Körperhohlräume aus, es bildet sich ein Ödem. Die Ursache ist eine Undichtigkeit der Gefäßwand, entweder auf Grund einer Veränderung der Durchlässigkeit (Permeabilität) der Wand oder auf Grund eines erhöhten Druckes.

Risikoerhöhend sind bereits bestehende Schädigungen der Atemwege.

Ödeme können in den verschiedenen Organen auftreten, unter anderem in der Lunge. Heute stellt man sich das im Kasten dargestellte Szenario bei der Entstehung von HAPE vor.

Begünstiget wird HAPE durch folgende Faktoren:

- Körperliche Anstrengung, vor allem solche, verbunden mit Pressatmung;

- Kältestress;

- Genetische Veranlagung;

- Horizontale Körperlage;

- Vermindertes / geringes Lungenvolumen.

Körperliche Anstrengung und Kältestress erhöhen neben der Hypoxie und der verstärkten Herzarbeit ebenfalls den Druck in den Lungenarterien.

Box 33

Pathophysiologie von HAPE

Die Wände der Blutgefäße sind nie vollständig „dicht" und nicht vergleichbar mit Wasserleitungen, die auch einem Überdruck stand halten. Sie sind nur weitgehend dicht, und die Blutflüssigkeit steht mit der äußeren, interstitiellen Flüssigkeit im Gleichgewicht.

Im Rahmen der normalen Höhenanpassung tritt Wasser wegen der beschriebenen latenten Undichtigkeit in die Lungenbläschen aus. Teilweise kann man deshalb auch bei gesunden Personen beim Abhören Rasselgeräusche hören. Dieses Wasser wird sodann wieder zurücktransportiert und die Geräusche verschwinden. Menschen, die an HAPE erkrankt sind, weisen entweder einen übermäßigen Flüssigkeitsaustritt oder eine mangelnde Rückresorption auf.

Hypoxie steigert das Herzminutenvolumen. Durch den verstärkten Blutstrom in Richtung Lunge erhöht sich der Druck in den betreffenden Gefäßen, den Lungen- arterien (pulmoarteriellen Druck, PaP).

Parallel findet eine Gefäßverengung innerhalb der Lunge statt, die durch die Hypoxie bedingt wird (pulmonale Vasokonstriktion), die ebenfalls zu einer Druckerhöhung in den Lungengefäßen führt.

Diese Vasokonstriktion ist innerhalb der Lunge ungleichmäßig verteilt und führt zu Lungenbezirken, die übermäßig durchströmt (hyperperfundiert) werden. Bei einer normalen, langsamen Anpassung ist der Körper in der Lage, durch einen langsamen Anstieg des Drucks in der Lunge die kapillare Durchblutung umzubauen (Remodelling). Somit bleibt eine gleichmäßige Perfusion gewährleistet und lokale Überperfusionen und Ödeme werden verhindert.

Bei HAPE kann dieser Ausgleich nicht mehr erfolgen. Mit zunehmender Höhe wird dieser Druckanstieg immer gravierender. Geringe körperliche Belastungen führen zu überproportional hohen PaP-Anstiegen.

Unter diesem starken Druckanstieg in den Lungengefäßen kommt es zu Druck- und Scherkräften, wodurch die Wände der Blutgefäße (Kapillarepithel) undicht werden. Durch diese Scherrisse treten Flüssigkeit, Blutproteine und rote Blutzellen (Erythro- zyten) in die Zellzwischenräume (Interstitium) und in die Blutbläschen (Alveolen) aus.

Die Wirkung verschiedener Medikamente, die bei HAPE helfen, wie Sauerstoff oder Nifedipin, wirken PaP-mindernd.

Viele Fragen zu dieser Theorie bleiben nach wie vor offen. Vermehrt wurden Befunde gewonnen, wonach HAPE auch mit Entzündungsprozessen in der Lunge einhergeht, die wohl Folgeerscheinungen der Gefäßschädigungen sein dürften. Der Einfluss von Atemwegsinfekten ist weiterhin ungeklärt.

Die Scherrisse des Kapillarendothels sind reversibel bei Druckabnahme. Remodelling der Blutgefäße führt zu gleichmäßigem Druck. Deshalb ist nach 5 Tagen kaum HAPE zu erwarten (Fischer, 2018b).

6.4.8. Prophylaxe

Die beste Vorbeugung besteht in einem langsamen Aufstieg und der Vermeidung körperlicher Anstrengung bei Erreichen neuer Höhen, um den pulmoarteriellen Druckanstieg zu vermeiden.

Medikamentöse Prophylaxe ist bei HAPE-gefährdeten Personen (im Notfall, z. B. Rückweg mit Höhenanstieg) möglich.

Nifedipin retard 3* 20mg

Azetazolamid (Diamox®) reduziert auch den pulmoarteriellen Druck unabhängig von Carboanhydrase-Effekt. Eine geringe Dosis von 2 * 250 mg / d hat sich dabei als nicht wirksam erwiesen, andere Dosierungs-empfehlungen wurden jedoch nicht gege-ben. Auch Dexamethason 3 * 8 mg/d senkt sehr frühzeitig eingenommen den pulmo-arteriellen Druck (Fischer, 2018b).

6.4.9. Therapie

6.4.9.1 Therapiegrundsätze

Das Therapieprinzip besteht in einer schnellen Senkung des Blutdrucks in den Lungenarterien (PaP). Dies erfolgt durch

*   Sauerstoff (Abstieg 1.000 Hm, Flaschensauerstoff initial 2-4 l/min später weniger, hyperbare Kammer) und

*   Nifedipin retard 20 – 30 mg alle 12 Stunden;

*   Oberkörper hoch / sitzend;

*   Kälteschutz.

Eine Kontrolle ist durch Messung der Sauerstoffsättigung möglich, wobei 95% anzustreben sind.

Eine Einnahme von Dexamethason, beispielsweise wegen HACE-Verdacht, ist unproblematisch.

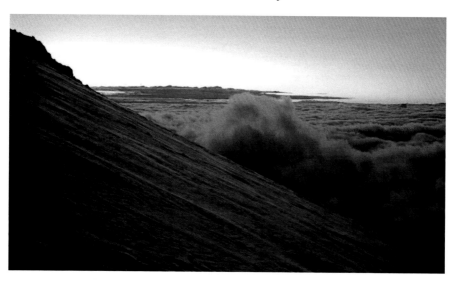

Abb. 140: Vor Sonnenaufgang am Elbrus.

> **Abtransport ist bei HAPE essentiell und die Therapie der Wahl.**

Diuretika sollten bei ausgebildetem HAPE nicht genommen werden, deshalb kein Azetazolamid (Diamox®) nehmen (Fischer, 2018b).

Wenn irgend möglich, muss der Erkrankte in eine geringere Höhe gebracht werden. Ein Transport ist einem Abstieg unbedingt vorzuziehen. Durch die Erkrankung liegt zumeist eine gravierende Erschöpfung vor. Jede weitere körperliche Anstrengung ist nicht nur unangenehm, sondern verschlimmert die Erkrankung ursächlich weiter, da diese das Herzminutenvolumen und den Blutdruck in den Lungenarterien weiter erhöht. Daher sollte der Betroffene, sofern dies überhaupt noch in Betracht gezogen werden kann, nicht selbst absteigen, sondern mit aufrechter Körperposition heruntergetragen werden. Durch eine liegende Position würde der Lungenarteriendruck (PaP) unnötig weiter erhöht. Der Oberkörper sollte mindestens mit 30° aufrecht geneigt sein. Praktisch bietet es sich deshalb an, den Erkrankten auf dem Rücken Huckepack und nicht liegend zu tragen.

Der Abtransport sollte immer in Anwesenheit eines Bergerfahrenen erfolgen, um auch bei Komplikationen bestmöglich gewappnet zu sein. Dies wird in vielen Fällen der Expeditions- oder Bergführer sein. Die Konsequenz wird zumeist sein, dass die restliche Gruppe nicht weiter stiegen kann oder mit absteigen muss. Die letzte Variante hat zudem den Vorteil, dass auch bei einer Komplikation und einer Verschlechterung der Bedingungen am Berg weitere Träger bzw. Helfer verfügbar sind. Niemals sollte der Erkrankte nur Einheimischen überlassen werden, sofern der Einheimische nicht der kompetente und vertrauensvolle Ansprechpartner ist, mit dem der Kranke auch sprachlich kommunizieren kann. Einheimische transportieren Verletzte oft mit einem Tragekorb, in den seitliche Löcher für die Beine geschnitten werden. Ideal sind Tragetiere, die in der Regel im Basislager verfügbar sind oder dem Kranken sogar ein erhebliches Wegstück auf dem Gletscher entgegenkommen können.

Der Abstieg muss bis zu der Höhe erfolgen, auf der der Kranke eine Nacht symptomfrei war. Im Zweifelsfall ist dies die Höhe, auf der er zwei Nächte zuvor geschlafen hat. Das wäre ggf. ein Abstieg um zwei Tagesetappen. Die Problematik besteht zumeist darin, dass nicht nach einer vollständigen Akklimatisation weiter aufgestiegen wurde, sondern, mit teilweiser Akklimatisation schrittweise die Höhe gesteigert wurde. Nun muss aus Sicherheitsgründen tief abgestiegen werden, weil unbekannt ist, für welche Höhe zwischenzeitlich eine ausreichende Anpassung vorlag.

Da auch Kälte das Krankheitsbild verschlechtert, muss gerade bei krankheitsbedingt erzwungener Inaktivität auf einen konsequenten Wärmeschutz geachtet werden. Dies schützt auch vor Lungenentzündungen.

Kinder müssen bei jedem Verdacht heruntergetragen werden.

Bei einem sofortigen Abtransport ist, sofern noch keine Komplikationen aufgetreten sind, innerhalb weniger Stunden mit einer Besserung der Symptome zu rechnen. Die Symptome als auch die ursächlichen Gasaustauschstörungen bilden sich zurück und innerhalb weniger Tage schwinden sogar die radiologischen Veränderungen.

Sauerstoffgabe durch Flaschensauerstoff oder mittels einer Überdruckkammer sind bei allen Formen der Höhenkrankheit die idealen Therapien, um einen Abstieg bzw. Abtransport einzuleiten.

6.4.9.2 Therapie / Flaschensauerstoff

Nach dem Abtransport stellt Flaschensauerstoff die wichtigste Maßnahme gegen die Höhenkrankheit dar. Er wirkt gleichermaßen wie ein erhöhter Sauerstoffgehalt in der Luft ursächlich durch Verbesserung der Sauerstoffversorgung des Gewebes und durch eine Drucksenkung. Ideal ist eine Kombination von Flaschensauerstoff und Abtransport.

Die meisten Sauerstoffgeräte sind sogenannte offene Systeme mit konstantem Gasfluss. Der Sauerstoff wird über ein Druckminderventil über einen Beutel in die Atemmaske abgegeben. Eine Flasche mit 2 l Sauerstoff mit 200 bar ermöglicht bei einer Flussrate von 10 l/min eine Versorgung über 40 Minuten. Das Gewicht der Stahlflasche beträgt ca. 7,5 kg.

Das zeigt deutlich die Grenzen dieser Anwendung. Allein auf Grund des Gewichts wird immer nur eine kurzzeitig überbrückende Therapie möglich sein. Größere Gruppen mit großen Aufstiegsraten sollten ausreichend Sauerstoff für mindestens 12 Stunden mitführen. Sauerstoffdepots sollten sich auf allen Hochlagern befinden, was in der Praxis oft illusorisch ist. Der Flugtransport von Sauerstoffflaschen ist verboten oder extrem aufwendig. Zustand und Füllungsgrad vor Ort ausgeliehener Flaschen sollten sorgsam geprüft werden.

Sogenannte Sauerstoffpatronen oder Festsauerstoffgeräte haben deutlich zu wenig Inhalt und können kaum reguliert werden.

Ihr Nutzen ist äußerst begrenzt. Ein modernes System aus der Flugrettung stellt das Sauerstoff-Demandsystem WS120 (Hersteller EMS Möhrendorf) dar. Das Gerät ist leichter, für den Flugtransport zugelassen und stellt den Sauerstoff nicht konstant, sondern sensorgesteuert beim Einatmen bereit (Lämmle et al., 2008).

In Studien wurde festgestellt, dass unversorgte HAPE-Patienten 15-mal häufiger versterben als mit Flaschensauerstoff abtransportierte (Berghold und Schaffert, 2012).

Empfohlene Dosierung: anfangs 6-10 l/min bis 90% SaO_2 Sauerstoffsättigung des Blutes erreicht sind, später 2-4 l/min konstant oder intervallweise.

Die Verwendung von Flaschensauerstoff als Akklimatisations- oder Aufstiegshilfe schadet dem Betroffenen, da er die notwendige Höhenanpassung verhindert bzw. verzögert.

6.4.9.3 Therapie / mobile Überdruckkammer

Analog zu stationären Überdruckkammern, die seit langem vom Militär in Hochgebirgsregionen genutzt werden, stehen auch tragbare, mobile Überdruckkammern zur Verfügung (mobile hyperbare Kammern). Bekannt sind Entwicklungen von Igor Gamow (Colorado) Gamow®-bag oder das von Deutschen und Franzosen entwickelte Certec®-bag.

> Bei HAPE kommt Nifedipin als Notfallmedikament in Frage, um den Abtransport einleiten zu können.

Der Patient liegt in einem luftdicht abgeschlossenen Überdrucksack. In diesen wird Umgebungsluft gepumpt. Dadurch steigen innen der Luftdruck und somit auch der Sauerstoffpartialdruck. Der Patient hat eine Umgebung, die einer deutlich geringeren Höhe entspricht. Wegen der exponentiellen Druckabnahme in der Atmosphäre ist der therapeutische Effekt der Überdruckkammer in großen Höhen besonders ausgeprägt.

Realisierbar ist eine Luftdruckdifferenz von bis zu 170 mm Hg. So wird beispielsweise auf 7.000 m eine Höhe von 3.850 m simuliert, auf 6.000 m eine von 3.100 m und auf 5.000 m eine Höhe von 2.450 m. Der entsprechende Einsatz in einer Höhe über 7.000 m ist wegen der erforderlichen Pumparbeit illusorisch.

Studien zeigen, dass nach einer kurzfristigen Behandlung ein deutlicher Rückgang der Symptome beobachtet werden konnte. Der Effekt ist jedoch zeitlich begrenzt und dient nur der Ermöglichung des Abtransports. Nach Verlassen des Überdrucksacks wurde bei geringer Belastung oft eine Verschlechterung des Gesundheitszustandes beobachtet (Rebound-Effekt).

Die Handhabung der Technik erfordert intensive Schulung und Training, ist dann aber auch für Laien möglich. Ist das Gerät auf der Tour vorhanden, sollten alle Teilnehmer in der Handhabung geschult und trainiert sein. Naturgemäß bleibt auch diese aufwendige Technik großen Gruppen vorbehalten. Für kleinere Gruppen ist Flaschensauerstoff in Kombination mit Medikamenten geeigneter.

Der Überdrucksack dient ausschließlich der Notfallbehandlung bei HACE, HAPE und schwerer AMS in Kombination mit Notfallmedikamenten. Er ist ungeeignet bei milder AMS, weil hierdurch die fehlende Anpassung noch weiter behindert würde.

Praktische Hinweise:

- Vorher Harnentleerung sinnvoll

- Druckausgleich im Ohr sicherstellen, ggf. Nasentropfen gegen Schnupfen, sonst sind schmerzhafte Trommelfellrisse möglich

- Messer im Sack zur Selbstrettung, wenn Hilfsperson selbst ausfällt

- Flaschensauerstoff ist zur Nothilfe einfacher und sinnvoller

6.4.9.4 Therapie / Nifedipin (Adalat®, Nifebene®)

Nifedipin gilt heute bei HAPE als Notfalltherapeutikum der Wahl. Es zählt zur Gruppe der Kalzium-Antagonisten (Box 45) und wirkt blutdrucksenkend.

Es sollte die retard-Form eingesetzt werden, die den Wirkstoff langsamer freigibt und den Blutdruck im Körperkreislauf weniger senkt. Es ist zu beachten, dass Nifedipin nicht zur Therapie der Höhenkrankheit zugelassen ist. Nifedipin senkt schnell den Blutdruck in den Lungenarterien, erhöht den Sauerstoffgradienten in den Lungenbläschen und stabilisiert die Sauerstoffsättigung. Dies führt zu einer verbesserten

---

Box 34

Kalziumantagonist Nifedipin

In den Zellen ist die Kalzium-(Ca^{2+})-Konzentration verschwindend gering im Vergleich zu der sie umgebenden Flüssigkeit. In Muskelzellen können durch äußere Reize sogenannte Ca^{2+}-Kanäle geöffnet werden, so dass diffusionsbedingt Ca^{2+} einströmt. Das verändert das elektrische Potential der Zellmembran und löst eine Muskelkontraktion aus. In den Blutgefäßen bewirkt dies eine Verengung (Vasokonstriktion) und im Herzen eine Erhöhung der Schlagkraft.

Ca^{2+}-Antagonisten hemmen die Ca^{2+}-Kanäle, so dass kein bzw. weniger Ca^{2+} einströmt und die Kontraktion vermindert wird. Das weitet die glatte Muskulatur der Blutgefäße und senkt die Herzkraft. Beides senkt den Blutdruck.

Sauerstoffversorgung des Gewebes. Auch gehen die Ödeme in den Lungenbläschen zurück.

Da es durch Nifedipin zu einer starken Blutdrucksenkung kommen kann, die ihrerseits gefährlich werden könnte, sollte nur die Retard-Form verwendet werden. Bei AMS und HACE ist Nifedipin nicht wirksam.

Dosierung   Adalat®, Nifebene®
            3 – 4 * 20 mg/d retard
            Filmtabletten

oder: 10 mg Kapseln bei Bedarf alle
            3 bis 6 Stunden

Die Besserung des Gesundheitszustandes durch Nifedipin ist meist nur von kurzer Dauer und muss daher für den sofortigen Abtransport in geringere Höhe genutzt werden. Nifedipin heilt nicht, sondern stabilisiert nur den Zustand. Unbehandelt kann nach 24 Stunden der Tod eintreten, oft durch eine Lungenembolie als Folgeerscheinung der HAPE. Neben selteneren Nebenwirkungen ist mit Schwächegefühl zu rechnen, dass bei HAPE ohnehin gegeben ist.

Kontraindiziert, d. h. nicht genommen werden darf Nifedipin nach Herzinfarkt, bei Angina Pectoris, Herzklappenstenose, koronarer Herzkrankheit und bei Schwangerschaft, ebenso nicht zusammen mit Blutdrucksenkern.

6.4.9.5 Therapie / Niedermolekulare Heparine

Es ist anzunehmen, dass in Folge von HAPE die Thrombosegefahr erhöht ist. Daher liegt der Gedanke nahe, zur Vermeidung von Thrombosen und Lungenembolien bei HAPE auch Gerinnungshemmer gegeben werden. Diese gehören jedoch ausschließlich in die Hände eines Arztes.

6.4.9.6 Genesung nach HAPE

Wird bei Erkennen von HAPE sofort richtig gehandelt und abgestiegen, so bildet sich die Erkrankung schnell und reversibel zurück. Bei stabiler Beschwerdefreiheit und einigen Ruhetagen kann ein erneuter Aufstieg ins Auge gefasst werden, wobei die Höhentaktik die begangenen Fehler nun vermeiden sollte. Leider erkranken ca. 65% der HAPE-Patienten beim Wiederaufstieg erneut.

Abb. 141: Broad Peak vom Baltorogletscher mit einem Gletschersee im Vordergrund.

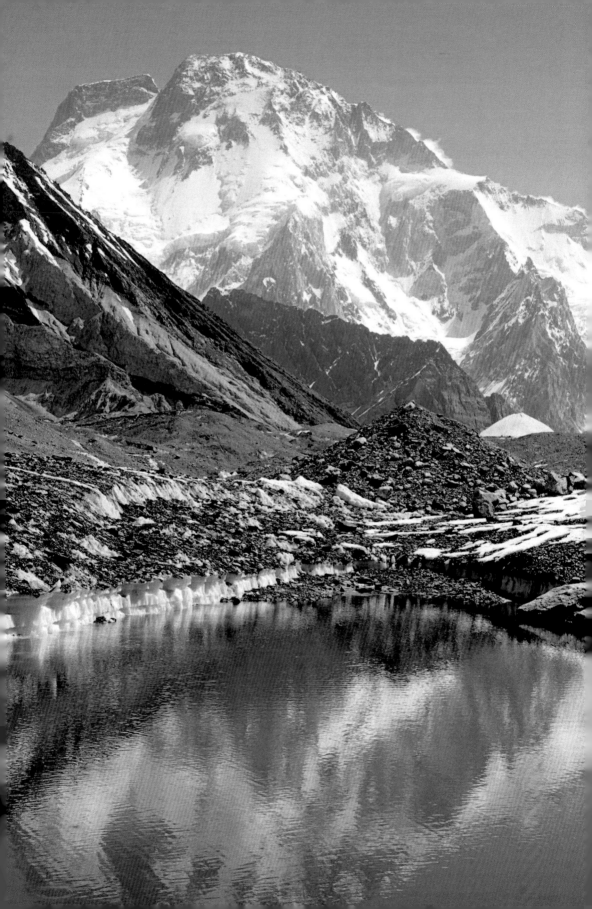

6.5.   HACE: Höhenhirnödem

Anders als früher vermutet, stellt das Höhenhirnödem (HACE, high altitude cerebral edema) kein Folgestadium von AMS dar, sondern scheint eine eigene Entstehungsgeschichte (Pathogenese) zu haben.

Auf Grund der hohen Todesfallrate von HACE stellt die Krankheit die häufigste Todesursache der Höhenkrankheiten dar.

Ohne Behandlung führt HACE binnen Stunden zu Bewusstlosigkeit und Tod, binnen 24 Stunden sicher zum Tod.

Viele Bergsteiger versterben trotz erfolgter Behandlung, weil die Schädigung zu weit vorangeschritten war **(Berghold, 2018c)**.

Im Gegensatz zu HAPE bildet sich die Ataxie HACE-Kranker erst nach Tagen, teils erst nach Wochen zurück, auch wenn sich der Betreffende schon nach wenigen Tagen wieder deutlich besser fühlt. Ein Wiederaufstieg kommt auch dann erst bei völliger Genesung in Frage. Praktisch kommt das zumeist nicht zum Tragen, da die zwischenzeitlich die Heimreise angetreten wird.

In der Praxis muss man damit rechnen, dass der sich in geringer Höhe wieder wohl fühlende Patient erneut aufsteigen will. Vermeintlich ist er schon angepasst und kann wieder aufholen.

6.5.1.   Fallbeispiel

(Siehe Box 35 und Box 36).

Box 35a

Fallbeispiel HACE

2013 wollten wir als Gruppe von deutschen Bergsteigern den Pik Lenin (7.134 m) im Pamir besteigen. Nach zwei Nächten im advanced Basecamp L1 auf 4.400 m Höhe erfolgte der Aufstieg auf Lager 2 auf 5.300 m Höhe. Durch die große Höhendifferenz, verbunden mit der großen Distanz von ca. 10 km und dem erforderlichen Transport der Ausrüstung, war die Etappe sehr anstrengend (Kap. 5.3.4).

Bei einer Rast auf 5.100 m, fühlte sich Thomas (Marathonläufer, 45 Jahre) kraftlos. Thomas hatte morgens zuvor leichte Kopfschmerzen, die von allein verschwanden. Nachts schlief er mäßig gut. Anzeichen einer Höhenkrankheit zeigte niemand.

Die Gruppe übernahm sein Gepäck und nach einer weiteren Stunde erreichten wir Lager 2 auf 5.300 m. Hier ruhte Thomas den Rest des Tages. Der erhebliche Höhenanstieg von 900 m schien seine Erschöpfung zu erklären.

Am Folgetag klagte er über Kopfschmerzen und allgemeines Unwohlsein. Er fühlte sich kraftlos, hatte keinen Appetit und schlief schlecht, was auf eine milde akute Höhenkrankheit (AMS) hindeutete, weshalb ein weiterer Aufstieg unabhängig von der Leistungsfähigkeit ausgeschlossen wurde. Absteigen wollte er nicht. So verblieb Thomas im Zelt, während die Gruppe ein Depot auf Lager 3 einrichtete. Sein Zustand blieb unverändert.

Am Folgetag wollten wir planmäßig absteigen. Thomas war noch schwach, wir teilten sein Gepäck auf. Nach wenigen Schritten ohne Belastung nahmen wir Gangunsicherheiten wahr. Mehrfach musste der Erkrankte über Kreuz treten, um nicht zu stürzen.

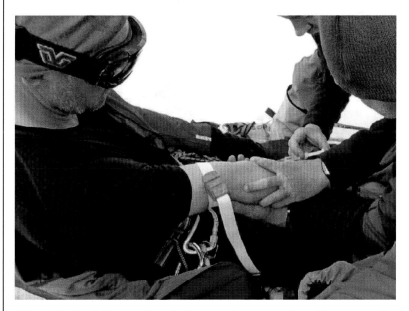

Abb. 142: **Notfalltherapie** mit Dexamethason vor dem Abtransport im Pamir

Box 35b

Fallbeispiel HACE

Nachdem die Erschöpfung nach einer Pause anhielt, obwohl er sich hätte erholen müssen, und der Gruppe gewahr wurde, dass der Leistungsabfall relativ kurzfristig, zumindest binnen eine Stunde auftrat, konnte das Vorliegen eines Höhenlungenödems HAPE zumindest nicht ausgeschlossen werden. Weitere HAPE-Symptome stellten wir nicht fest. Die starke Gangunsicherheit (Ataxie) deutete auf ein Höhenhirnödem hin. Eine sichere Diagnose konnten wir nicht erstellen. Daher war von der ungünstigsten Konstellation auszugehen. Da der Abstieg wiederum sehr kraftanstrengend sein würde, nahm der Erkrankte als Notfalltherapeutikum eine 10 mg-Kapsel Nifedipin (HAPE) und erhielt gegen HACE 8 mg Dexamethason intravenös (eine Bergsteigerin war Krankenschwester).

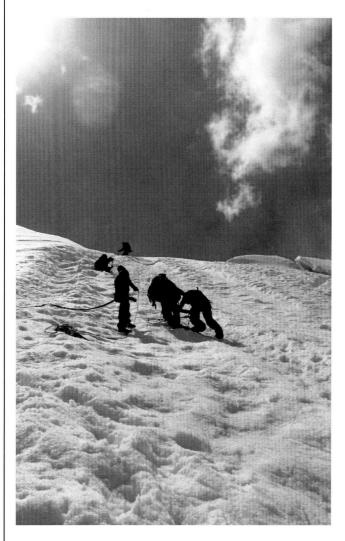

Abb. 143: An einer Steilstufe wird Thomas abgelassen

Box 35c

Fallbeispiel HACE

Nach kurzer Zeit verbesserte sich sein Allgemeinzustand, so dass Thomas sogar meinte, sein Gepäck tragen zu können. Am kurzen Seil zwischen zwei Bergsteigern konnte er absteigen.

An einer Steilstufe musste der Erkrankte abgelassen werden, wobei es sich als schwierig erwies, einen geeigneten Standplatz einzurichten. Unter ihn gingen zwei andere Bergsteiger, die ihn stützten und die Füße des Erkrankten setzten, da dieser hierzu nicht mehr in der Lage war. Die Helfer wiederum wurden von der Person links gesichert.

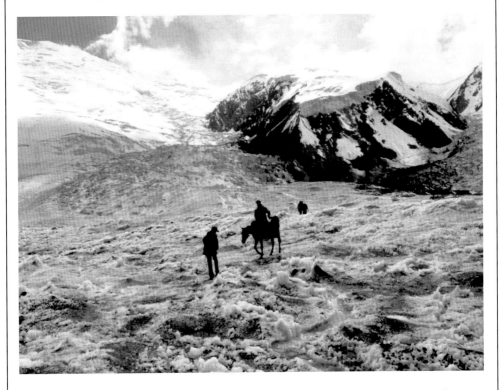

Abb. 144: Am Gletscherfuß wartete bereits ein zuvor gerufener Einheimischer mit Pferd, das ihn wohlbehalten in das Lager auf 4.400 m brachte.

Hier erholte er sich schnell und benannte am nächsten Tag keine Symptome mehr. Die Gruppe stieg zum Basislager auf 3.600 m Höhe ab, wo Thomas völlig symptomfrei blieb.

Es bedurfte einiger Überzeugungskunst zu akzeptieren, dass er nichtsdestoweniger nicht als völlig gesund angesehen werden konnte und der nachfolgende Gipfelanstieg für ihn ausschied.

Box 36

Fallbeispiel HACE

Beim Abstieg vom Gipfel des Cho Oyu (Kap. 5.3.10) traf ich bei Camp 1,5 in ca. 6.800 m Höhe auf Stefan, einen schwedischen Teilnehmer.

Stefan hatte bereits beim Aufstieg zum Basislager Höhenprobleme.

Unsere Anreise von Lhasa per Flug begann ohnehin herausfordernd. Nach 4 Nächten ab Lhasa verließen wir das Chinese Basecamp auf 4.900 m – höhentaktisch im Rahmen, aber nicht ohne. Mit einer Zwischenübernachtung wollten wir das Basislager auf 5.650 m erreichen. Alles in allem realisierten wir ca. 500 Hm rate of ascent.

Stefan zeigte Symptome von schwerer AMS, musste in Begleitung absteigen und sich in Krankenhausbehandlung begeben.

So waren wir überrascht, ihn nach einigen Tagen wieder im Basislager zu treffen, zu einem Zeitpunkt, als wir bereits von unserem Anpassungsaufstieg zurückgekehrt waren. Hier sei der Hinweis erlaubt, dass der Expeditionsleiter nur organisiert und Ratschläge gibt, jeder Teilnehmer aber eigenverantwortlich entscheidet.

In völliger Verkennung der Realität versuchte Stefan unter permanentem Medikamenteneinfluss („medikamentöse Akklimatisation" plus „Prophylaxe") aufzuschließen und den Gipfel unter Weglassung einer Anpassungstour in einem Ritt zu erreichen. Hierzu hatte er sich unzählige Sauerstoffflaschen bis auf Camp 1,5 tragen lassen.

Hier saß er mit abgeschaltetem Gehirn vor seinem Zelt und wollte nicht absteigen, weil ihm niemand seine teuren Sauerstoffflaschen zu Tal getragen hätte. Nach starker Dexamethasongabe 2 * 8mg klarte sein Verstand auf und er trennte sich von seinem Zelt und den Flaschen und stieg mit mir ab.

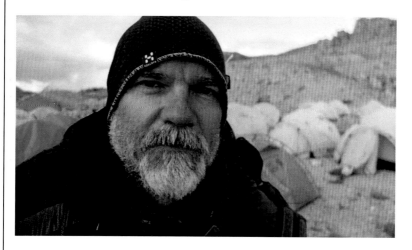

Abb. 145: Stefan

6.5.2. Häufigkeit

HACE und HAPE unterscheiden sich bezüglich der Erkrankungshäufigkeit (Inzidenz) und der Todesfallrate (Letalität).

An HAPE erkranken rund doppelt so viele Bergseiger, wie an HACE (Inzidenz 0,7% im Vergleich zu 0,3%).

Betrachtet man jedoch die Todesfallrate in Relation zur Zahl der Erkrankten (Letalität), so endet der Krankheitsverlauf von HACE mit ca. 40% wesentlich häufiger tödlich, als der von HAPE mit ca. 24% (Schaffert, 2018c).

In Kombination dieser beiden Effekte, verursacht HAPE die meisten Todesfälle (Mortalität).

Eine Ursache für die hohe Todesfallrate von HACE liegt darin, dass im Gegensatz zu HAPE, bei welchem nach Sofortmaßnahmen Besserung eintritt, hier auch bei einem sofortigen Abstieg die Krankheit nur sehr wenig gelindert werden kann. Unbehandelt bzw. ohne Abstieg liegt die Letalität bei 100%.

Liegen HAPE und HACE zusammen vor, ist die Sterblichkeit besonders hoch.

In Ihrem Erscheinungsbild ist HACE sehr vielfältig. Tragisch ist, dass sich die Symptome sehr schnell zum Koma und Tod entwickeln können. Durch die häufige fatale Vergesellschaftung mit HAPE muss bei jeder schweren Höhenerkrankung auch an HACE gedacht werden.

Für AMS und HACE sind keine Häufigkeitsunterschiede zwischen Männern und Frauen bekannt, und für letztere keine Zyklusabhängigkeit. Im Allgemeinen vertragen Frauen die Höhe besser als Männer.

Leistungsstarke Bergsteiger sind eher betroffen, da diese bei Symptomen und Beschwerden eher weitergehen. Das spräche auch für die günstigere Situation für Frauen.

6.5.3. Risikofaktoren / Disposition

Neben der individuellen Disposition für Höhenkrankheit resultiert ein erhöhtes Risiko, wenn früher bereits AMS, HAPE oder HACE aufgetreten sind.

Ansonsten sind entscheidend die Aufstiegsgeschwindigkeit, sowohl „rate of ascent" (Schlafhöhendifferenz) als auch „speed of ascent" (Gehgeschwindigkeit, also körperliche Anstrengung) (Schaffert, 2018c)

6.5.4. Leitsymptom Ataxie

Gang- und Stehunsicherheiten (Ataxie) sind der wichtigste Hinweis auf ein drohendes Höhenhirnödem.

Bei vorliegendem Verdacht kann eine Ataxie mit folgendem einfachen Test festgestellt werden: Man bittet die betreffende Person, ohne Schuhe und ohne Rucksack entlang einer geraden Linie jeweils einen Fuß vor den andern setzend, zu gehen. Tritt der Betreffende wiederholt daneben, benötigt er

---

Bei Gang- und Stehunsicherheiten (Ataxie, Leitsymptom) und einem weiteren Symptom ist von einem Höhenhirnödem auszugehen.

eine Stütze oder stürzt, liegt wahrscheinlich HACE vor (Schaffert, 2018c).

Gangunsicherheiten allein sind noch kein Anzeichen von HACE.

Der Test, ob ein Finger fehlerfrei zur Nasenspitze geführt werden kann, ist ungeeignet.

Nach 3 Tagen auf gleicher Höhe oder Fehlen von Kopfschmerzen ist HACE eher unwahrscheinlich.

6.5.5. Weitere Symptome

- Ataxie (Leitsymptom),

- Bewusstseinsstörungen,

- Schwerste, analgetikaresistente Kopfschmerzen,

- Übelkeit, Erbrechen,

- Schwindelzustände,

- Halluzinationen,

- Sehstörungen, Lichtscheu,

- Vernunftwidriges Verhalten,

- Verminderte geistige Leistungen,

- Erhöhte Temperatur,

- Koma,

- Urinmenge < 0,5 l/d (Schaffert, 2018c).

Die oft auftretenden schweren Kopfschmerzen sind analgetikaresistent, d. h. sie lassen sich durch Schmerztabletten nicht lindern. Dieser Umstand kann für die Diagnostik genutzt werden. Kopfschmer-

zen, die durch Ibuprofen nicht verschwinden, deuten auf HACE hin.

Frühanzeichen sind Wahrnehmungsstörungen und geistige Fehlleistungen. Solche werden selten wahrgenommen. Resultierende Fehlentscheidungen führen allerdings anderweitig oft zu Todesfällen, ohne dass sich das in der HACE-Statistik widerspiegelt. Schließlich wäre in solch einem Fall nie HACE diagnostiziert worden.

Aus eigener Erfahrung weiß der Autor, dass man geistige Fehlleistungen durchaus als solche erkennen kann (Kap. 5.2.3) wenn man durch fahrlässigen Umgang mit dem Kocher fast das Zelt abbrennt oder merkt, dass man eine geistige Aufgabe nicht lösen kann, obwohl einem bewusst ist, dass man sie eigentlich lösen können sollte.

In dieser Situation war dem Autor nicht bewusst, dass hier HACE lauern könnte sondern schrieb dies nur der Höhe zu. Glücklicher Weise befand er sich ohnehin im Abstieg.

6.5.6. Abgrenzung zu anderen Krankheiten

Hinsichtlich möglicher differenzialdiagnostischer Abgrenzungen dürften nicht nur Laien überfordert sein. Jedoch kann der Reisende hinsichtlich eventueller Vorerkrankungen sensibel sein. Bei Beobachtung einer Ataxie ist auch an folgende Krankheiten zu denken: akute Psychose, Migräne, Hirntumore, Schlaganfall, Transient ischämische Attacken (TIA), Transient globale Amnesie (TGA), Infektionen des Zentralen Nervensystems, Retinavenenthrombosen, Vergiftungen, Kohlenmonoxid-Vergiftung, Erschöpfungen, Dehydrierung, Diabetische Ketoazidose, Hypoglykämie, Hypernatriämie, Hypothermie, virale und bakterielle

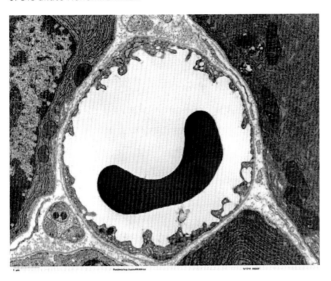

Abb. 146: Querschnitt durch ein Kapillargefäß im Gehirn. Die Epithelzellen, die dieses auskleiden, bilden die Blut-Hirn-Schranke (Box 37). Schwarz im Innern des Gefäßes ist eine rote Blutzelle (Erythrozyt) sichtbar.

Infektionen (Berghold und Schaffert, 2012).

Anderseits lassen sich andere Krankheitsbilder durch Beseitigung möglicher Ursachen ausschließen. Wenn nach ausreichendem Trinken (nicht bei HAPE), Zucker- und Mineralstoffzufuhr oder Ruhen schnell Besserung eintritt, hat man Glück, andernfalls verstärkt sich der HACE-Verdacht.

Kohlenmonoxidvergiftungen können am Berg auftreten, wenn in schlecht belüfteten Zelten oder Schneehöhlen wiederholt gekocht wird oder in Lodges mit offenen Feuerstellen oder defekten Öfen. Hierbei addiert sich der Effekt von Kohlenmonoxid mit dem des Sauerstoffmangels, was zu AMS- und HACE-ähnlichen Symptomen führen kann.

6.5.7. Entstehung

Der pathophysiologische Unterschied zwischen AMS und HACE besteht vor allem darin, dass es sich bei HACE um eine neurologische Schädigung handelt verbunden mit gestörter Bewegungskoordination (Ataxie) und Bewusstseinsstörungen.

Das Auftreten von HACE hängt ursächlich nicht von der Gehirnschwellung und dem Druckanstieg im Hirn, die unter Hypoxie bei allen Menschen auftreten, ab. Ebenso hängt es nicht von der erhöhten Durchblutung des Gehirns ab.

Details siehe Box 37.

Box 37a

Pathophysiologie von HACE

Bei HACE handelt es sich um neurologische Störungen, die nach ca. 24 h bis 36 h auftreten.

Unter Hypoxie setzen zwei Prozesse parallel ein: Der Sauerstoffmangel führt zu einer verstärkten Weitung der Hirngefäße (hypoxisch bedingten Vasodilatation), was eine erhöhte Durchblutung des Gehirns bewirkt. Anderseits kommt es auf Grund der verstärkten Atmung zu einer Verminderung des Kohlendioxidpartialdrucks und dadurch zu einer Verengung der Hirngefäße (Hypokapnie-bedingte Vasokonstriktion).

Die Sauerstoffversorgung des Gehirns hängt also vom Wettstreit der beiden Effekte ab, den das Gehirn selbst reguliert. Üblicherweise überwiegt die Gefäßweitung, so dass das Gehirn ausreichend versorgt werden kann.

Heute wird davon ausgegangen, dass HACE auf Veränderungen an den Hirngefäßen und auf eine Hirnschwellung zurückzuführen ist. Eine entscheidende Rolle hierbei spielt die sogenannte Blut-Hirn-Schranke. Diese trennt das zentrale Nervensystem vom Blutkreislauf. Ihre Aufgabe ist es, die Bedingungen im Gehirn aufrecht zu erhalten (Homöostase) und von denen des Blutes abzugrenzen. Gebildet wird sie von Endothelzellen, die die Kapillargefäße innen auskleiden (Abb. 146). So wird das Gehirn vor Krankheitserregern, Hormonen und Giften geschützt. Sie stellt einen hocheffektiven Filter dar.

Obwohl das Gehirn nur 2% des Körpergewichts hat, benötigt es 20% der gesamten Energie. Es verfügt über keine Energiereserven und kann keine anaerobe Atmung (Laktatbildung) durchführen. Es ist essentiell auf eine permanente Versorgung mit Sauerstoff und Glukose angewiesen.

Ca. 40% der Energie benötigt das Gehirn für die Aufrechterhaltung des eigenen Stoffwechsels. Jedoch 60% wird für die spezifischen Leistungen des Gehirns, nämlich die Informationsleitung / Nerventätigkeit, also die Erzeugung elektrischer Signale benötigt. Bei Energiemangel, werden diese Leistungen zuerst eingeschränkt.

Anschließend sind auch andere Zellfunktionen betroffen, so die Ionenpumpen in den Zellmembranen. Fallen diese aus, so strömt Flüssigkeit in die Zellen ein und es kommt zu intrazellulären Ödemen. Im Stoffwechsel treten dann vermehrt sehr reaktionsfähige Sauerstoffradikale auf, die insbesondere auch die Hirn-Blut-Schranke schädigen.

Dann tritt Flüssigkeit aus dem Blut in die Zellzwischenräume des Hirns ein, es entstehen extrazelluläre Ödeme.

Die gestörte Autoregulation im Gehirn ist weniger auf die Hypoxämie, sondern auf die Hypokapnie zurückzuführen, die durch die höhenbedingte Hyperventilation entsteht. Damit versucht das Gehirn zu erreichen, dass auch bei Sauerstoffmangel im Blut SaO_2 < 80% und ungeachtet des verminderten CO_2-Anteils im Blut (Hypokapnie) die Sauerstoffversorgung des Gehirns gesichert bleibt (Schaffert, 2018c).

Box 37b

Pathophysiologie von HACE

Das Gehirn hält die eigene Sauerstoffversorgung aufrecht, ohne Rücksicht auf Verluste. Es fährt auf Verschleiß und schädigt die eigenen Kapillargefäße. Das ist evolutionär schlau, denn ein intaktes Gehirn ohne Sauerstoff bräuchte niemand.

Wird die Sauerstoffversorgung für mehr als 10 Sekunden unterbrochen, tritt Bewusstlosigkeit auf. Insgesamt durchziehen 100 Milliarden Kapillaren mit einer Gesamtlänge von 600 km und einer Gesamtinnenfläche von 12 bis 20 qm das Gehirn.

Durch den gestiegenen Druck werden die Kapillargefäße mechanisch gedehnt und im Endothel bilden sich Lücken. Durch diese tritt die Blutflüssigkeit aus.

In Folge der Hypoxie wird bei HACE die Blut-Hirn-Schranke also „undicht" und es tritt Plasma in die Zellzwischenräume aus, d. h. sowohl Wasser als auch Proteine. Da nicht nur Wasser, sondern auch Proteine austreten, kann sich das Ödem nur schlecht zurückbilden. Wäre nur Wasser ausgetreten, könnte es durch osmotische Kräfte wieder aufgenommen werden, so wie Salz auch Wasser aufsaugt. Die Proteine in der extrazellulären Flüssigkeit entfachen selbst einen osmotischen Druck, der eine Rückresorption behindert.

Oft treten Ödeme dadurch auf, dass Zellen selbst Flüssigkeit aufnehmen und anschwellen (zytotoxische Ödeme). Dies dürfte bei HACE nur im Endstadium eine Rolle spielen.

Meist kommt es zu einer Flüssigkeitsansammlung im Gehirn zwischen den Gehirnzellen, d. h. nicht innerhalb, sondern außerhalb der Zellen. Durch die Weitstellung der Blutgefäße werden die sie auskleidenden Endothelzellen und deren Verbindungen untereinander mechanisch gedehnt. Das macht die Blutgefäße undicht (mechanische Kapillarlecks), so dass es zu einem Flüssigkeitsübertritt vom Blut zur Hirnflüssigkeit kommen kann (Kapillarfiltration). Blutzellen können dagegen durch diese Lecks nicht austreten, da diese zu groß sind. Parallel werden chemische Lecks vermutet, wodurch bestimmte Stoffe freigesetzt werden können. Zudem treten hierdurch Entzündungen auf die selbst schädigend wirken.

Da sich das Hirn im Schädelknochen nicht ausdehnen kann, steigt der Druck, was die Durchblutung in den kleinen Gefäßen beeinträchtigt und so die Versorgung weiter verschlechtert.

Unabhängig davon werden bei tödlich verlaufener HACE fast immer auch Hirnblutungen beobachtet.

Infolge von HACE kommt es regelmäßig zu Hirnblutungen. Auch HACE-Überlebende zeigten im Hirn Folgen von kleinen Blutungen, ähnlich Hämatomen, also blauen Flecken (Mirkohämorrhagien und Hämosiderinablagerungen) (Schaffert, 2018c).

Da bei Älteren das Gehirn schrumpft, nimmt das Platzangebot im Schädel zu und ein erhöhter Druck bzw. Schwellungen können besser ausgeglichen werden. Das könnte erklären, warum Ältere seltener an HACE erkranken. Wenigstens hier einmal ein Vorteil der Hirnschrumpfung.

Abtransport ist bei HACE essentiell und die Therapie der Wahl.

6.5.8. Prophylaxe

Das A und O ist eine verantwortungsvolle Höhentaktik. Wenn HACE auftritt, ist es eigentlich schon zu spät. Daher muss bereits auf früher zu erwartende Symptome geachtet werden, also auf AMS.

Zur Prophylaxe (z. B. im Notfall bei Rückweg mit Höhenanstieg) sind einsetzbar:

Azetazolamid (Diamox®) 2 * 250 mg/d wirkt kausal;

Dexamethason 3 * 8 mg/d wirkt nur symptomatisch und ist daher weniger geeignet.

6.5.9. Therapie / Dexamethason

Das Therapieprinzip setzt sich aus folgenden Punkten zusammen:

1. Den Druckanstieg im Gehirn vermindern und Sauerstoffversorgung verbessern;

2. Lückenschluss der Blut-Hirn-Schranke;

3. Minderung der Symptome.

Wie bereits bei HAPE (Abschn. 6.4.9 und 6.2) dargestellt, stellt der Abtransport die entscheidende und letztlich einzige dauerhaft wirksame Therapie dar.

Der Abtransport muss auf unter 2.500 m Höhe erfolgen.

Ein Abstieg aus eigener Kraft wäre sehr riskant (Anstrengung verschlimmert HACE, Sturzgefahr durch Ataxie), deshalb sollte ein Abtransport erfolgen.

Flaschensauerstoff und Überdruckkammer dienen er Vorbereitung des anschließenden Abstiegs. Das Gleiche gilt für den Einsatz von Dexamethason.

Flaschensauerstoff initial 2-4 l/min später weniger und hypobare Kammer können wie für HAPE (Kap. 6.4.9.3) beschrieben eingesetzt werden.

Dexamethason ist das einzige wirksame Medikament gegen HACE und damit das Notfalltherapeutikum der Wahl. Es stabilisiert die Blut-Hirn-Schranke, der konkrete Mechanismus ist noch unbekannt. Die bekannten Nebenwirkungen von Steroiden sind bei Einsatz als Notfallmedikament in Kauf zu nehmen.

Bei HAPE kann wegen der häufigen Vergesellschaftung mit HACE Dexamethason ergänzend gegeben werden.

Dosierung: einmalig 8 mg bzw. 2*4 mg oral oder Injektion;

dann alle 6 Stunden 4 mg (Schaffert, 2018c).

Grundsätzlich erscheint auch initial eine intramuskuläre Gabe von 40 mg möglich zu sein, auch wenn Autor hierzu keine Angaben gefunden hat.

Besonders wirksam ist eine initial intravenöse Gabe durch einen Arzt. In Tablettenform tritt die Wirkung erst nach

> Bei HACE kommt Dexamethason als Notfallmedikament in Frage, um den Abtransport einleiten zu können.

ca. 20 bis 40 Minuten ein, was bei drohender Bewusstlosigkeit zu spät sein kann.

Sinnvoll kann Dexamethason mit Sauerstoff kombiniert werden. Bei unklarer schwerer Erkrankung kann eine kombinierte Anwendung von Dexamethason, Nifedipin und Überdrucksack/Flaschensauerstoff angeraten sein.

Die Besserung des Gesundheitszustandes durch Dexamethason in meist nur von kurzer Dauer und muss daher für den sofortigen Abtransport in geringere Höhe genutzt werden.

Ergänzend wird empfohlen (Mees, 2011):

- Azetazolamid 250 mg alle 8 Stunden, reichlich Flüssigkeitszufuhr;

- Oberkörper hoch lagern;

- Kälteschutz.

Kontrolle der Sauerstoffsättigung, wobei eine Sättigung von 95% anzustreben ist.

6.6. Übersicht / Kopiervorlage Höhenkrankheit

	Höhen-kopfschmerz	Akute Höhen-krankheit	Höhen-lungenödem	Höhen-hirnödem
	HAH High altitude headache	AMS Acute mountain sickness	HAPE High altitude pulmonary edema	HACE High altitude cerebral edema
Latenz-zeit	6 – 48 Std.	6 – 48 St.	24 – 48 Std.	6 – 48 Std.
Auf-treten	häufig in Ruhe und beim Berg-abgehen	häufig in Ruhe und beim Berg-abgehen	auch plötzlich ohne Vor-zeichen, häufig in Ruhe und im Schlaf, zumeist in der 2. Nacht	häufig in Ruhe und beim Bergabgehen
Leit-symp-tom	Kopfschmerz	Kopfschmerz	plötzlicher Leistungsabfall	Ataxie (Gang/ Geh-unsicherheit)
Fakul-tative Symp-tome		Müdigkeit, Appetitlosigkeit, Übelkeit/ Erbrechen, Ruhepulsanstieg >20%, Absinken der Sauerstoff-sättigung, Schlafstörungen, Unterhautödeme	anfangs trocke-ner Husten, Atemnot in Ruhe Ruhepuls >100, stark verminderte Sauerstoff-sättigung, blaue Lippen, Rasselgeräusche beim Atmen, starke Müdigkeit	starker Kopf-schmerz, der durch Ibuprofen nicht verschwin-det, Übelkeit/ Erbrechen, vernunftwidriges Verhalten, Schwindel-zustände, Sehstörungen
Sofort-maß-nahme	ggf. 1-2 Tassen Kaffee, körperliche Ruhe sitzend bewusst ein- und aus-atmen (hyper-ventilieren),	nicht weiter aufsteigen, Ruhetag, Abstieg bei Ver-schlechterung, sitzend bewusst ein- und aus-atmen (hyper-ventilieren),	Sofort Abstieg bis zu der Höhe, auf der die letzte Nacht symptomfrei verbracht wurde, mindestens 1.000 Hm, möglichst passiver Abtransport mit erhöhtem Oberkörper	

	Höhen-kopfschmerz	Akute Höhen-krankheit	Höhen-lungenödem	Höhen-hirnödem
		Flaschensauerstoff Überdruckkammer		
Notfall-therapie	Ibuprofen 400 - 600 mg,	Ibuprofen 400 - 600 mg, Azetazolamid (Diamox®) 250 mg alle 8 Stunden, Dexamethason 8 mg, dann alle 6 Stunden 4 mg	Nifedipin 10 mg Kapsel oder 20 mg retard alle 6 Stunden, aufrechte Ruhelagerung	Dexamethason 8 mg, dann alle 6 Stunden 4 mg
Kontra-indika-tionen		bei HAPE-Verdacht kein Azetazolamid (Diamox®), Sulfonamid-allergien	Herzinfarkt, Angina Pectoris, Herzklappen-stenose, koronarer Herzkrankheit, Blutdrucksenker, Schwangerschaft	im Notfall keine

Tab. 25: Übersicht zu den Formen der Höhenkrankheit, zusammengestellt aus Berghold und Schaffert (2012) und Pollard und Murdoch (2007).

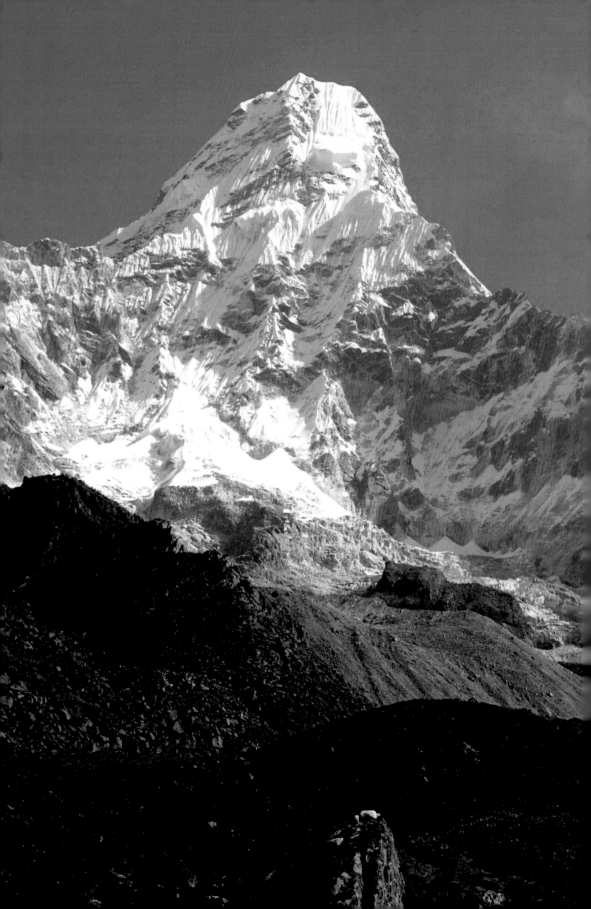

6.7.   Weitere Formen der Höhenkrankheit

6.7.1.   HALE, Periphere Höhenödeme

Periphere Unterhautödeme (HALE, high altitude local edema) treten in der Höhe häufig auf, auf 4.200 m bei 28% aller Frauen und 14% der Männer.

Sie selbst sind harmlos, stellen jedoch ein Warnzeichen für AMS dar. AMS-Patienten haben viermal häufiger auch HALE als Gesunde.

Lästig sind Schwellungen an Augenlidern, Knöcheln, Vorderfüßen und Händen. Ursächlich sind hypoxiebedingte Veränderungen in der Flüssigkeitsverteilung im Körper. Möglicherweise gibt es ähnliche Entstehungsprinzipen wie bei AMS und HALE, was deren Warnfunktion unterstreichen könnte.

Auslöser sind wohl Kälte, vielleicht auch körperliche Anstrengung, UV-Strahlung oder einschnürende Rucksackträger. Ringe sollten frühzeitig abgenommen werden.

Eine Therapie ist im Normalfall nicht erforderlich, ggf. kommt Azetazolamid (Diamox®), 2* 250 mg in Frage (Berghold und Schaffert, 2012).

6.7.2.   HARH, Netzhautblutungen

In großen Höhen können hypoxiebedingte

Retina-Schranke geschädigt wird und es so zu Netzhautblutungen und teilweise zu Ödemen kommt.

Blutungen der Netzhaut (Retinablutungen, HARH, high altitude retinal hemorrhage, high altitude retinopathy, Retinopathien) treten auf 5.300 m Höhe mit einer Häufigkeit von 50% bis 80% auf, auf 7.000 m sind ca. 90% aller Frauen und Männer betroffen (Berghold und Schaffert, 2012). Entscheidend sind Aufstiegsgeschwindigkeit, erreichte Höhe und körperliche Belastung.

Dabei bleibt man subjektiv symptomfrei, bemerkt diese also nicht. Nur sofern der Makulabereich betroffen sein sollte, nimmt man eine deutliche Seheinschränkung wahr. Ein Mediziner kann diese erkennen und hieraus Warnzeichen für HACE ableiten (Schuhmann, 2018).

Für Laien sind Netzhautblutungen nicht erkennbar und ohne Bedeutung.

6.7.3.   Höhenreizhusten Khumbu Cough

Höhenreizhusten (in Nepal unter Treckern oft als „Khumbu Couch" bezeichnet) ist oft mit quälenden nächtlichen Attacken verbunden und stellt eine große gesundheitliche Belastung dar.

Ursache können eine Schleimhautaustrocknung durch die verminderte Luftfeuchtigkeit in der Höhe und die gesteigerte

Abb. 147: Ama Dablam, 6.814 m im Khumbu (Nepal) vom Basislager aus gesehen. Der Aufstieg erfolgt übr den Grat rechts und dann über das große Eisfeld rechts unterhalb des Gipfels.

Retinopathien auftreten, bei denen die Blut-

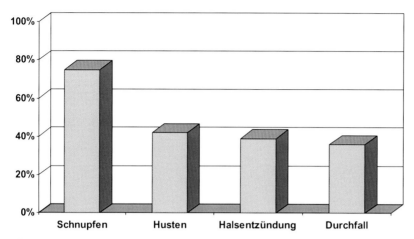

Abb. 148: 78% der Trecker in Nepal leiden an mindestens einer dieser Infektionen

Atmung, vor allem durch den Mund darstellen. Diskutiert wird auch eine subakute AMS, da der Husten auch ohne diese Schleimhautaustrocknung auftreten kann. Diese Hautreizungen können mit Atemwegsinfektionen einhergehen.

Höhenhusten, der in diesem Sinne keine Höhenkrankheit darstellt ist auch an folgende Erkrankungen zu denken:

- Asthma,

- Mit erhöhtem Leistungsabfall und ohne Fieber ist an HAPE zu denken.

- Mit erhöhtem Leistungsabfall und Fieber ist an eine Lungenentzündung (Pneumonie) oder schwere Bronchitis zu denken.

Er kann durch Druckanstiege in den Lungenarterien HAPE induzieren und sogar zu Rippenbrüchen führen. Die Schlafstörungen können wegen mangelnder Er-

holung später Erschöpfungszustände provozieren.

Zur Prophylaxe eigenen sich Lutschbonbons. Dadurch bleibt der Mund geschlossen und die oberen Luftwege bleiben besser angefeuchtet. Optimal ist konsequente Nasenatmung. Hilfreich ist die Atmung durch ein feuchtes Tuch.

In diesem Zusammenhang sei auf die penible Pflege der Lippen durch regelmäßiges Einfetten hingewiesen.

Teils empfohlenes Codein birgt die Gefahr von schweren Formen der Höhenkrankheit. Durch das Medikament wird die Atmung vermindert, was in der Höhe die Sauerstoffsättigung reduziert.

Diese milden Infektionen und Erkrankungen stellen die mit Abstand häufigsten gesundheitlichen Beeinträchtigungen in den Bergen dar. Von Ihnen sind die meisten Bergsteiger früher oder später betroffen.

6.8. Kontrolle von Symptomen der Höhenkrankheit

Unterschiedlichste Faktoren führen dazu, dass Anzeichen der Höhenkrankheit nicht erkannt werden bzw. nicht die erforderlichen Konsequenzen gezogen werden. Diese reichen von Unkenntnis der Symptome, über Wunschdenken, dass Gesundheitsstörungen glimpflich verlaufen bis zu bewusstem Verdrängen.

Auch ein selbst auferlegter Erfolgsdruck („Tour meines Lebens", hohe Reisekosten, Angst, die anderen Reiseteilnehmer zu behindern) führen bewusst, aber auch unbewusst zum Ignorieren von Alarmzeichen.

Dagegen kann nur durch eine konsequente Strategie der Selbstbeobachtung – oder besser der Partnerbeobachtung – vorgegangen werden. Hierzu beobachtet man täglich nach einem festen Schema den eigenen Gesundheitszustand oder besser paarweise den eines anderen Reiseteilnehmers (Partner-System).

So können z. B. folgende Fragen beantwortet werden:

- Hat mein Partner seinen Rucksack zum Tragen an eine andere Person abgegeben?

- Wirkt mein Partner beim Rasten oder im Lager auffällig still oder teilnahmslos?

- Hat sich seine Stimmungslage verändert?

- Beobachte ich Tritt- und Gangunsicherheiten oder einen plötzlichen Leistungsabfall – vielleicht in Relation zu meinem eigenen Leistungsvermögen?

Die Unmöglichkeit, von einem Partner beobachtet zu werden ist einer der Gründe, der schwer dagegenspricht, allein in hohe Gebirge zu gehen.

Das Lake-Louise-Scoring-System

Bei einem Hypoxie-Symposium 1991 in Lake Louise (Kanada) wurde ein Fragen-Schema zur Feststellung und Dokumentation der Symptome der verschiedenen Formen der Höhenkrankheit erarbeitet, dass in der Bergpraxis gut anwendbar und heute international gebräuchlich ist. Neben dem Erkennen der Höhenkrankheit ist es auch sehr hilfreich für die Verlaufskontrolle und – last but not least – der Dokumentation einer Erkrankung. Letzteres kann für Expeditionsleiter und jeden, der für einen anderen eine medizinisch relevante Entscheidung getroffen hat auch rechtlich bedeutsam sein.

Die Beurteilung besteht aus 3 Teilen (Tab. 26):

1. subjektiver Fragebogen

2. objektive klinische Beurteilung

3. Funktionsprüfung

Der subjektive Fragebogen zielt auf den Eindruck ab, den der Betreffende selbst hinsichtlich seines Gesundheitsstandes hat. Nur dieser Teil ist für medizinische Laien relevant. Der Diagnose von AMS dient in erster Linie der subjektive Fragebogen. 3 Punkte gelten als ausreichend zur Feststellung von AMS.

Die objektive Beurteilung erfasst klinische Untersuchungsergebnisse und wird getrennt

Subjektiver Fragebogen			
Kopfschmerz	0	Kein Kopfschmerz	
	1	Geringer Kopfschmerz	
	2	Mäßiger Kopfschmerz	
	3	Massiver Kopfschmerz	
Gastrointestinale Symptome	0	Normaler Appetit	
	1	Appetitlosigkeit oder leichte Übelkeit	
	2	Mäßige Übelkeit oder Erbrechen	
	3	Schwerste Übelkeit oder Erbrechen	
Müdigkeit und/oder Schwäche	0	Keine Müdigkeit oder Schwäche	
	1	Geringe Müdigkeit/Schwäche	
	2	Mäßige Müdigkeit/Schwäche	
	3	Schwere Müdigkeit/Schwäche	
Schwindel	0	Kein Schwindel	
	1	Leichter Schwindel	
	2	Mäßiger Schwindel	
	3	Schwerer Schwindel	
Schlafstörungen	0	Normaler, gewohnter Schlaf	
	1	Ungewohnte Schlafstorungen	
	2	Schwere Schlafstörungen, häufiges Aufwachen	
	3	Völlige Schlaflosigkeit	
		Score (ab 3 gilt AMS)	

Klinische Beurteilung			
Bewusstsein	0	gestörtes Bewusstsein	
	1	Lethargie, Apathie	
	2	Verwirrtheit, Desorientierung	
	3	Benommenheit (Somnolenz), Bewusstlosigkeit	
	4	Koma	
Ataxie (Ferse-Zehen-Gehen)	0	Keine Gleichgewichtsstörung	
	1	Leichte Gleichgewichtsstörungen	
	2	Aus der Linie treten	
	3	Niederfallen	
	4	Stehunfähigkeit	
Periphere Ödeme	0	Keine peripheren Ödeme	
	1	Periphere Ödeme an einer Stelle	
	2	Periphere Ödeme an mehreren Stellen	
Funktionsprüfung			
Inwieweit beeinflussen die Symptome die Leistungsfähigkeit?	0	Keine Leistungseinschränkung	
	1	Geringe Leistungseinschränkung	
	2	Mäßiger plötzlicher Leistungsabfall	
	3	Schwerer plötzlicher Leistungsabfall	

Tab. 26 Kopiervorlage Lake-Louise-Scoring-System

> „Vergessen wir nicht, dass den höchsten Bergen eine kalte Strenge innewohnt, eine Strenge so furchtbar und so mörderisch, dass kluge Menschen gut daran tun, auf der Schwelle zum Hochziel zu zaudern und zu zittern."
>
> (C.K. Howard-Bury, Leiter der britischen Everest-Expedition 1921, aus Berghold, 2008).

vom subjektiven Fragebogen ermittelt. Die funktionellen Auswirkungen der zuvor erhobenen Daten werden durch eine eigene, letzte Frage erfasst.

In ähnlicher Weise wurde ein Score für Kleinkinder entwickelt, der vorzugsweise von den Eltern ermittelt werden sollte, da diese Verhaltensänderungen am besten erkennen und beurteilen können. Das Hauptproblem bei Kleinkindern besteht natürlich darin, dass sich diese nicht adäquat artikulieren können.

6.9. Sterben in der Todeszone

In sehr großer Höhe ist der Grat zwischen Leben und Tod schmal. Aus der Berggeschichte sind viele Tragödien medienwirksam bekannt. Statistiken werden vor allem für die Achttausender geführt (Box 38).

Die Ursachen sind letztlich stets dieselben – die vier Hypo's (nach Charles Housten):

Die vier „Hypo's" in der Todeszone	
• Hypoxie	Sauerstoffmangel
• Hypoglykämie	Energiemangel
• Hypohydrierung	Flüssigkeitsmangel
• Hypothermie	Kälte

Der Sauerstoffmangel (Hypoxie) wirkt sich nicht nur körperlich aus, sondern mindert das Urteilsvermögen und verlangsamt die Reflexe. Vor dem Hintergrund des Wunsches, den Gipfel zu erreichen bzw. in der Gruppe nicht zu versagen schwindet der Realitätssinn. So dürfte eine Vielzahl von Bergunfällen auf hypoxisch bedingte Fehleinschätzungen zurückzuführen sein. Damit geben Statistiken Höhenerkrankungen zu niedrig an.

Eine Hypoglykämie kann aus dem kaum vermeidbaren Kaloriendefizit resultieren, wenn der Körper nicht mehr in der Lage ist, genug Fett zu verbrennen. Sinkt der Glukosespiegel im Blut, so führt dies zu schwersten Schwächezuständen, vor allem aber zu Hirnschädigungen und damit zu mentalen Leistungseinschränkungen, von Fehleinschätzungen bis hin zu Halluzinationen.

Hypohydrierung ist praktisch ebenso schwer vermeidbar wie das Kaloriendefizit. Die Auswirkungen sind vielfältig. Der Sauerstofftransport wird behindert, was zu Hirnschäden führen kann. Die Kapillardurchblutung wird vermindert oder gar unterbunden, was zu Erfrierungen vor allem der Extremitäten führen kann. Parallel steigt das Risiko für Thrombosen und Lungenembolien.

Hypothermie-Gefahr ist in extremen Höhen trotz modernster Kleidung stets gegeben, da niemand mit permanent gutem Wetter rechnen kann.

Box 38

Achttausender

Am häufigsten besucht sind Mt. Everest und Cho Oyu, am seltensten die Annapurna. Die meisten Todesfallopfer zählt man daher am Everest, die wenigsten am Lhotse. Am Everest sterben auch die meisten Menschen im Abstieg. Ursache ist die lange Aufenthaltsdauer über 8.000 m und der Massenandrang.

Bedeutsamer für den Einzelnen sind die relativen Zahlen: Die beste Aussage würde das Verhältnis von Opfern zur Zahl der Besteigungsversuche liefern, weil das Risiko bei jedem Versuch gegeben ist. Statistisch erfasst werden leider nur die Gipfelerfolge. Ein Berg mit relativ gesehen vielen Gipfelerfolgen erscheint daher ungefährlicher.

Im Verhältnis von Gipfelerfolgen zu Bergtoten ist die Annapurna am gefährlichsten (2 Gipfelerfolge je Totem), Cho Oyu am ungefährlichsten (47 Besteigungen je Totem). Im Durchschnitt aller 8.000er kommen 8 Gipfelerfolge auf einen Verunglückten. Nach bestiegenem Gipfel verunglückten im Abstieg am K2 die meisten (13,4%) und am Shishapangma und Cho Oyu (0,3% bzw. 0,5%) die wenigsten.

Was bedeutet das? Annapurna, Nanga Parbat und K2 sind die gefährlichsten 8.000er. Objektiv ungefährlicher und technisch leichter sind Cho Oyu, Shishapangma und Gasherbrum II. (Höbenreich, 2002; Sale und Cleare, 2000).

Diese kann zu Erfrierungen führen und, was noch gravierender ist, ebenfalls zu Einschränkungen der Hirnleistungen und damit zu Fehlentscheidungen.

Gipfelbesteigungen in extremen Höhen waren noch nie gefahrlos, beschränkten sich früherer Zeit jedoch auf erfahrene Bergsteiger. Trotz früher schlechterer Ausrüstung und schlechter Infrastruktur in den Bergregionen hielt sich die Anzahl von Tragödien im Rahmen.

Heute halten sich in der Todeszone Personen auf, die dort beim besten Willen nichts zu suchen haben. Teilnehmer kommerzieller Expeditionen haben eine Gipfelbesteigung gebucht, die ohne fremde Hilfe völlig undenkbar wäre. Zurückgekehrt ahnen die Betreffenden gar nicht, wie stark ihr Leben gefährdet war. 1985 wurde der

bergunerfahrene Texaner Dick Brass auf den Everest geschleppt und erreichte damit als Erster die „Seven Summits". Nun erfuhr diese Entwicklung eine weitere Zuspitzung. Unter sportlichem Aspekt kann man das sicher unterschiedlich betrachten. Höhenmedizinisch ist dies der Supergau. Die Teilnehmer begeben sich in ein gänzlich unkalkulierbares Glücksspiel zwischen Gipfelerfolg und Tod, dass sie mangels Erfahrung nur unwesentlich beeinflussen können. Oberhalb 7.500 m sind die Betreffenden ohne eine realistische Hilfe des Bergführers mit ihren Fehlentscheidungen und ihrer Schwäche allein. Oberhalb 7.000 m sind Rettungsaktionen meist unmöglich.

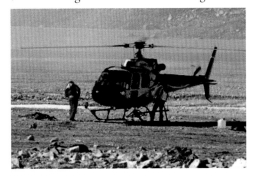

Abb. 149, Bergung eines Einheimischen am Baruntse 2018. Heute werden diese in Nepal obligatorisch versichert.

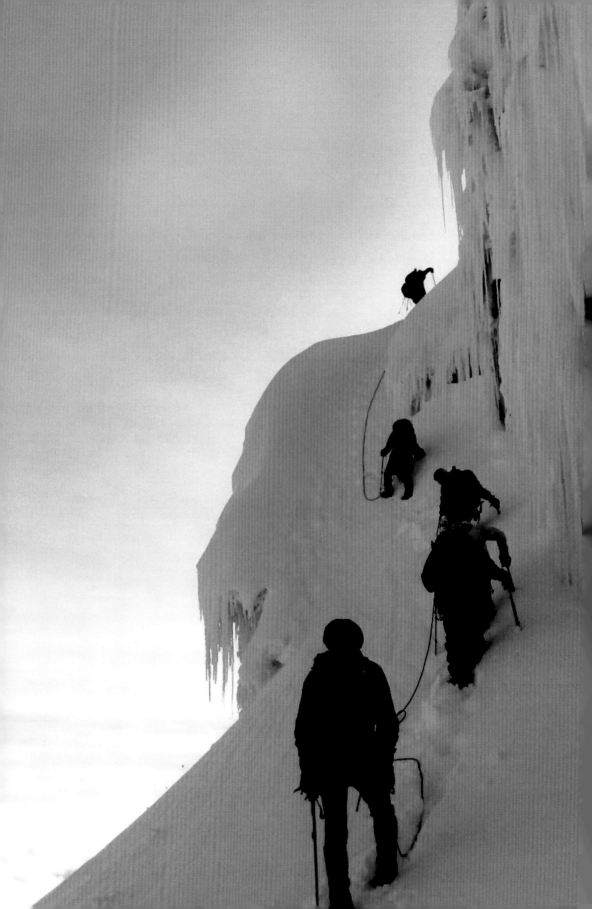

7.   weitere höhentypische Erkrankungen

7.1.   Durchfallerkrankungen

Durchfallerkrankungen (Reisediarrhö) stellen zwar kein höhentypisches Phänomen dar, ereignen sich aber oft in der Anreise und dem Zustieg in Regionen mit problematischen Hygieneverhältnissen und betreffen 2 von 3 Reisende.

Täglich gelangen ca. 8 l Flüssigkeit in den Darm, die überwiegend wieder in den Körper aufgenommen werden. Geschieht das auf Grund einer Darminfektion nicht, so drohen große Flüssigkeits- und Elektrolytdefizite.

Die meisten Infektionen erfolgen durch Bakterien und Protozoen, einzellige Organismen, selten durch Viren.

Vier von fünf Reisedurchfallerkrankungen werden durch enterotoxigene Bakterien, wie Escherica coli (E. coli) verursacht. Nach einer Inkubationszeit von einigen Stunden bis zu 3 Tagen treten wässrige Durchfälle auf, die oft von Übelkeit und Erbrechen begleitet werden.

Die beste Prophylaxe besteht in der Einhaltung der Hygieneregeln, mehr dazu im Abschnitt 5.7.2. Eine medizinische Vorbeugung ist unnötig und aus medizinischen Gründen abzulehnen.

Abb. 150: Aufstieg am Cotopaxi (5.897 m, Ecuador), 2001

Therapie

Normalerweise heilen diese Durchfallerkrankungen binnen einer Woche von selbst, teils schon nach 2 Tagen. Daher zielt die Therapie im Regelfall nur auf eine Minderung der Symptome ab:

* Flüssigkeits- und Elektrolytzufuhr, beispielsweise mit leicht gesüßtem schwarzem Tee, der etwas Salz enthält;

* Ggf. Zufuhr ein Elektrolytlösungen; Dies können kommerzielle Produkte wie Elotrans® oder selbst hergestellte Mischungen sein. Bewährt hat sich folgender Cocktail:

20 g (1 gehäufter Esslöffel) Zucker,

3-4 g (1/2 Teelöffel) Kochsalz,

2-3 g (1/3 Teelöffel) Natriumbikarbonat (Natron, Bullrichsalz),

1,5 g (1/4 Teelöffel) Kaliumchlorid oder 1 Tasse Orangensaft

in einem Liter abgekochten oder desinfizierten Wasser lösen. Dieser Cocktail ist sehr gewichtssparend, da Zucker und Kochsalz in jedem Basislager verfügbar sind.

* Gegebenenfalls Ruhigstellung des Darms durch Antdiarrhotika wie Loperamid (z.B. Imodium® oder Loperamid-

Bei Durchfallerkrankungen primär Flüssigkeitsdefizit ausgleichen, ggf. mit Elektrolyten. Dann Darmruhigstellung mit Loperamid.

ratiopharm® 2 mg): Anfangs einmal 2*2 mg, dann nach jedem Durchfall 2 mg, maximal jedoch 16 mg je Tag (8 Tabletten). Anwendung bei Kindern vorab mit Kinderarzt klären.

- Sollte diese Behandlung nicht anschlagen oder Fieber hinzutreten, empfehlen sich Antibiotika wie **Ciprifloxacin** 2 * 500 mg über 5 – 7 Tage (Ciproby®) oder **Azithromycin** 2 * 500mg über 3 Tage (Zithromax®) auf ärztliche Anordnung. Viele andere Antibiotika sind hier wirkungslos.

Durchfälle, die von Protozoen verursacht werden, treten 1 - 2 Wochen nach Ansteckung auf und können wochenlang andauern. Auch hier müssen vor allem Flüssigkeitsdefizite ausgeglichen werden, ggf. in Kombination mit Metronidazol auf ärztliche Anordnung.

7.2. Atemwegsinfekte

Die trockene und kalte Höhenluft begünstigt Infekte der Atemorgane und erschwert deren Heilung.

Dem typischen Höhenhusten (Khumbu Couch) wird man kaum gänzlich entgehen können. Hilfreich ist die Befeuchtung der Schleimhäute durch das Lutschen von Bonbons.

Sehr störend kann er sich beim Schlafen auswirken. Aber Vorsicht vor Schlafmitteln oder Codein, die die Atmung mindern.

Noscapin 25 mg (Capval®), dass die Akklimatisation nicht beeinträchtigt, kann hustenlindernd hilfreich sein, (Mees, 2011).

7.3. Schlafstörungen

Schlafstörungen werden den wenigsten Bergbesuchern erspart bleiben, was auf unterschiedliche Ursachen zurückzuführen ist, von Unbequemlichkeit (Schlafsack, harter Boden), Jetlag und ungewohnten Schlafenszeiten, Kälte, verstopfter Nase und Kopfschmerzen bis zu Höhenkrankheit oder periodischer Schlafatmung.

7.3.1. periodische Schlafatmung (Apnoe)

In großer und extremer Höhe führt vor allem die hypoxiebedingte periodische Schlafatmung zu Schlafstörungen. Ursache hierfür wiederum kann eine schlechte Atemantwort (HVR) in der Anpassungsphase sein. Anderseits besteht die periodische Schlafatmung oft auch über die Akklimatisationsphase hinaus fort.

Ab ca. 4.000 m Höhe verändert sich die Struktur des Schlafes. REM-Phasen werden kürzer und es treten Einschlafstörungen, häufiges Erwachen, erhöhte Weckbarkeit und Phasen mit periodischer Schlafatmung auf.

Die periodische Schlafatmung beruht auf Frequenzstörungen der Atemregulation. Hierbei folgen auf Episoden erhöhter Atemfrequenz Phasen mit Atemstillstand (Apnoe), die 10 Sekunden und länger dauern können. Dieser Zustand ist höhenbedingt normal und kein Anzeichen einer Anpassungsstörung.

Auch zu Hause weisen ca. 10% der Menschen Schlafapnoe-Phasen auf, was sich zumeist durch Schnarchen manifestiert. Bei diesen Personen ist der Effekt in der Höhe dann umso ausgeprägter.

> Schlafstörungen einschließlich periodischer Schlafatmung (Apnoe) zählen zu den normalen Anpassungssymptomen und bedürfen meist keiner Behandlung; Gegebenenfalls Diamox*, aber keine Schlafmittel;

Durch den Atemstillstand (Apnoe) sind oftmals die Betroffen als auch die Zeltnachbarn stark irritiert. Setzt dann scheinbar grundlos die Hyperventilation ein, wird oft eine Höhenerkrankung vermutet oder der Betroffene wacht mit panikartiger Atemnot auf. Er hat im Zelt das Gefühl, nicht ausreichend Luft zu bekommen.

Ursächlich stellt man sich die Vorgänge folgendermaßen vor: Durch die verstärkte Atmung wird vermehrt Kohlendioxid über die Lunge abgegeben. Dies vermindert den Kohlendioxidpartialdruck, was wiederum den Atemantrieb hemmt und das Aussetzen der Atmung (Apnoe) bedingt. Durch den resultierenden Sauerstoffabfall wird die Atemunterbrechung wieder beendet und eine verstärkte Atmung setzt ein. Das sonst bestehende Gleichgewicht zwischen Atemantrieb und Atemunterdrückung ist hier gestört und unterliegt starken Schwankungen. Das führt zu den genannten Symptomen.

Am Tag darauf bescheren die Schlafstörungen eine erhöhte Müdigkeit, die bis zum Sekundenschlaf führen kann, was wiederum das Sturz- und Stolperrisiko erhöhen kann.

7.3.2. medikamentöse Schlafverbesserung

Die beste Prophylaxe für guten Schlaf ist die Befolgung der Akklimatisationsregeln, vor allem die, höher zu steigen und dann wieder tief zu schlafen. Ebenfalls hilfreich ist ein Minimum an Schlafkomfort.

In Abhängigkeit der Umstände kann an eine medikamentöse Schlafunterstützung gedacht werden.

Azetazolamid (Diamox®) abends in einer Dosis von 125 – 250 mg wird in der Literatur vielfach empfohlen. Lästig wird oft das dadurch verursachte häufige nächtliche Urinieren (diuretische Wirkung) empfunden.

Von Schlafmitteln (Sedativa und Hypnotika), sofern diese nicht von einem höhenerfahrenen Arzt verordnet werden, ist abzuraten, da diese im Allgemeinen die Höhenanpassung (HVR) negativ beeinflussen und den Atemantrieb zusätzlich dämpfen. Das Gleiche gilt für Alkohol.

7.4. Kälteschäden

Große Höhen zeichnen sich nicht nur durch generell niedrigere Temperaturen aus, sondern auch durch extreme Temperaturunterschiede zwischen Sonne und Schatten. Wenn die Sonne untergeht oder bei einer Wetterverschlechterung hinter den Wolken verschwindet, sinkt die Temperatur schnell von T-Shirt-Temperatur auf Minusgrade.

Hinzu kommt ein Windchill-Effekt. Durch Wind wird die körpernahe erwärmte Luftschicht permanent durch kalte Umgebungsluft ersetzt. Zudem verstärkt dies den Wärmeverlust durch erhöhte Verdunstung.

Das System zur Aufrechterhaltung der Körpertemperatur funktioniert ausschließlich durch die Wärmeproduktion des Körpers.

Kleidung erzeigt keine Wärme. Sie verlangsamt nur die Auskühlung. Wer ausgekühlt ist, wird durch Kleidung nicht wieder warm. Sie verhindert nur eine weitere Auskühlung.

Die Wärmeproduktion ist vorrangig an Bewegung gebunden. Wer sich kältebedingt weniger bewegt, kühlt umso schneller aus – ein Teufelskreis.

Zu beachten ist zudem, dass die wärmespendende Bewegung oft unfreiwillig unterbunden wird, durch Unfall, Ermüdung, Wettersturz oder Warten auf Gegenverkehr am Fixseil.

Deshalb sollte man bei Unfällen etc. immer auch die Unterkühlungsgefahr im Auge haben.

Bei höhenbedingten Kälteschäden ist zwischen den ganzen Körper betreffenden, systemischen Unterkühlungen (Hypothermie) und lokal auftretenden Erfrierungen zu unterscheiden. Im ersten Fall liegt eine Absenkung der Körperkerntemperatur (KKT) vor, im zweiten Fall gefriert die Zellflüssigkeit.

7.4.1. Prophylaxe

- Warme und trockene Kleidung inklusive Kopfbedeckung; Diese sollte nicht einengend, die Außenschicht winddicht aber wasserdampfdurchlässig sein. Gleiches gilt für die Schuhe. Nasse Socken und Schuhe ausziehen. Die Kleidung im Rucksack sollte nicht auf die Planvariante, sondern den Notfall ausgelegt sein. Mütze und Handschuhe; Der Autor trennt sich beispielsweise am Berg prinzipiell nie von seiner GORE-TEX®- oder Daunenjacke.

- Kontraproduktiv sind also winddurchlässige, den Körper unvollständig bedeckende, zu enge und feuchte Kleidung.

- Rettungsfolie grundsätzlich immer in jedem Rucksack, Biwaksack;

- Hilfreich sind chemische Heater-Päckchen für den Ernstfall. Auf elektrisch beheizbare Handschuhe würde sich der Autor für den Notfall nie verlassen. Wenn es ungünstig kommt kann man nicht davon ausgehen, dass gerade dann die Akkus noch voll sind.

- Ausreichend Trinken, warme zuckerhaltige Getränke;

- Ausreichend Essen zur Energiebereitstellung;

- Auf Taubheitsgefühl achten und ggf. durch Massage Durchblutung fördern.

- Arme und Beine in Bewegung halten;

- Mitreisende beobachten hinsichtlich Weißfärbung der Gesichtshaut;

- Guten Trainingszustand;

- Nicht rauchen;

- Und wichtig: Wenn der Kälteschmerz nachlässt oder die Finger oder Zehen gefühllos werden, sofort umkehren.

7.4.2. Unterkühlungen / Hypothermie

Hypothermie kann nach Durrer et al. (2001) in vier Stadien eingeteilt werden (Tab. 27).

	KKT °C	Symptom	Erste Hilfe
I	35 ... 32	Kältezittern Puls erhöht Atemfrequenz erhöht, Apathie, Desorientierung	Warme Umgebung, Warme, süße Getränke, Aktive Bewegung, wenn möglich
II	32 ... 28	Bewusstsein ist getrübt (Somnolenz), Patient ist weckbar, Atmung flach, Kein Kältezittern mehr	Kälteschutz, warme Umgebung, horizontale Lagerung, vermeiden von Bewegungen aktive externe Erwärmung Sauerstoffgabe, wenn vorhanden
III	28 ... 24	Bewusstlos Atmet noch aber Atmung und Puls verlangsamt	Wie Stadium II Atemwege frei halten
IV	< 24	Keine Atmung	Wie Stadium III Künstliche Beatmung

Tab. 27: Hypothermiegrade

Jeder Verunfallte im Hochgebirge sollte als hypotherm gelten, bis das Gegenteil offenbar ist (Beweislastumkehr) (Elsensohn, 2018).

Wichtig ist der Unterschied der Therapie zwischen Stadium I und II.

Bei leichter Hypothermie ist die Person vor weiterem Wärmeverlust zu schützen, was einen Schutz vor Nässe und Wind einschließt. Arme und Beine vorerst nicht erwärmen, um die Erwärmung auf den Körperkern zu konzentrieren. Zuckerhaltige warme Getränke führen sowohl direkte Wärme als auch die Energie für einen aktiveren Stoffwechsel zu. Der Patient kann sich soweit möglich selbst bewegen.

> Jeder Verunfallte ist potentiell hypotherm.
>
> Bei leichten Unterkühlungen Körper von innen und außen aufwärmen;
>
> Bei schweren Unterkühlungen vorrangig Herz-Kreislauf-Störungen und Schockzustände vermeiden;

- Rettungsfolie / Biwaksack

- Warme, trockene Kleidung, Decken, Schlafsack

- Süße, warme Getränke

- Körperkontakt zu anderen Personen

- Chemische Wärmepackungen (Verbrennungsgefahr)

Rettungsfolie wiegt nur 60 g und gehört immer in jeden Rucksack. Ein Biwaksack (ca. 120 g) sollte in der Gruppe immer mitgeführt werden. Eine Thermosflasche mit warmem, süßem Tee ist zugleich Notfallmedikament.

Ab mittlerer Hypothermie muss der Geschädigte muss sehr vorsichtig behandelt werden, weil Herzrhythmusstörungen und Schockzustände drohen (Bergungstod). Der Betreffende darf nicht aufgerichtet und wiederbelebt werden. Entgegen anderer Vermutung ist die eigentliche Unterkühlung selbst über weite Bereiche nicht lebensbedrohlich. Selbst eine Absenkung der Körpertemperatur bis 9°C kann überlebt werden. Die Gefahr rührt vom Versagen des Herz-Kreislaufsystems her. Eine Erwärmung sollte erst dann begonnen werden, wenn diese bis zum Normalzustand fortgesetzt werden kann, was unter ungünstigen Bedingungen im Freien oft nicht möglich ist (Pollard und Murdoch, 2007).

Im Gelände steht das Vermeiden einer weiteren Abkühlung im Fokus.

Bei sehr schneller Unterkühlung (Wasser oder Lawinenverschüttung) besteht schon in Stadium II die Gefahr eines Herz-Kreislauf-Stillstands. Deshalb vorsichtig bewegen.

Da kältebedingt auch der Sauerstoffverbrauch reduziert ist, kann auch nach Stunden eine Reanimation noch erfolgreich sein. Deshalb kann der Tod erst nach Wiederaufwärmung festgestellt werden „Nobody is dead until warm and dead" (Durrer und Brugger, 2018, S. 201), es sei denn es liegen mit dem Leben unvereinbare Umstände vor.

Lawinenopfer

Die Letalität liegt bei einem Lawinenunfall bei 23%, bei einer Ganzkörperverschüttung bei 52%. Ganzkörperverschüttete haben in den ersten 10 bis 20 min eine Überlebenschance von 80%, nach 35 min sinkt sie schnell auf 30% ab, eine Chance bleibt bis 1 ½ Stunden (Brugger und Durrer, 2018).

Um länger als 35 min überleben zu können, bedarf es freier Atemwege, im günstigen Fall einer Atemhöhle vor dem Gesicht. Durch den eintretenden Sauerstoffmangel resultiert Hypoxie und durch Rückatmung eine Erhöhung des Kohlendioxids (Hyperkapnie). Durch diese beiden Effekte wird die Auskühlung (Hypothermie) beschleunigt.

Die Hypothermie wird erst nach einer Stunde zum Problem, d. h., wenn der Patient atmen kann. Die Auskühlung liegt bei durchschnittlich 3°C / h.

Je nach Gelände und Schneebeschaffenheit drohen schwere, oft tödliche Verletzungen.

Da das Lawinenrisiko bei einem Abgang grundsätzlich bestehen bleibt, ist zuvorderst an die Sicherheit der Retter zu denken.

Bei kurzer Verschüttung ist die Sauerstoffversorgung / Herz-Kreislauf-Reanimation vorrangig, bei langer Verschüttung (ab einer Stunde) die Unterkühlung (ganz ausgraben und schonender Umgang).

7.4.3. Erfrierungen

Erfrierungen sind ein häufiges Problem für Risikogruppen, beispielsweise die Bewohner nördlicher Klimate oder von Bergregionen.

Bergsteiger sind mit einer jährlichen Inzidenz von 36,6 % besonders betroffen (Harirchi et al., 2005). Da dieses Risiko je nach Reiseziel sehr unterschiedlich ist, wird klar, dass die Erfrierungsgefahr in extremer Höhe noch wesentlich größer ist.

Es sei angemerkt, dass auch städtische Obdachlose und Flüchtende stark betroffen sind.

Eine Übersicht geben Oberhammer und Cauchy (2018).

Erfrierungen sind im Gegensatz zu Unterkühlungen, die den gesamten Körper betreffen, lokal begrenztes Gefrieren von Gewebe. Sie betreffen überwiegend die exponierten Körperteile: Zehen, Finger, die Nasenspitze und die Ohren (Zafren, 2013).

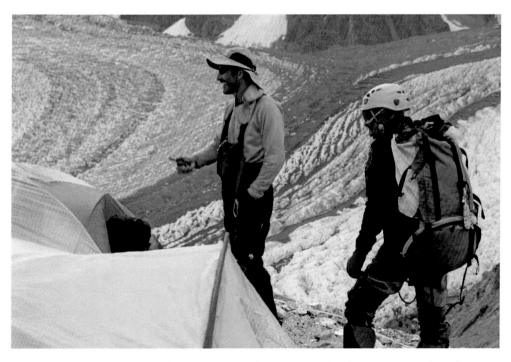

Abb. 151: Marty und Denali (Vater und Sohn) aus Neuseeland 2013 im Broad Peak Basislager, wenige Tage bevor sie am K2 auf Camp 3 von einer Lawine erfasst und fortgerissen wurden. Von ihnen fehlt bis heute jede Spur. Dies war Marty's dritter und wie er sagte letzter Versuch am K2. Andere Expeditinen hatten wegen Lawinengefaht die Hochlager bereits geräumt. Erfolgsdruck ist gefährlich.

Bei Wärmemangel werden bevorzugt die inneren Organe und das Hirn zu Lasten der Extremitäten versorgt.

Verstärkt wird die Kältewirkung durch mangelnde Durchblutung, die wiederum oftmals das Resultat eines Flüssigkeitsmangels sein kann. Ebenfalls kann eine verminderte Stoffwechselaktivität beispielsweise durch Apathie oder Müdigkeit die Kälteeinwirkung verstärken. Letztlich führt auch vernunftwidriges Verhalten, z. B. bei Höhenhirnödem unter Kälteeinwirkung zu Erfrierungen.

Man möge sich vor Augen halten, dass man mit erfrorenen Fingern quasi handlungsunfähig wird. Der Rucksack oder die Trinkflasche können nicht mehr geöffnet, Sicherungstechnik nicht mehr gehandhabt werden. Dies führt ohne fremde Hilfe zum sicheren Tod.

Die Prophylaxe ist die gleiche wie gegen Unterkühlung die Vermeidung von Wärmeverlust, vorrangig durch Kleidung und Bewegung.

Bei Auskühlung der Extremitäten resultiert folgender Teufelskreis: Die Blutgefäße vereinigen sich (Vasokonstriktion), um die

Box 39

Fallbeispiel: Erfrierungen

Man sollte sich keiner Illusion hingeben, wie schnell erste Erfrierungsanzeichen auftreten. Kritisch ist die Situation, wenn man bei Kälte und Sturm nur kurz die Daunenhandschuhe ausziehen muss.

Der Autor erfuhr dies am Pik Lenin und am Cho Oyu (Das Foto komme man sich nicht entgehen lassen). Das Ergebnis waren Kribbeln bis Gefühlsverlust, die sich noch während des Tages zurückbildeten. Leichte Schmerzen blieben als Andenken über Wochen.

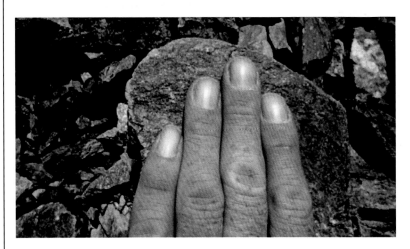

Abb. 152, leichte Erfrierungszeichen an den Fingerkuppen, erkennbar an den leicht bläulich verfärbten Fingernägeln.

> Die Probleme entstehen erst beim Auftauen. Daher weitere Auskühlung vermeiden und erst auftauen, wenn wiedereinfrieren ausgeschlossen ist. Wundversorgung, um Infektionen zu vermeiden, Schmerzmittel;

Wärme um Körperinnern zu halten, wodurch die Extremitäten noch schneller auskühlen.

Anschließend kommt es durch Gefrieren zu Kristallbildung, Zellschädigung und Zelltod.

Schweregradeinteilungen sind für den Ersthelfer nur bedingt hilfreich.

Die betroffenen Körperteile sind weiß / blass und kalt, später bläulich violett. Hinzu kommt Gefühllosigkeit. Wenn man nicht mehr friert, ist es 5 vor 12. Leichte Erfrierungen sind oberflächlich, schwere gehen tief in das Gewebe.

Klinisch problematisch ist nicht das gefrorene Gewebe. Dieses weist auf Grund des Durchfrierens nur einen minimalen Stoffwechsel auf und kann den Körper kaum schädigen. Auch wenn der Zeitfaktor eine Rolle spielt, gilt es zuvorderst andere bedrohliche Risiken zu mindern (Unterkühlung, Abtransport). Bedrohlich wird die Situation erst durch das Auftauen. Auf Grund der zerstörten Zellen drohen nun Infektionen.

Das aufgetaute geschädigte Gewebe verursacht starke Schmerzen.

Deshalb <u>nicht</u>

- Auftauen, so lange die Gefahr besteht, dass das Körperteil wieder einfriert;

- Reiben oder Klopfen der gefrorenen Körperteile;

- Einsatz von Wärmespendern über 40°C (Öfen, Kocher, Wärmflaschen).

Empfohlen ist folgende Vorgehensweise:

- Unterkühlung des Körpers lindern, z. B. durch heiße gezuckerte Getränke. Diese können, wenn weitere Unterkühlung ausgeschlossen ist und keine anderen Erkrankungen bestehen, etwas Alkohol enthalten. Alkohol weitet die Gefäße, durchblutet also die Extremitäten besser, führt aber zu Wärmeverlust insgesamt.

- Durchblutungsstörung durch zu enge Schuhe / Kleidung vermeiden;

- Schutz vor weiterer Erfrierung, warmen Raum aufsuchen;

- Warmes Wasserbad, je nach den Schmerzen bis 40°C, wenn keine Gefahr des Wiedereinfrierens besteht. Dies fortsetzen bis sich die Haut rot oder bläulich färbt, was eine halbe bis eine Stunde dauern kann.

- Infektionen verhindern durch sterile, druckfreie und trockene Verbände; Blasen nicht aufstechen;

- Schmerzmittel Azetylsalizylsäure (z. B. Aspirin®, verhindert zugleich Thrombosen) und Ibuprofen (zugleich entzündungshemmend);

- Bei sehr starken Schmerzen Opioide durch Arzt;

- Keine sonstigen Medikamente;

Hitzeschäden durch Kühlung begegnen und an Flüssigkeitsverluste denken.

- Extremitäten vorsichtig bewegen;

- In großer Höhe: Sauerstoffgabe / Überdruckkammer, wenn vorhanden;

- Dehydrierung vermeiden: Trinken;

- Blasen und Wunden mit trockenen und leichten Verbänden (Infektionsrisiko);

- Wenn die Gefahr des Wiedererfrierens nicht auszuschließen ist, keine Wiedererwärmung (trotzdem Unterkühlung des Körpers vermeiden).

- Behandlung im Krankenhaus, vorzugsweise in einem mit guten Erfahrungen bei Erfrierungen; In den Tagen und Wochen nach der Erfrierung entscheidet sich oftmals, ob Amputationen vermieden werden können.

7.5. Hitzeschäden

Nicht nur Unterkühlungen, sondern auch das Gegenteil kann auf Schnee und Eis zum Problem werden: Hitzeschäden.

Zum Verständnis muss in Box 40 wiederum die Physik bemüht werden:

Die Gefahr eines Wärmestaus nimmt mit winddichter und gut abschließender Kleidung zu. Bewährt hat sich das Zwiebelprinzip, nämlich die situationsgerechte Kombination verschiedener Kleidungsschichten. Der Start einer Tour sollte leicht fröstelnd erfolgen.

Oft gehen Hitzeschäden mit Flüssigkeitsmangel einher. Symptome sind

- Übermäßiges Schwitzen,

Box 40

Bei allen biochemischen Vorgängen im Körper und der Verrichtung mechanischer Arbeit beim Gehen und Bergsteigen wird Wärme produziert. Bei hoher Anstrengung entsteht demensprechend viel Wärme. In Abhängigkeit von den Faktoren Außentemperatur, Wind, Wärmeabgabe durch Atmung, Isolation durch Kleidung und Körperfett resultiert eine Auskühlung oder auch Erhitzung.

Physikalisch ist zwischen den Begriffen Temperatur und Strahlung zu unterschieden. In großer Höhe herrschen Temperaturen deutlich unter dem Gefrierpunkt. Dies ist eine Zustandsgröße beispielsweise des Eises oder der Luft. Unabhängig davon ist die Strahlung zu betrachten, insbesondere deren infraroter Anteil, der auch als Wärmestrahlung bezeichnet wird. Auf Schnee werden 45% bis 90% der Strahlung reflektiert. Von der auffallenden Strahlungsenergie wird also nur ein geringer Teil durch den Schnee aufgenommen. Der Schnee bleibt kalt. Der vergleichsweise dunkle bekleidete Körper nimmt sowohl die direkte als auch die auf dem Schnee reflektierte IR-Strahlung auf und erwärmt sich. Hierbei können sich selbst noch auf 6.000 m Höhe Gegenstände bis 30°C aufheizen. Im Schatten stellt sich die Situation gänzlich anders dar.

- Schwächegefühl,

- Schwindel,

- Kopfschmerzen,

- Feuchte Haut,

- Schneller, kaum fühlbarer Puls.

Die Therapie umfasst Sonnenschutz, Kühlung der Haut und Trinken.

Hitzeschlag

Hitzeschlag kann zum Koma führen und ist lebensbedrohlich. Es handelt sich um einen Zusammenbruch der Temperaturregulation, bei der sich die Körpertemperatur auf über 42°C erhöhen kann.

Symptome wie Hitzeschaden zuvor, aber zusätzlich

- Übelkeit,

- Heiße trockene, fahlgraue Haut,

- Schnelle flache Atmung.

Die Therapie zielt auf eine schnelle Abkühlung des Körpers ab, beispielsweise durch nasse Tücher, Wasserbad oder mit Schnee. Die Körpertemperatur muss auf unter 39°C abgesenkt werden (Schaffert, 2018a).

7.6. Thrombosen und Lungenembolien

Thrombosen und Lungenembolien werden unter dem Aspekt der Höhenmedizin bei Höhenexpeditionen oft vernachlässigt. Oft ist der Auslöser schon auf die Anreise zurückzuführen, wenn sich bei interkontinentalen Flügen und stundenlangen Busfahrten vor allem in den Beinvenen Thrombosen bilden können (Box 41).

In Folge vorhandener als auch in der Höhe neu entstandener Thrombosen können Lungenembolien auftreten, die neben Unfällen und der Höhenkrankheit die häufigste Todesursache in den Bergen darstellen.

Thrombosen bewirken Schwellungen, sind aber selbst nicht bedrohlich. Werden diese Gerinnsel durch den Blutstrom fortgespült, gelangen sie durch die Körpervenen in die rechte Herzkammer und von dort in die Lungenarterie. Da die Blutgefäße bis hier hin einen großen Durchmesser haben, können sie ungehindert fortgespült werden. In der Lunge verästelt sich die Lungenarterie und der Durchmesser der Gefäße nimmt ab. Wie ein Sieb bleiben in diesen die Blutgerinnsel hängen und unterbinden den Blutfluss. Der Blutaustausch in dem dahinterliegenden Areal kommt zum Erliegen, was an einer deutlichen und plötzlichen Einschränkung der Leistungsfähigkeit bemerkt werden kann oder gleich zum Tode führt.

Lungenembolien führen nicht zu HAPE, wohl aber werden bei schwerem HAPE auch Veränderungen im Gerinnungssystem festgestellt.

Äußerste Vorsicht ist geboten, wenn bei erhöhter Thromboseneigung eine Situation mit großer Thrombosegefahr bestand, beispielsweise nach einem langen Flug. Eine bestehende, unentdeckte Venen-Thrombose

Box 41

Pathophysiologie

Thrombosen sind Erkrankungen, bei denen sich Blutgerinnsel in den Blutgefäßen bilden. Sie sind das Ergebnis eines physiologischen Blutgerinnungsprozesses, der im Falle einer Gefäßverletzung die Wunde verschließt und das Verbluten verhindert, hier jedoch schädlich ist.

Betroffen sind vor allem die tiefen Venen in den Beinen (TVT, tiefe Venenthrombose). Neben speziellen Krankheitsursachen werden diese auch von einem Flüssigkeitsmangel (erhöhte Blutviskosität, Dehydratation) und verminderter Fließgeschwindigkeit des Blutes hervorgerufen. Eine weitere Ursache kann eine Immobilisierung der Beine (Reisethrombose, z. B: längeres Sitzen bei Flug- und Busreisen) sein. Gleiches gilt für Immobilität im Zelt oder Biwak kombiniert mit Flüssigkeitsmangel.

Hauptursache für Thrombosen ist neben der Reisethrombose der Flüssigkeitsverlust des Körpers (Dehydrierung) in der Höhe. Dies führt bei konstanter Anzahl der roten Blutzellen zu einer Verminderung des Blutplasmas. Das Blut wird also „dicker", die Viskosität steigt und der Hämatokritwert nimmt von normalen 42% bis 45% auf Werte bis 55% zu. Die Analogie zu Verstopfungen auf der Autobahn ab einer kritischen Dichte wurde schon erwähnt.

Risikofaktoren sind Rauchen, Übergewicht, die „Pille", Schwangerschaft, Thrombosen in der Vergangenheit, bestimmte Herzrhythmusstörungen (Vorhofflimmern) und andere Vorerkrankungen. Hinzu kommen angeborene Gerinnungsstörungen

Eine sichere Diagnose ist nur durch Ultraschalluntersuchungen (Sonographie) oder Röntgen mit Kontrastmittel (Phlebographie) möglich, kommt also in den Bergen nicht verfügbar.

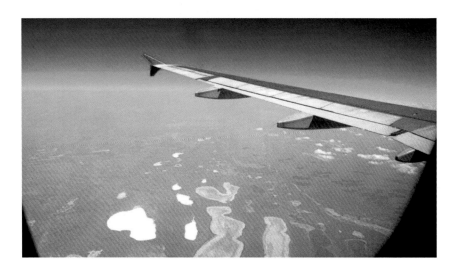

Abb. 153: Bei langen Flugreisen helfen Kompressionsstrümpfe Beinvenenthrombosen zu vermeiden.

> Lungenembolien zählen zu den häufigen Todesursachen. Sie gehen auf ansonsten harmlose Thrombosen zurück. Deshalb muss deren Entstehen entgegengewirkt werden, wobei eine ausreichende Flüssigkeitszufuhr im Vordergrund steht.

kann sich jederzeit lösen und eine Embolie auslösen. Auf Symptome ist gründlich zu achten.

7.6.1. begünstigende Faktoren und Prophylaxe

Folgende Faktoren begünstigen Thrombosen und Embolien am Berg:

- Kälteeinwirkung;

- Eine Ansäuerung des Blutes (Metabolische Azidose);

- Beengende Beinkleidung;

- Körperliche Inaktivität und Immobilisation (Flug, Bus, mehrstündige Hocke im Notbiwak, aber auch geschiente verletzte Beine).

Prophylaxe:

- Vor Beginn der Bergfahrt sollte gesichert sein, dass nicht bereits Thrombosen bestehen. Insbesondere Risikopatienten sollten hier vorab aktiv werden.

- Vorbeugend tätig werden kann der Reisende durch Förderung des Blutflusses in den Venen, entweder aktiv durch Bewegung der Beine oder passiv durch Tragen von Kompressionsstrümpfen auf mehrstündigen Bus- und Flugreisen.

- Am Berg ist auf eine ausreichende Flüssigkeitszufuhr zu achten, um das

zumeist vorhandene Flüssigkeitsdefizit zu begrenzen. Alkohol ist zu vermeiden.

- Bei stark erhöhtem Risiko kann eine Prophylaxe ärztlich vereinbart werden, wobei vor allem Heparin- und Cumarin-Präparate in Betracht kommen.

Von einer Prophylaxe mit Azetylsalizylsäure (z. B. Aspirin®) ist dringend abzuraten (Kap. 5.4).

7.6.2. Symptome

Auch ausgeprägte Thrombosen bleiben oft symptomfrei und werden nicht erkannt. Ansonsten weisen sie folgende Symptome auf:

- Einseitige Beinschwellungen;

- Ödeme, Druck und Schmerzen entlang den Venen, gerötete oder gespannte Haut;

- Hinweise auf mehrstündige Reisen oder Immobilisation (Anamnese);

Symptome einer Lungenembolie:

- Plötzlicher Schmerz im Oberkörper, synchron zur Atmung;

- Atemnot;

- Blaufärbung der Haut (Zyanose);

- Herzrasen (Tachykardie);

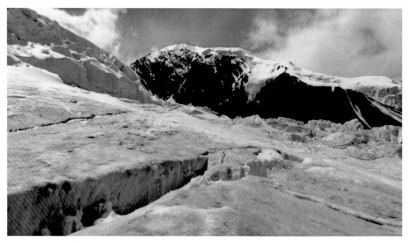

Abb. 154: Auf dem Leningletscher im Pamir

- Unruhe;

- Kalter Schweiß (in Situationen, wo Schwitzen nicht zu erwarten ist);

- Blutdruckabfall und Kreislaufkollaps, ggf. mit kurzzeitiger Bewusstlosigkeit (Synkopen);

- Verdacht auf vorherige Beinvenenthrombose (Anamnese).

7.6.3. Therapie

Ohne ärztliche Hilfe kann nur die Selbstheilung gefördert und eine Zuspitzung des Krankheitsverlaufs vermieden werden:

- Ruhigstellung des Kranken (Immobilisation);

- Abtransport;

- Forcierte Flüssigkeitszufuhr;

- Sauerstoff (Flaschensauerstoff, Überdrucksack);

- Eine Sofortbehandlung ist mit niedermolekularen Heparinen möglich, bevor über Wochen eine Selbstheilung des Körpers einsetzt. Eine medikamentöse Auflösung der Gerinnsel, z. B. mit Cumarin-Präparaten wird wegen der Gefahr innerer Blutungen nur noch im Ausnahmefall unter ständiger ärztlicher Beobachtung durchgeführt.

- Risikopersonen können als Notfallmedikament ärztlich verschrieben Gerinnungshemmer (z. B. Rivaroxaban) mitführen (Schaffert, 2018a).

Azetylsalizylsäure (z. B. Aspirin®) kommt hier keinesfalls zum Einsatz.

7.7. Schlaganfall

Schlaganfälle und transitorische ischämische Attacken (TIA) haben mit Thrombosen und Embolien wenig zu tun, seien aber trotzdem an dieser Stelle erwähnt.

Schlaganfälle haben zu 85% folgenden Hintergrund (Ischämie): Von den Innenwänden der Hirnschlagader können sich

Anlagerungen (Plaques) lösen. Diese gelangen in das Gehirn und bleiben in den dünneren Gefäßen hängen. Dadurch können die dahinter liegenden Gefäße nicht mehr versorgt werden. Nach einiger Zeit sterben diese ab und man erleidet einen Schlaganfall.

Zu 10% - 15% liegt die Ursache in Hirnblutungen. Eine Unterscheidung ist dem Laien nicht möglich.

Lösen sich diese durch körpereigene Mechanismen kurzzeitig wieder auf und ist das Hirngewebe noch nicht irreversibel geschädigt, verschwinden auch wieder die Symptome. Es handelt sich um eine Transitorische Ischämische Attacke (TIA). TIA's sind also leichte Schlaganfälle, die von selbst wieder verschwinden. Sie sind jedoch ein Warnsignal für weitere Schlaganfälle und damit ein Notfallereignis.

HACE kann zu Hirnblutungen und ischämischen Schlaganfällen führen.

Folgen und Symptome sind

- Sprach- und Formulierungsstörungen; Der Betreffende weiß, was er sagen will, findet aber keine Worte.

- Störungen der Feinmotorik, z.B. Unmöglichkeit eine Telefonnummer zu wählen;

- Sehstörungen oder plötzliche Blindheit;

- Lähmungen, die akute Sturzgefahr bedeuten können.

Notfallbehandlung: Oberkörper 30° hoch lagern, Sauerstoff, wenn vorhanden, Abtransport in ein Krankenhaus (Hüfner und Schaffert, 2018)

Notfallbehandlung TIA: Azetylsalizsäure (Aspirin®, ASS, diverse) 100 mg

Durch Wasserzufuhr kann zu einer Dehydratation, durch Kohlenhydratzufuhr zu einer Unterzuckerung (Hypoglykämie) abgegrenzt werden.

7.8. Schädigung durch UV-Strahlung

Folgende Schädigungen durch UV-Strahlung sind zu betrachten:

- Sonnenbrand;

- Netzhautschäden, Linsentrübung (grauer Star);

- Schneeblindheit / Horn- und Bindehautentzündung des Auges;

- Verstärkte Hautalterung / erhöhtes Hautkrebsrisiko.

Sonnenbrand

Entsprechend dem Ausmaß der Sonnenexposition hat sich die Verwendung von Sonnencreme mit Schutzfaktor 50 bewährt. In besonderem Maße sind die Lippen gefährdet. Neben dem UV-Schutz hilft regelmäßiges eincremen vor einem aufplatzen. Eine Kopfbedeckung schützt nicht nur gegen Kälte, sondern auch vor Sonnenbrand.

Sonnenbrand kann mit feuchten Umschlägen, Kortisonsalben und viel Trinken behandelt werden.

Bindehautentzündung der Augen

Eine zu hohe Exposition der Augen durch UV-B-Strahlung führt zu einer Binde-hautentzündung (Konjunktivitis). Die Symptomatik äußert sich durch Jucken, Brennen oder das Gefühl, Sand in den Augen zu haben und kann bis zur Schnee-blindheit führen. Die Lider sind geschwol-len, die Bindehaut gerötet. Die Symptome treten oft 4 - 8 Stunden nach der Exposition auf (Schuhmann, 2018).

Um eine Schädigung der Augen zu ver-meiden, ist konsequent eine Sonnen-, Ski- oder Gletscherbrille zu tragen. Diese sollte einen seitlichen Lichteinfall vermeiden. Durch die Abdunklung, die durch die Brille verursacht wird, sind die Pupillen weiter geöffnet und seitlich eintretende UV-Strahlung kann die Augen umso mehr schädigen.

Eine leichte Bindehautentzündung bildet sich bei Schonung der Augen (ruhigstellen, Abdunklung, Augenbinde) rasch zurück. Kontaktlinsen sollten herausgenommen werden. Gegebenenfalls können Augen-tropfen oder Gele zum Einsatz kommen, die die Augen feucht halten. Durch diese Maßnahmen werden nicht nur die Schmerzen gemildert, sondern auch eine Verschlimmerung z. B. durch Infektionen vermieden.

Gefahr kann in exponiertem Gelände von starken Schmerzen und einer Sehbeein-trächtigung ausgehen.

Gegen die Schmerzen hilft **Ibuprofen** bis zu 800 mg. **Bepanthen**®-Augensalbe wird als lindernd empfunden (Mees, 2011). Auch können **Diclophenac**-Augentropfen zum Einsatz kommen (Schuhmann, 2018).

Wegen der Alternativlosigkeit einer Sonnen-/Gletscherbrille sollte eine Ersatz-brille mitgenommen werden.

Augeninfektionen

Bei Augeninfektionen können antibiotische Augentropfen zum Einsatz kommen. Alter-nativ hat sich eine 1:30 mit abgekochtem Wasser verdünnte Providon-Jod-Salbe (Betaisodona-Salbe®) bewährt (Schuhmann, 2018).

Abb. 155: Gasherbrum-Massiv im Karakorum vom Baltorogletscher aus gesehen. Der Achttausender Hidden Peak (Gasherbrum I) macht seinem Namen Ehre und ist nicht zu sehen.

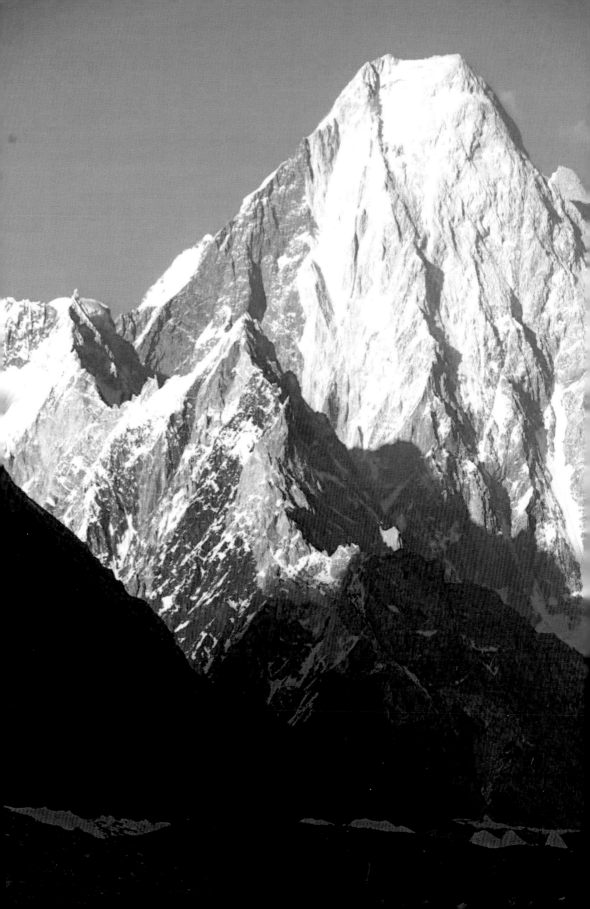

7.9. Wunden und Knochenbrüche

Es wäre schön, wenn es bei der Traumatologie um Träume ginge, leider ist von Wunden und Knochenbrüchen die Rede. Grundsätzlich gelten die gleichen Regeln, wie nach einem Verkehrsunfall. Daher sind Kenntnisse im Rahmen eines Erste-Hilfe-Kurses von großem Nutzen und eine größere Bergtour wäre ein guter Anlass, sein diesbezügliches Wissen aufzufrischen.

Eine Herausforderung bei erster Hilfe im Gebirge sind neben den mangelnden Fähigkeiten und Möglichkeiten der medizinischen Laien die widrigen Bedingungen des Hochgebirges, die ein planmäßiges Vorgehen erschweren und oft eigenverantwortliche Improvisation erfordern.

Das Fortsetzen einer Notfallmaßnahme bis zum Eintreffen des Arztes kann hinfällig sein.

Traumamanagement

Die Retter haben nach Elsensohn (2018) nach einem Unfall folgende Aufgaben zu bewältigen bzw. Fragen zu beantworten:

- Achten auf eigene Sicherheit;

- Risikoabschätzung: Hilfe am Ort oder Abtransport, z. B. bei Steinschlag- oder Sturzgefahr);

- Hergang des Unfalls zur Erkennung des Verletzungsmusters;

- Untersuchung des Verletzten zum erfassen aller Verletzungen;

- Schmerzlinderung;

- Kreislaufstabilisierung.

Nachfolgende Empfehlungen zur Handlungsreihenfolge nach Ziegler, B. (2018) und American College of Surgeons (2013):

- Starke Blutungen;

- Reanimierung (künstliche Beatmung, Herzdruckmassage);

- A „Airway": Freihaltung der Atemwege, Überstrecken des Kopfes;

- B „Breathing": Ist Beatmung ausreichend? Künstliche Beatmung, ggf. Pulsoximeter zur Kontrolle;

- C „Circulation": Kontrolle des Kreislaufs. Allgemeinzustand und Pulskontrolle, Blutungskontrolle;

- E „Exposure": Verletzungshergang, Erfassen aller Verletzungen;

- Verhinderung von Auskühlung.

Jeder Verunfallte gilt als hypotherm, bis nicht das Gegenteil belegt ist. Deshalb ist Schutz mit Rettungsfolie, warmer Kleidung, Mütze etc. obligatorisch.

Die Lagerung erfolgt in stabiler Seitenlage.

Hubschrauberrettung

Wenn diese möglich ist, gilt es folgendes zu beachten (Sumann, G & Durrer, B. (2018):

- Bei Alarmierung: Genauer Unfallort, GPS-Koordinaten, Hinweise zu Gelände, Hindernissen und Bedingungen;

- Beim Eintreffen des Hubschraubers bemerkbar machen, Farbige Kleidung, Licht;

- Y-Zeichen, dass Rettung gewünscht ist;

Box 42

Fallbeispiel Knochenbruch und Schmerzlinderung

Beim Abstieg von einem Hochlager am Broad Peak im Karakorum (Kap. 5.3.9) sahen Robert und ich auf ca. 5.600 m Höhe, dass sich über uns zwei Personen befanden, die sich weder bergauf noch bergab bewegten. Wir beobachteten die Situation und kamen zu dem Schluss, dass diese abzusteigen versuchten, jedoch nicht mehr vorankamen. Wir entschieden, dass Robert zu Lager 1 absteigt und dieses für 4 Personen vorbereitet und ich zu den beiden aufstcige.

Ich traf auf zwei amerikanische Bergsteiger, von denen sich einer einen Waden- und Schienbeinbruch zugezogen hatte. Zudem war dieser erschöpft. Es war offensichtlich, dass er aus der Höhe gebracht werden musste.

Nach Gabe von 2 * 100 mg Tilidin konnten die Schmerzen so weit gedämpft werden, dass das Bein geschient werden und der Patient die Gletscherfelder herabgezogen werden konnte. Ich zog nach unten, der Freund des Verletzten bremste bei Bedarf von oben.

Über Geröll musste er gestützt einbeinig selbst humpeln und mit den Händen das gebrochene Bein hochhalten. Ohne wirkungsvolle Schmerzlinderung wäre dies nicht möglich gewesen.

Nach Erreichen des Basislagers konnte er wetterbedingt erst einige Tage später ausge-flogen werden, was eine weitere medikamentöse Schmerzlinderung erforderte.

Zu Tilidin siehe Box 43.

- N-Zeichen, falls Rettung nicht ge-wünscht ist;

- Auf Schnee benötigt der Pilot einen Einweiser. Ohne diese kontrastreiche Referenz kann im „white out" nicht gelandet werden. Der Einweiser kniet sich reglos vor den Hubschrauber. Der Wind sollte von hinten kommen, so dass die Landung gegen den Wind erfolgt.

- Sich nicht ohne Aufforderung unter den laufenden Rotor begeben.

Besonderheiten, die in alpinem Gelände hinzukommen: (nach Kruis, 2018):

- Die Sicherheit der Rettungskräfte steht im Vordergrund.

- In kalter Umgebung und großer Höhe ist umso mehr Auskühlung und Dehy-drierung zu vermeiden.

- Während in den Alpen die erste Hilfe nur die Zeit bis zum Eintreffen von Rettungskräften überbrücken muss, muss auf Expeditionen ein erheblich längerer Zeitraum, mitunter Tage über-brückt werden.

- Anders als in den Alpen kann auch ein Abtransport des Verletzten notwendig sein.

Wunden

- Infektionen sind Hauptgefahr, deshalb nicht berühren;

- steril abdecken;

- ggf. als Druckverband;

- Keine Entfernung festsitzender Fremdkörper;

- keine Salben oder Puder;

- keine alkoholischen Desinfektionsmittel

Blutungen

- Wunden siehe oben;

- Extremität hoch lagern, manuell komprimieren;

- Wundauflage mit elastischer Binde fixieren;

- Bei weiterer Blutung: weiterer Druckverband darüber;

- Kein Abschnüren (außer bei Amputation oder sonst nicht stillbarer Blutung).

Frakturen

Auch bei geschlossenen Frakturen können die Blutverluste lebensbedrohlich sein.

- Wunden und Blutungen siehe oben;

- Gliedmaßen in Ruhelage bringen und schienen;

- Dreiecktücher sollten vorhanden sein, darüber hinaus improvisieren (Isomatten, Stöcke, Klebeband, etc.), Bein an Bein.

7.9.1. Bagatellverletzungen

Hier sind Verletzungen und gesundheitliche Beeinträchtigungen gemeint, denen man zu Hause nur wenig Beachtung schenkt:

- Kleine Wunden,

- Verstauchungen, Zerrungen,

- Sonnenbrand,

- Erkältungen / Infekte,

- Bindehautentzündungen,

- Abszesse etc.

Im Hochgebirge muss solchen gesundheitlichen Einschränkungen sorgsam nachgegangen werden. Diese dürfen sich nicht weiter verschlimmern, möglichst sollen sie kurzfristig abheilen. Hilfreich kann ein Ruhetag sein, um das Wohlbefinden wiederherzustellen. Dieser Zeitverlust ist geringer als ein später notwendiger Ab- und Wiederaufstieg.

Zum einen können sich in extremen Höhen oder fernen Regionen solche Schäden ganz anders entwickeln als zu Hause und bei Komplikationen steht oft keine ausreichende medizinische Hilfe zur Verfügung.

7.10. Blitzschlag

Die Metapher, vom Blitz getroffen zu werden, für ein extrem seltenes aber absolut tödliches Ereignis, relativiert sich durch folgende Zahlen (Paal, 2018).

- 25 Millionen Blitze jährlich in den USA;

- 0,3 Blitztote je 1 Million Einwohner (Mortalität), was man auf grob 250.000 Opfer weltweit extrapolieren kann;

- 90% der Blitzunfälle werden überlebt (10% Letalität);

- 70% der Betroffenen erleiden Folgeschäden;

- 85% der Todesfälle betreffen Männer.

Der letzte Punkt sollte zu denken geben. Der Blitz kann Männer und Frauen nicht auseinanderhalten. Also muss es an den Männern, oder positiv formuliert, an den Frauen liegen.

Erinnert sei an die Ausführungen zu statistischen Größen und Unfallhäufigkeiten. Im Gebirge treten Gewitter deutlich häufiger auf. Und hier ist man deren Folgen deutlich ungeschützter ausgesetzt. Wenn die statistische Basis nicht die Gesamtbevölkerung, sondern nur die Bergsteiger sind und als Ursache die häufigeren Blitze in den Bergen gewertet werden, so ist die Mortalität für den Bergfreund deutlich höher.

Prävention (Paal, 2018):

- Bei Gewitter Aufenthalt im Freien meiden;

- Zelte sind unsicher, Zeltstangen wirken wie Blitzableiter;

- Höhlen und Mulden bieten Sicherheit;

- Kleine Nischen / Überhänge können sogar gefährlicher sein;

- Am Wandfuß besteht relative Sicherheit in einem Dreieck, dessen Seitenlänge am Boden der Höhe der Wand entspricht, trotzdem 1 m Abstand zur Wand wahren wegen Kriechströmen.

- Wald ist sicherer als freies Feld;

- Auf dem Gletscher Schneehöhle graben;

- Grate, Gipfel, Bäume, Skilifte, Stromleitungen meiden;

- Mit geschlossenen Beinen in Kauerstellung stehen;

- Metall-Ausrüstungsgegenstände in sicherer Entfernung lagern, Handy zentral im Rucksack;

- Beim Klettern gesichert bleiben;

- Weg von Drahtseilen und Eisenleitern, nassen Seilen und Wasserrinnen;

- Blitze können auch kilometerweit von der Wolkenfront entfernt einschlagen. Als sicher gilt eine Entfernung von 10 km, was 30 s Zeitabstand zwischen Blitz und Donner entspricht.

- Kribbeln auf der Haut, zu Berge stehende Haare oder knistern sagen: es ist 5 vor 12.

Im Gegensatz zu haushaltstypischen Spannungsunfällen, die über Sekunden wirken und auch im Körperinnern wirken, wirken Blitze in Millisekunden, nur an der Körperoberfläche, dafür aber mit extremen Spannungen und Stromstärken.

Wird man vom Hauptblitz getroffen, ist der Atem- und Herzstillstand meist tödlich.

Häufiger sind Seitenblitze, also Blitzverästelungen, die oft von einem nahen Gegenstand ausgehen und Bodenströme (Kriech-). Weiterhin kann die Schockwelle des Blitzes Unfälle verursachen, deshalb ggf. gesichert bleiben.

Erste Hilfe betrifft vorrangig Herz-Kreislauf (künstliche Beatmung und Herzdruckmassage) und Verbrennungen.

Gegen mäßige Schmerzen können eingesetzt werden (Paal und Berger, 2018):

* Paracetamol,

* Ibuprofen.

7.11. Schmerzlinderung

Da in alpiner Umgebung eine Rettung – wenn überhaupt – erst mit Zeitverzug möglich ist, ist eine Schmerzlinderung umso wichtiger.

Hier bieten sich zuvorderst nichtmedikamentöse Möglichkeiten an:

* Schmerzlindernde Lagerung;

* Schienung von Extremitäten;

* Kühlung von Entzündungen.

Medikamentöse Schmerzlinderung

Hier besteht das Problem, dass der Laienhelfer über keine Erfahrungen verfügt, keine nicht beherrschbaren Nebenwirkungen riskiert werden können und die hochwirksamen Medikamente nicht zugänglich sind. Umgekehrt stellt sich die Frage, was man macht, wenn jemand fern medizinischer Versorgung mit offenem Bruch vom Berg geborgen und tagelang transportiert werden muss.

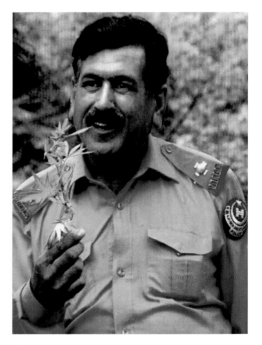

Abb. 156: Es sei vor dem Risiko gewarnt, Medikamente in Länder einzuführen, die dort als Drogen eingestuft werden könnten. Die Strafen haben mit einem deutschen Betäubungsmittelgesetzverstoß wenig Gemeinsamkeit.

> **Box 43**
>
> **Tilidin**
>
> Tilidin ist ein Opioid, das zur Behandlung starker und stärkster Schmerzen eingesetzt wird. Die Wirksamkeit entspricht ca. 1/10tel bis 1/5tel der von Morphin.
>
> Da reines Tilidin vermehrt als Droge missbraucht wurde, ist gängigen Medikamenten Naloxon zugesetzt. Dadurch würde die Wirkung des Tilidins bei hohen Dosen aufgehoben.
>
> Eine rechtliche Einordnung gibt Brauer (2022): Tilidin gilt gemäß Betäubungsmittelgesetz als verkehrsfähiges und verschreibungsfähiges Betäubungsmittel. Dies gilt auch für freisetzende Tropfen. Nach §29 BtMG können Freiheitsstrafen drohen.
>
> Nicht als Betäubungsmittel gelten feste Zubereitungen z. B. mit Naloxon.
>
> In anderen Ländern, wie den USA ist Tilidin verboten. Bei jedem Ärger würde die Menge eine Rolle spielen, daher so wenig wie möglich. Als apothekenpflichtiges Medikament muss ich ein Rezept gehabt haben. Auch dieses könnte Ärger mindern. Allergrößte Vorsicht in rechtsunsicheren Ländern!
>
> Alle Opioid-typischen Nebenwirkungen sind zu erwarten. Naloxon vermindert zwar die atemdepressive Wirkung, trotzdem Vorsicht in großer Höhe.
>
> Fallbeispiel siehe Box 41.

7.12. weitere gesundheitliche Probleme

Zusätzlich zu den vorgenannten höhentypischen Gesundheitsstörungen können auch allgemeine Erkrankungen auftreten oder sich vorhandene verschlimmern. Mit der verlässlichen Diagnose ist jeder Laie überfordert. Hier kommen nur erste Hilfe und Abstieg bzw. Abtransport in Frage.

Hilfreich ist, wenn der Betreffende eigene Vorerkrankungen oder erhöhte eigene Risiken kennt. Sind mögliche Helfer eingewiesen, ist dies von großem Nutzen. Hierzu zählen auch Allergien, insbesondere auch Medikamentenallergien (z. B. gegen Sulfonamide, die bei Diamoxgaben fatal wären).

Allergischer / Anaphylaktischer Schock:

Ursache ist eine übersteigerte Immunreaktion auf bestimmte Antigene und ist dem Patienten im Idealfall bekannt. Symptome sind (Klimek, 2009):

- Extrem erhöhte Hautdurchblutung (Erytheme) / trockene und rote Haut;

- Juckreiz;

- Atembeschwerden (pulmonale Vasokonstriktion bis respiratorische Insuffizienz);

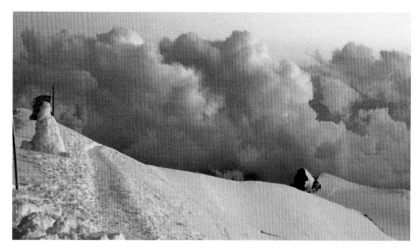

Abb. 157: Abendrot auf der Signalkuppe (Punta Gnifetti, 4.559 m, Monte-Rosa-Massiv)

- Es kommt zu Austritt von Blutplasma ins Gewebe und Vasodilatation;

- Verminderter Blutdruck;

- Erst verminderter Puls (Bradykardie), dann stark erhöhter flacher Puls (Tachykardie);

- Kreislaufstillstand möglich;

- Fieber;

- Innere Unruhe, Bewusstseinseintrübung bis Bewusstlosigkeit.

Ein allergischer Schock kann durch die Minderversorgung der Organe binnen Minuten zum Tode führen. Daher müssen Notfallmedikamente immer mitgeführt werden und Hilfspersonen eingewiesen sein. Kann der Kreislauf durch eine Adrenalingabe nicht stabilisiert werden, ist diese zu wiederholen.

Erste Hilfe: **Adrenalin** (Anapen® 0,3 mg/ Injektion) ggf. Wiederholung, **Prednisolon** 50mg kurbelt den Kreislauf an, **Ebastin** 20mg mindert den Juckreiz durch Unterdrückung der Histamin-Wirkung.

Flüssigkeitszufuhr, bei Fieber: Kühlung, Wasserbad

Angina pectoris

Angina-pectoris-Beschwerden und drohender Herzinfarkt: Entgegenwirken der spastischen Gefäßverengung und Entlastung, aufrecht sitzen, schonender Abtransport, Erste Hilfe: **Glycerintrinitrat** (Nitrolingual® 0,4mg/Sprühstoß) und Azetylsalizylsäure (Aspirin®, ASS, diverse) 500 mg (Schaffert, 2018a).

Asthma bronchiale

Wenn eine Bergunternehmung möglich ist, sollte der Betroffene über große Erfahrung in der Selbstkontrolle und Selbstmedikation verfügen.

Notfallmedikation ansonsten: **Prednisolon** 2 * 20 mg über 2 bis 4 Tage und Rückzug

Bewusstlosigkeit, Ohnmacht (Synkopen)

Ursache ist eine Abnahme des Blutflusses im Gehirn durch Pulsabfall und Versacken des Blutes in der unteren Körperhälfte. Ursachen können Angst, Schmerzen,

Flüssigkeitsverlust aber auch Hypoxie sein. Warnzeichen sind Schwindel, Hitzegefühl oder Bewusstseinstrübung. Hauptgefahr in alpinem Gelände ist Sturz. Deshalb sofort sichere Position einnehmen, flach hinlegen, Beine erhöht. Kontrolle von Puls und Atmung. Ohnmacht dauert maximal 2 min, anschließend viel Trinken und eventuell Ursache vermeiden (Schaffert, 2018a).

Bewusstseinsstörungen

Diese können vorrangig Anzeichen von HACE (Kap. 6.5.5), Schlaganfall (Kap.7.7), Hyperventilation, Unterzuckerung (Hypoglykämie) Dehydrierung sein (Hüfner und Schaffert, 2018). In den letzten Fällen sollte schnelle Abhilfe möglich sein.

Blasenentzündungen

Hieran leiden vermehrt Frauen. Hilfreich bei persönlicher Disposition ist die Einnahme der natürlichen Aminosäue **L-Methionin** (Acimol®). Im Notfall helfen Antibiotika, wie **Cortimoxazol** oder **Ciprofloxacin**) (Mees, 2011).

Erschöpfungszustände

Bei extremer Belastung können sich die Glykogenspeicher in Leber und Muskel geleert haben. Damit steht bei Kälte auch keine Energie mehr für Kältezittern zur Verfügung, was zum Erschöpfungstod führen kann (Scott Fischer, Rob Hall und andere 1996 am Mt. Everest).

Warnzeichen sind starkes Hungergefühl, Schweißausbrüche und Schwarzwerden der Augen. Zuckerzufuhr bringt schnelle Abhilfe.

Zusätzlich gefährdet für Unterzuckerung sind Diabetiker, die deshalb immer eine **Glukagon**-Spritze mitführen müssen.

Migräne

Im Unterschied zu anderen Kopfschmerzen ist hier der Kopfschmerz die primäre Krankheit. Migräne kann durch Hypoxie ausgelöst werden, bei zuvor diagnostizierter Migräne wird diese auch in der Höhe auftreten. Sofern der Patient über keine eigenen Medikamente verfügt, kommen **Ibuprofen** 400 mg oder **Paracetamol** 1g in Frage (Hüfner und Schaffert, 2018).

Psychiatrische Notfälle

Die 12-Monats-Prävalenz psychischer Erkrankungen in der Bevölkerung liegt bei 30%. Diese Menschen finden sich auch im Gebirge wieder. Die Möglichkeiten beschränken sich auf die Entspannung der Situation und Gewährung der Sicherheit. Ruhe, Empathie aber auch bestimmtes Auftreten sind wichtig: provoziere nicht, halte 2 m Abstand, präzise einfache Sprache, höre zu, erkenne Gefühle und Wünsche, stimme zu (inklusive „agree that we disagree"), lege Vorgehen und Alternativen fest (Hüfner und Schaffert, 2018).

Erfasst werden können: Bewusstsein, Orientierung, Denk- und Merkfähigkeit.

Über Suizidgefahr reden, verhindert Suizide. Fremdgefährdung erkennen.

Panikattacken können mit Lungen- oder Herzproblemen verwechselt werden (Hyperventilation, Brustschmerz, Schwindel). Zu ruhigem Atmen anleiten, ggf. in Plastiktüte atmen lassen (Rückatmung).

Bei psychischen Auffälligkeiten sind auch Drogen-, Alkohol- oder Medikamentenmissbrauch in Betracht zu ziehen.

Schwindel

Dies kann verschiedenen Ursachen zuzuordnen sein (Hüfner und Schaffert, 2018):

Dehydrierung, niedriger Blutdruck, schlechter Schlaf oder als AMS-Symptom. Höhenschwindel siehe Kap. 4.4.

Taubheitsgefühl und Lähmungen

Diese entstehen oft durch Druckbelastungen peripherer Nerven, können aber auch auf einen Bandscheibenvorfall (Kap. 4.3.6), einen Schlaganfall (Kap. 7.7) oder HACE (Kap.6.5.5) hindeuten (Hüfner und Schaffert, 2018).

Je nach Symptomatik müssen auch folgende Krankheitsbilder in Betracht gezogen werden, wobei folgender Hinweis gestattet sei: In den Tropen ist die häufigste Todesursache nicht eine Infektionskrankheit, sondern ein Unfall im Straßenverkehr (Mees, 2011).

- Epilepsien

- Lungenentzündungen, Infekte

- Herpes (Herpes labilis)

- Tropen- und Infektionskrankheiten, ggf. aus der Anreise, insbesondere Malaria, Dengue-Fieber, Typhus, Paratyphus, Zeckenbissfieber, Chikungunyafieber, Bilharziose, Leishmaniose, Schlafkrankheit, Tungiasis, Insektenstiche oder Parasitenerkrankungen

- Diabetes, Herzerkrankungen, frische Operationen, auch, wenn diese eine Höhenfahrt ausschließen sollten.

Einen Überblick über internistische Erkrankungen in der Höhe gibt Schaffert (2018).

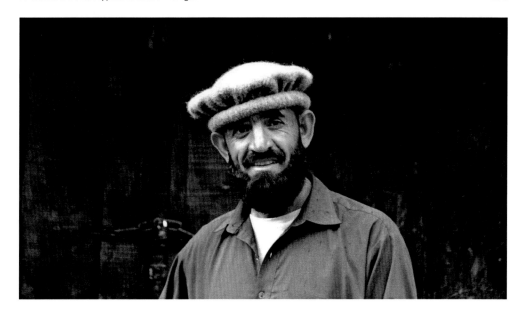

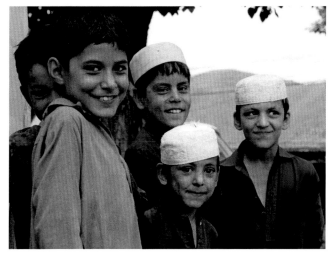

Abb. 158, Abb. 159: Wir waren in Pakistan 2013 stets wilkommen.

Abb. 160: Man beachte das nicht vorhandene Reifenprofil

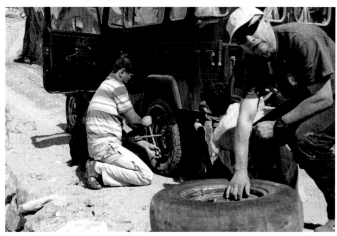

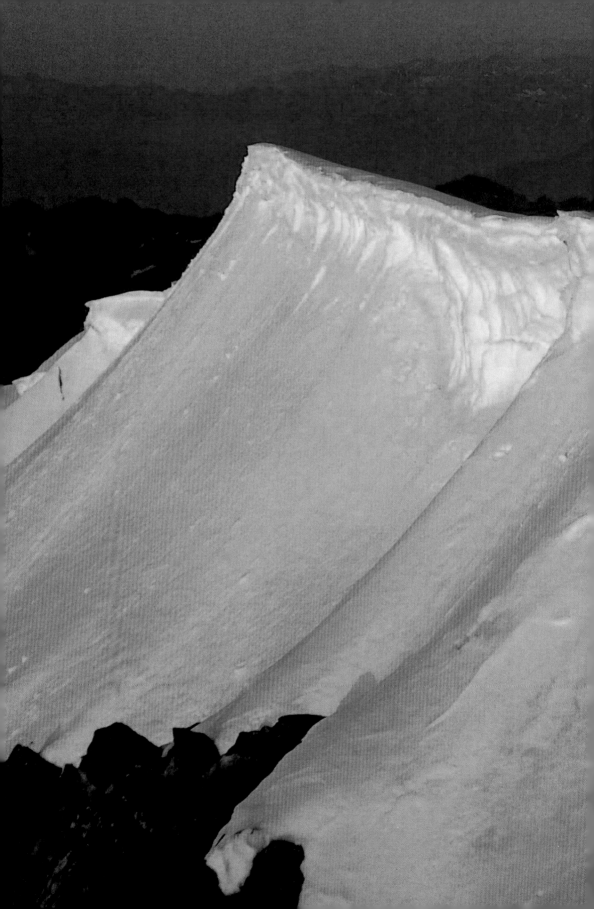

8. Medizinrechtliche Fragen

8.1. Ein Hinweis für interessierte Mediziner

Viele Anbieter von Trekkingreisen und Höhenexpeditionen bieten Medizinern Vorzugskonditionen an, wenn diese an einer solchen Reise teilnehmen und hierbei als Expeditions- oder Begleitarzt auftreten. Das kann sehr interessant sein, ist aber auch mit umfassenden Pflichten und rechtlichen Risiken verbunden. Leider dient der Arzt manchem Veranstalter nur als Marketing-instrument, der am Berg dann weder objektive Möglichkeiten zur Hilfe, noch Entscheidungsbefugnisse hat.

Umgekehrt erwarten die Expeditions-teilnehmer die qualifizierte Hilfe eines höhenmedizinisch versierten Arztes, sowohl in moralischer als auch in juristischer Hinsicht. Hierzu erteilen internationale Organisationen Zertifikate bei entsprechen-der höhenmedizinischer Ausbildung.

Auch muss sich der Arzt damit auseinander-setzen, dass der Berggast hohe Erwartungen durch den anwesenden Arzt hat, die objektiven therapeutischen Möglichkeiten des Mediziners über eine Notversorgung hinaus in Ermangelung einer medizinischen Infrastruktur meist marginal sind.

Der Expeditionsveranstalter delegiert in jedem Fall einen erheblichen Teil seiner Verantwortung an den Mediziner, ohne dass dieser speziell qualifiziert ist, noch Entscheidungsbefugnis hat.

Die wirklichen Aufgaben eines Expeditions-arztes und die damit verbundene Ver-antwortung sind nicht mit einem Rabatt auf den Reisepreis abzugelten. Hier ist dringend auf weiterführende Literatur zu verweisen (Berghold und Schaffert, 2012; Schaffert, 2018c).

8.2. Selbstmedikation durch Laien

Im Idealfall steht der Expedition ein höhen-erfahrener Arzt zur Verfügung. Dies nur selten der Fall. Bei Individualreisen stellt sich diese Frage ohnehin nicht.

Hieraus ergeben sich medizinische als auch rechtliche Probleme. Der Arzt, der Rezepte für eine Reiseapotheke ausstellt übernimmt eine nicht unerhebliche Verantwortung. Fehldiagnosen, falsche Therapieansätze, Falschdosierungen und Medikamenten-verwechslungen finden leider nicht selten

> Diagnose und Therapie der Höhenkrankheit gehören in die Hände eines Arztes. Nur im Notfall, wenn kein Mediziner zugegen oder erreichbar ist, kommen Medikamentengaben durch Laien in Frage.

Abb. 161: Morgenrot auf der Signalkuppe (Punta Gnifetti, 4.559 m, Monte-Rosa-Massiv)

> „Eine höhenmedizinische Notfalltherapie erfolgt gelegentlich auch ohne anwesenden Arzt, also durch einen höhenerfahrenen Laien. Dieser sollte aber zumindest in der Erkennung vor allem der Frühzeichen der verschiedenen Formen der akuten Höhenkrankheit und in der Anwendung der Maßnahmen und Medikamente ausreichend geschult sein." (Berghold und Schaffert, 2009, S. 84)

ein tragisches Ende. Oft leidet der Helfer selbst unter AMS oder Ödemen und unterliegt geistigen Fehlleistungen. Schon die Diagnose der einzelnen Formen der Höhenkrankheit gehört zu dem Anspruchsvollsten der Höhenmedizin. Wenn Fehldiagnosen durch Laien zu falschen Therapien führen, können Diamox® und Co. zu Waffen werden (Berghold und Schaffert, 2012).

Nicht zugelassene Medikamente

Keines der vorgenannten Medikamente ist für die Anwendung bei den einzelnen Formen der Höhenkrankheit zugelassen. Dies liegt nicht daran, dass diese ungeeignet wären, es gab bisher in Europa nur noch nicht die entsprechenden Zulassungsverfahren. Ein Mediziner darf diese Medikamente nichtsdestoweniger im Rahmen der Therapiefreiheit einsetzen (offlabel). Dies erfordert eine besondere Aufklärung des Patienten, wobei auf die fehlende Zulassung, als auch die möglichen Nebenwirkungen hinzuweisen ist. Im Streitfall bedarf es hier einer guten Dokumentation.

Jede medizinische Therapie bzw. Medikamentengabe hat auch eine rechtliche Komponente (Box 44).

Folgende Hinweise mögen diesbezüglich hilfreich sein:

- Abtransport ist aus medizinischen und rechtlichen Gründen stets die beste

Notfalltherapie, ggf. kombiniert mit Sauerstoffgaben.

- Es ist im Zweifelsfall günstiger, wenn der noch entscheidungsfähige Betroffene Medikamente auf eigene Veranlassung selbst nimmt.

- Medikamentengaben durch Laien kommen nur im äußersten Notfall in Betracht, wenn das Leben des Erkrankten in Gefahr ist.

- Um Verwechslungen und Fehldosierungen zu vermeiden, die Packungen von Notfallmedikamenten mit einem Aufkleber versehen (Abb. 162). Der Helfer steht selbst unter hohem Stress oder ist ebenfalls höhenkrank.

- Hilfreich ist eine zeitnahe gute Dokumentation zum Krankheitsverlauf.

- In jedem Fall anschließend so schnell wie möglich einen Arzt aufsuchen;

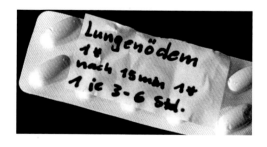

Abb. 162: Medikamentenaufkleber zur Vermeidung von Verwechslungen und Fehldosierungen

Box 44

Rechtliche Probleme

Jeder körperliche Eingriff, und das schließt eine Medikamentengabe ein, stellt eine verbotene Körperverletzung dar, die strafrechtlich relevant ist. Das betrifft auch jeden Mediziner, der deshalb eine Zulassung und die Einwilligung des Patienten benötigt. Bei einem nicht erwünschten Behandlungserfolg drohen oft Schadensersatzansprüche. Der Arzt sollte darauf achten, dass diese formal freiberufliche Tätigkeit als Expeditionsarzt in seiner Arzthaftpflichtversicherung mitversichert ist. Wenn er einen geldwerten Vorteil erhält, dürfte seine Tätigkeit nicht mehr unter medizinisches Restrisiko fallen.

Der Laie steht vor einer anderen Situation, die an dieser Stelle überspitzt dargestellt werden soll: Er entschließt sich in bester Absicht, dem nur bedingt ansprechbaren Bergkameraden ein hoch wirksames Medikament zu verabreichen, später nimmt die Erkrankung aus welchen Gründen auch immer einen ungünstigen Verlauf.

Formal bedeutet das: Er hat durch die Medikamentengabe eine strafbare Körperverletzung begangen. Er hat ein Medikament verabreicht, das hierfür nicht zugelassen ist. Eine Aufklärung des Patienten und dessen Zustimmung sind nicht dokumentiert. Er kann nicht einmal belegen, welche Krankheit in welcher Schwere konkret vorlag. Er muss mit Schadensersatzforderungen rechnen, wenn nicht durch den Bergkameraden, aber vielleicht durch die Hinterbliebenen. Eine Versicherung kommt für den möglichen Schaden nicht auf. Er wird sich auf eine Nothilfesituation berufen und muss schauen, inwieweit ihm das hilft.

Der Helfer steht also vor der konkreten Situation, lebensrettend zu helfen und sich in eine rechtlich hoch brisante Situation zu begeben oder diesbezüglich sehr zurückhaltend zu agieren und ggf. einen Rettungsversuch zu unterlassen.

Im Zweifelsfall ist es besser, wenn der Betroffene Medikamente selbst nimmt.

In jedem Fall sollte das Krankheitsgeschehen bestmöglich dokumentiert werden.

Auch selbst macht man es seinen Helfern leichter, wenn der bisherige Gesundheitsverlauf gut dokumentiert ist und mögliche Helfer im Vorfeld wissen, wie im Notfall verfahren werden soll. Das ist rechtlich dünnes Eis, kann aber im Zweifelsfall hilfreich sein.

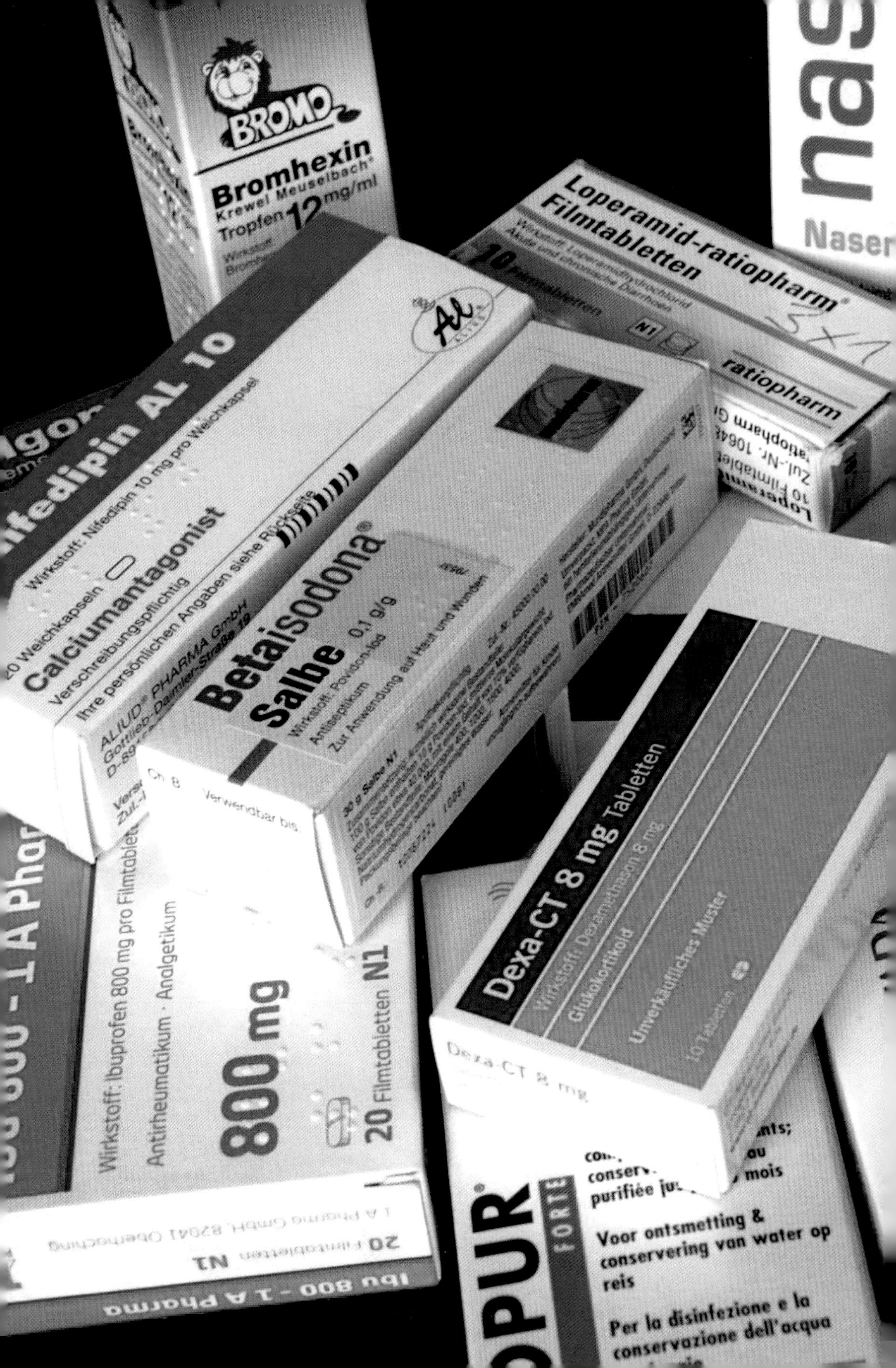
BROMO
Bromhexin
Krewel Meuselbach
Tropfen 12 mg/ml
Loperamid-ratiopharm
Filmtabletten
ratiopharm
Nifedipin AL 10
Wirkstoff: Nifedipin 10 mg pro Weichkapsel
20 Weichkapseln
Calciumantagonist
Verschreibungspflichtig
Ihre persönlichen Angaben siehe Rückseite
ALIUD PHARMA GmbH
Betaisodona
Salbe 0,1 g/g
Wirkstoff: Povidon-Iod
Antiseptikum
Zur Anwendung auf Haut und Wunden
Verwendbar bis:
Dexa-CT 8 mg Tabletten
Wirkstoff: Dexamethason 8 mg
Glukokortikoid
Unverkäufliches Muster
10 Tabletten
Dexa-CT 8 mg
Wirkstoff: Ibuprofen 800 mg pro Filmtablette
Antirheumatikum · Analgetikum
800 mg
20 Filmtabletten N1
1 A Pharma GmbH, 82041 Oberhaching
Ibu 800 - 1 A Pharma
Naser
Voor ontsmetting &
conservering van water op
reis
Per la disinfezione e la
conservazione dell'acqua

9. Reiseapotheke

Krankheit	Anteil
Höhenbedingte Erkrankungen	45%
davon HAPE / HACE	20%
Atemwegs- und HNO-Infekte	22%
Magen-Darm-Erkrankungen	13%
Schwere Durchfallerkrankungen	8%
Muskel- und Gelenksprobleme	6%
Wund- und Hautinfektionen	5%
Psychische Akutprobleme	4%
Harnwegsinfekte	2%
Herz-Kreislauf-Erkrankungen	1%

Tab. 28: Anteil von behandelten Krankheitsbildern im Khumbu-Tal in Nepal

Abb. 163: Reiseapotheke

Hinsichtlich einer Reiseapotheke für Trekkingreisen kann man sich gut an den Krankheitsbildern orientieren, die in den Ambulatorien der Himalayan Rescue Association im Everest-Gebiet behandelt wurden (Tab. 28).

Dies sollte in Verbindung gesehen werden mit dem konkreten Bergziel, eigenen Vorerkrankungen und eigenen Gesundheitsrisiken und natürlich der verfügbaren medizinischen Versorgung.

Die eigene Notfallversorgung gehört immer in den eigenen Rucksack. Sie nützt nichts, wenn sie sich im Gepäck eines Mitreisenden liegt, der beispielsweise im Lager verblieben ist oder an diesem Tag eine andere Route oder zeitlich versetzt geht. Andere Medikamente und Hilfsmittel müssen nur einmal im Expeditionsteam vorhanden sein oder können im Basislager verbleiben.

Reiseapotheke bei verfügbarer medizinischer Versorgung

Bei verfügbarer medizinischer Versorgung z. B. einen Expeditionsarzt beschränkt sich die Reiseapotheke neben Medikamenten, die ggf. bereits im Vorfeld genommen wurden, auf nicht verschreibungspflichtige Medikamente gegen leichte Krankheitsformen, z.B.:

- Nasentropfen,

- Lutschtabletten gegen Husten und Heiserkeit,

- Schmerzgel, -salbe (Voltaren®),

- die „Pille",

- silberhaltige Wasserdesinfektionsmittel (Mikropur®).

Reiseapotheke bei nicht verfügbarer medizinischer Versorgung

Medikamente gegen schwere Krankheitsformen sind i. d. R. verschreibungspflichtig. Zudem ist zu beachten, dass Medikamentengaben an Dritte grundsätzlich nur Medizinern erlaubt sind. Insofern können an dieser Stelle auch keine Empfehlungen ausgesprochen werden, sondern ist auf ärztlichen Rat zu verweisen. Die folgende Liste dient nur der Information, welche Notfallmedikation durch Mediziner sich bewährt hat. Hierbei ist zu beachten, dass die nachfolgenden Medikamente im Allgemeinen in Deutschland zwar zugelassen sind, nicht jedoch für die genannten Diagnosen (off-label). Wenn dennoch eine Eigenmedikation erfolgen sollte, so kann diese nur auf den äußersten Notfall beschränkt sein, wenn zeitnah keine medizinische Hilfe verfügbar ist.

In der Regel sind die kleinsten Packungsgrößen (nur ein Tablettenstreifen) ausreichend, da nur eine Notfallbehandlung erfolgen soll. Medikamente aus den Umverpackungen herausnehmen, ggf. mit Aufkleber (mit Namen, Indikation und Dosierung beschriften, Beipackzettel mitnehmen, Abb. 162). Die genannten Produkte stellen nur Beispiele für die betreffenden Medikamente dar. Lassen Sie sich in der Apotheke geeignete Präparate oder Generika empfehlen und über Nebenwirkungen und Kontraindikationen aufklären.

Die Reiseapotheke gehört in eine hinreichend feste Box, deren Inhalt vor der Reise auf Ordnung, Sauberkeit, Voll-

ständigkeit und Verfallsdaten geprüft ist. Suchtmittelgesetze der Gastländer sind zu beachten.

Selbstredend ist auch darauf abzustellen, wie viele Reisende sich in das Gewicht einer Reiseapotheke hineinteilen oder versorgt werden müssen Berghold und Schaffert, 2012).

Da man nur das zu tun soll, was man kann und nur das mitnehmen soll, womit man umgehen kann, empfiehlt sich ein dreistufiges System (Berghold, 2018a):

- Basismodul für Bergsteiger mit minimalem Grundwissen;

- Zusatzmodul für nichtärztliche Bergsteiger mit höherem Wissensstand;

- Zusatzmodul für bergsteigende Ärzte.

Der Autor sieht sich in der mittleren Gruppe und hat auf Expeditionen mit einer Zweiteilung gute Erfahrung gemacht:

- Emergency-Pack immer im Rucksack mit Notfallmedikamenten und Notfallverband;

- Reiseapotheke im Basislager je Expeditionsgruppe mit sonstigen Medikamenten, Verbandstoffen etc.

Box 45

Notfall-Pack

(pro Bergsteiger, stets im eigenen Rucksack)

Medikamente

- Ibuprofen (diverse) 400 mg, 600 mg oder 800 mg, alternativ

- Paracetamol 500mg / 1g

- Naproxen (Proxen®, Miranax®) 500 mg

- Dexamethason (Fortecortin®) 4 mg oder 8 mg Tabletten

- Dexamethason (Fortecortin®) 40 mg Injektionsampulle und Spritze
  (nur für den äußersten Notfall)

- Nifedipin (Adalt®, Nifibene®) 10 mg Kapseln / 20 mg retard Filmtabletten

- Glycerintrinitrat (Nitrolingual® 0,4mg/Sprühstoß)

Verbandsmittel

- Dreiecktücher, 2*

- Wundkompressen 10 x 10 cm

- Elastische Binde 8 cm

- Wundpflaster

- Verbandmull

- elastische Haftklebebinde

- Leukoplastrolle

- Einmalhandschuhe, unsteril

- Sicherheitsnadeln oder Krallen

- Schere, Messer, Pinzette

Sonstiges

- Glukose (Traubenzuckertabletten, Dextrose bei Erschöpfung)

- Kälteschutzfolie

- Biwaksack

Box 46a

Expeditionsapotheke

(einmal je Gruppe, kann ggf. im Lager verbleiben)

Medikamente

- Azetylsalizylsäure (Aspirin®, ASS, diverse) 100 /500 mg

- Ibuprofen (diverse) 400 mg, 600 mg oder 800 mg

- Paracetamol 500mg / 1g

- Diclophenac (von dieses 3 Schmerzmitteln nur ausgewählte)

- Jodsalbe (Betaisodona®) 0,1g/1g

- Capval® 25 mg (Höhenhusten)

- Azetazolamid (Diamox®, Acemit®) 125 g oder 250 mg

- Benzodiazepine (Schlafstörungen nach erfolgter Akklimatisation)

- Loperamid (Immodium®, Loperamid-ratiopharm®) 2 mg

- antibiotische Augentropfen

- Silberhaltige Wasserdesinfektionsmittel (Mikropur®) 0,1 mg

- Gegen Magenerkrankungen, Erbrechen, Blähungen

- Gegen Husten, Schnupfen, Halsschmerzen

- Gegen Hautpilzerkrankungen

- Gegen Sonnenbrand

- Mückenabwehrmittel, Insektenstiche, Hautparasiten (sofern gefährdetes Anreisegebiet)

- Gegen Malaria (sofern gefährdetes Anreisegebiet)

- Adrenalin (Anapen® 0,3 mg/Injektion) bei Allergien

Antibiotika

Der Einsatz von Antibiotika durch Laien ist sehr problematisch. Für eine ärztliche Absprache seien folgende Antibiotika zur Diskussion gestellt:

- Clarithromycin (Makrolid): bakterielle HNO- bzw. Atemwegsinfekte

- Clindamycin: Zahn- bzw. Kieferentzündungen

- Ciprofloxacin 500 mg

- Azithromycin 500 mg (Makrolid), Rifaximin: mikrobielle Darminfektion

Box 46b

Expeditionsapotheke

Verbandsmittel

- Hautdesinfektionsmittel

- Blutstillende Watte bzw. Streifen

- Zellstoff

- Tamponadestreifen

- Elastische Haftklebebinden

- Augenkappen

Sonstiges

- Medizinisches Tagebuch zur Dokumentation

- Fieberthermometer

- Taschenlampe

- Chemische Wärmepackungen

- Compeed-Wundfolien

- Pulsoxymeter

- 1.000-Liter-Sauerstoffflasche mit Manometer, Flow-Messer und Atmungsmaske (wenn Kenntnisse und Erfahrungen bestehen)

- Überdrucksack (˙)

- Blutdruckmesser (˙)

- Einmalspritzen und -kanülen (steril, zur Verwendung durch einheimische Ärzte)

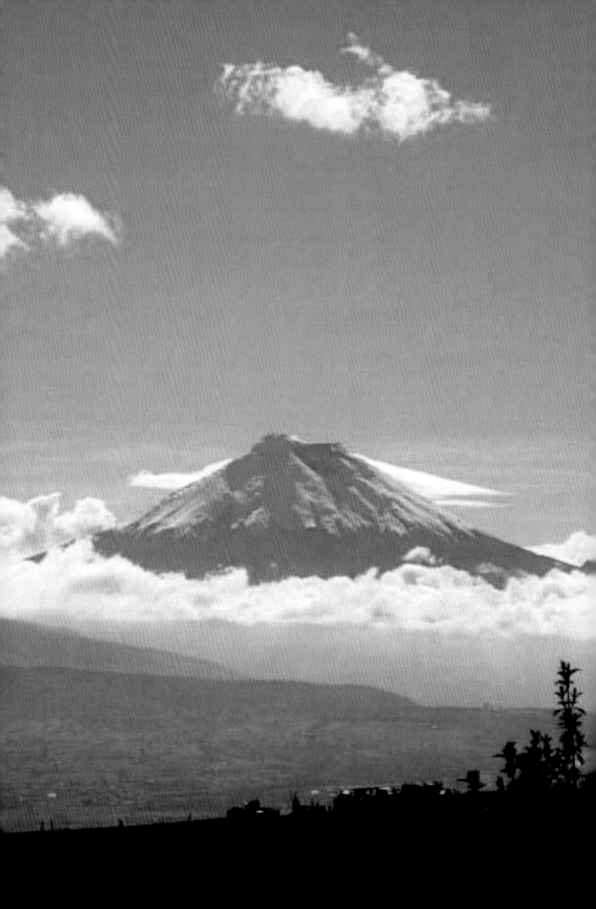

10. Glossar medizinischer Fachbegriffe und Abkürzungen

Akklimatisation	dauerhafte Anpassung des Körpers an den verminderten Sauerstoffgehalt in Höhen bis ca. 5.300 m
AMS	acute mountain sickness, akute Höhenkrankheit
Apnoe	mehr oder weniger langes Aussetzen der Atmung
auskultatorisch	durch Abhören feststellbar
Ataxie	gestörte Bewegungskoordination
Augenmuskel-paresen	Augenmuskellähmungen oft mit Doppelbildern
Belastungsdyspnoe	unangenehm empfundene erschwerte Atmung bei Belastung
Cerebral	die Hirnfunktion betreffend
Diuretikum	harntreibendes Medikament
Hb	Hämoglobin, roter Blutfarbstoff, der im Blut den Sauerstoff transportiert
HACE	High Altitude Cerebral Edema, Höhenhirnödem
HAPE	High Altitude Pulmonary Edema, Höhenlungenödem
Hemiparesen	auf Körperhälfte beschränkte halbseitige Lähmungen
HVR	hypoxic venticulatory response, hypoxische Atemantwort, Erhöhung der Atemfrequenz und flachere Atmung als Anpassungsreaktion auf verminderten Sauerstoffgehalt der Atemluft
hypobare Hypoxie	verminderter Sauerstoffpartialdruck durch geringeren Luftdruck

Abb. 164: Cotopaxi (5.897 m, Ecuador) vom Illiniza aus gesehen

Hypokapnie	erniedrigter Kohlenstoffdioxidpartialdruck (pCO_2 unter 35 mm Hg) im arteriellen Blut, z.B. in Folge zu schneller und oder tiefer Atmung, so genannter Hyperventilation, oder auch bei respiratorischer Kompensation einer metabolischen Azidose (Abatmen von Säurevalenzen)
Hypoxämie	erniedrigter Sauerstoffgehalt (p_aO_2) im arteriellen Blut
Hypoxie	Sauerstoffmangel
Inzidenz	Anzahl von Neuerkrankungen in einer Bevölkerungsgruppe in einer bestimmten Zeit, meist als Neuerkrankungen je 100.000 Personen jährlich
Letalität	Anzahl der Todesfälle in Relation zu den Erkrankten
Morbidität	Anzahl der Erkrankten und der Neuerkrankungen pro Zeiteinheit in einer Bevölkerungsgruppe, Summe von Inzidenz und Prävalenz
Mortalität	Anzahl von Todesfällen in einer Bevölkerungsgruppe oder einer bestimmten Teilgruppe (zu einem bestimmten Zeitpunkt)
Nystagmus	unkontrollierte rhythmische Bewegungen eines Organs, z. B. Augenzittern
Orthopnoe	Unmöglichkeit der Atmung in aufrechter Körperhaltung
Prävalenz	Anzahl von Erkrankten in einer Bevölkerungsgruppe (zu einem bestimmten Zeitpunkt), meist als Erkrankte je 100.000 Personen
Pyramidenzeichen	bestimmte krankhafte Reflexe
Ruhedsypnoe	unangenehm empfundene erschwerte Atmung in Ruhe
Sauerstoff-partialdruck	Gasdruck des Sauerstoffs, entweder anteiliger Druck in der Luft oder Druck des im Blut gelösten Sauerstoffs
Subfebrile Temperaturen	Erhöhte Körpertemperatur 37,5 °C bis 38 °C, die noch kein Fiber darstellt
Tachykardie	Herzrasen, Herzfrequenz / Puls über 100 bis 150 /s
Zyanose	Bläuliche bis violette Verfärbung der Haut, Schleimhäute oder Fingernägel

Abkürzungen

Hm	Höhenmeter
HV_{max}	maximale Herzfrequenz, maximaler Puls
pO_2	Sauerstoffpartialdruck
p_aO_2	Sauerstoffpartialdruck in Arterien
p_iO_2	Sauerstoffpartialdruck in der Einatemluft (inspiratorisch)
pCO_2	Kohlendioxid-Partialdruck
p_aCO_2	Kohlendioxid-Partialdruck in den Arterien
Hb	Hämoglobin
HFR	Herzfrequenzreserve in %
HF_{ruhe}	Herzfrequenz in Ruhe, Ruhepuls
HF_{max}	maximale Herzfrequenz, maximaler Puls
VO_{2max}	maximal mögliche Sauerstoffaufnahme
SaO_2	Sauerstoffsättigung des Hämoglobins

11. Stichwortverzeichnis

12. Literatur

American Collage of Sports Medicine (2006). ACSM's guidelines for exercises testing and prescription. Lippincot Williams und Wilkins, Philadelphia

American College of Surgeons (2013). Advanced Trauma Life Support. Student Course Manual. Urban & Fischer, Elsevier, München

Basnyat B., Subedi D., Sleggs J., Lemaster J., Bhasyal G., Aryal B. & Subedi N. (2000). Disoriented and ataxic pilgrims: an epidemiological study of acute mountain sickness and high-altitude cerebral edema at a sacred lake at 4300 m in the Nepal Himalayas. Wilderness and Environ Med, 11, 89-93

Baumgartner, E. V. (2018). Schwangerschaft, Antikonzeptiva und Bergsteigen. In F. Berghold et al. (Hrsg.), Alpin- und Höhenmedizin (2. Aufl.). Springer

Berghold, F. (2008). Höhenakklimatisation, bergundsteigen, 1, 46-50

Berghold, F. (2018a). Rucksackapotheke des Bergsteigers und des bergsteigenden Arztes. In F. Berghold et al. (Hrsg.), Alpin- und Höhenmedizin (2. Aufl.). Springer

Berghold, F. (2018b). Praxis der alpinistischen Höhentaktik: Höhenakklimatisation. In F. Berghold et al. (Hrsg.), Alpin- und Höhenmedizin (2. Aufl.). Springer

Berghold, F. (2018c). Höhenhirnödem. In F. Berghold et al. (Hrsg.), Alpin- und Höhenmedizin (2. Aufl.). Springer

Berghold, F. & Flora, G. (2018). Geschichte der Alpenmedizin. In F. Berghold et al. (Hrsg.), Alpin- und Höhenmedizin (2. Aufl.). Springer

Berghold, F. & Schaffert, W. (2009). Handbuch der Trekking- und Expeditionsmedizin, Praxis der Höhenanpassung - Therapie der Höhenkrankheit (7. Auflage). Deutscher Alpenverein, München

Berghold, F. & Schaffert, W. (2012). Physiologie und Medizin der großen und extremen Höhen, Höhentrekking und Höhenbergsteigen. (8. Aufl.). Deutscher Alpenverein, München

Berufsverband der Frauenärzte (BVF) (2009, abgerufen am 24.05.2022). Tipps zum Reisen in der Schwangerschaft, https://www.frauenaerzte-im-netz.de/aktuelles/meldung/schwanger-in-den-urlaub-diese-tipps-helfen/

Brauer, M. (2022). Tilidin: Verstoß gegen BtMG und AMG? https://www.die anwalts-kanzlei.de/tilidin-strafverfahren-btmg-amg/ 10.03.2022, abgerufen am 26.05.2022

Brugger, H. & Durrer, B. (2018). Lawinenmedizin. In F. Berghold et al. (Hrsg.), Alpin- und Höhenmedizin (2. Aufl.). Springer

Buckwitz, D. (1998). Kinetische Modellierung der Phosphofructokinase von Plasmodium berghei und Nachweis einer parasitenspezifischen Glukose-6-Phosphatdehydrogenase. Humboldt-Universität zu Berlin

Buckwitz, D. & Jacobasch, G. (1990a). Phosphofructokinase from Plasmodium berghei. Biochemical J., 267, 353-357

Buckwitz, D. & Jacobasch, G. (1990b). Glucose-6-Phosphatedrhydrogenase from Plasmodium berghei. Experimental Parasitology, 70, 264-275

Buckwitz, D., Jacobasch, G., Gerth, Ch., Holzhütter, H.-G. & Thamm, R. (1988). A kinetic model of PFK from P. berghei. Influence of ATP and fructose-6-phosphate. Molec. Biochem. Parasitol. 27, 225-232

Buckwitz, D., Jacobasch, G., Gerth, Ch. (1990). Phosphofructokinase from P. berghei. A kinetic model of allosteric regulation. Molec. Biochem. Parasitol. 40, 225-232

Bundesamt für Gesundheit, BAG (2022). Schweizerischer Impfplan 2022 - Richtlinien und Empfehlungen, Bundesamt für Gesundheit (BAG) und Eidgenössische Kommission für Impffragen, Stand Januar 2022. https://www.bag.admin.ch/bag/de/home/gesund-leben/gesundheitsfoerderung-und-praevention/impfungen-prophylaxe/schweizerischer-impfplan.html

Bundesministerium für Gesundheit, BMSGPK (2022). Österreichischer Impfplan 2022 des Bundesministeriums für Soziales, Gesundheit, Pflege und Konsumentenschutz (BMSGPK). https://www.sozialministerium.at/Themen/Gesundheit/Impfen/Impfplan-%C3%96sterreich.html

Burtscher, M. (2002). Höhensimulation nach Feierabend zur Expeditionsvorbereitung? Alpenvereinsmagazin, März 2002

Burtscher, M. (2004). Endurence performance of the elderly mountainier: requirements, limitations, testing, and training. Wien. Klein. Wochenschr. 116, 703-714

Burtscher, M., Pachinger, O., Schocke, M. F. & Ulmer, H. (2007). Risk factor for sudden cardiac death during mountain hiking. Int. J. Sports Med., 28(7), 621-624

Burtscher, M. (2018). Grenzen der Leistungsfähigkeit in verschiedenen Höhenlagen. In F. Berghold et al. (Hrsg.), Alpin- und Höhenmedizin (2. Aufl.). Springer

Calzado, M. A., de la Vega, L., Möller, A., Bowtell, D. D. L. & Schmitz, M. L. (2008). An inducible autoregulatory loop between HIPK2 and Siah2 at the apex of the hypoxic response. Nature Cell Biology, 11, 85 – 91

Davis, J. M., Latto, I. P., Jones, J. G., Veale, A. & Wardrop, C. A. J. (1979). Effects of stopping smoking for 48 hours on oxygen availability from blood: a study on pregnant woman. Br. Med. J. 2(6186), 355-365

Deutscher Alpenverein, DAV (2022). DAV Reiseversicherungen. www.alpenverein.de/DAV-Services/Versicherungen/, abgerufen am 15.04.2022

Dick, A. (2014). Notfall Blockierung, Vorsicht, Falle! DAV-Panorama, 4,2014, 50-53

Domej, W. (2018a). Respiratorische Farbstoffe unter Hypoxiebedingungen. In F. Berghold et al. (Hrsg.), Alpin- und Höhenmedizin (2. Aufl.). Springer

Domej, W. (2018b). Höhensimulation: Technik und Bedeutung für Medizin, Training und Forschung. In F. Berghold et al. (Hrsg.), Alpin- und Höhenmedizin (2. Aufl.). Springer

Domej, W. (2018c). Arterieller Blutdruck und Hypoxie. In F. Berghold et al. (Hrsg.), Alpin- und Höhenmedizin (2. Aufl.). Springer

Domej, W. & Schwaberger, G. (2018a). Physik der mittleren, großen und extremen Höhen: die Erdatmosphäre. In F. Berghold et al. (Hrsg.), Alpin- und Höhenmedizin (2. Aufl.). Springer

Domej, W. & Schwaberger, G. (2018b). Physiologie der mittleren, großen und extremen Höhen. In F. Berghold et al. (Hrsg.), Alpin- und Höhenmedizin (2. Aufl.). Springer

Domej, W. & Schwaberger, G. (2018c). Pulmonalvaskuläre und sonstige Veränderungen unter Hypoxie. In F. Berghold et al. (Hrsg.), Alpin- und Höhenmedizin (2. Aufl.). Springer

Durrer, B., Brugger, H. & Syme, D. (2001). Advanced challenges in resuscitation: special challenges in EEC – hypothermia. Resuscitation, 50, 243-244

Durrer, B. & Brugger, H. (2018). Hypothermie. In F. Berghold et al. (Hrsg.), Alpin- und Höhenmedizin (2. Aufl.). Springer

Elsensohn, F. (2018). Terrestrische Bergrettung: spezifische ärztliche Einsatztaktiken. In F. Berghold et al. (Hrsg.), Alpin- und Höhenmedizin (2. Aufl.). Springer

Faulhaber, M & Gatterer, H. (2018). Trainingslehre und Steigtaktik beim Bergwandern und Bergsteigen. In F. Berghold et al. (Hrsg.), Alpin- und Höhenmedizin (2. Aufl.). Springer

Faulhaber M., Wille, M. & Gatterer, H. (2018). Präakklimatisation. In F. Berghold et al. (Hrsg.), Alpin- und Höhenmedizin (2. Aufl.). Springer

Faulhaber, M, Ruedl, G & Burtscher, M. (2012). Unfälle beim Bergwandern, auf Hochtouren und beim Klettern. FTR 19, 703-714

Fischer, R. (2018a). Bergsteigen und Bergwandern mit Vorerkrankungen. In F. Berghold et al. (Hrsg.), Alpin- und Höhenmedizin (2. Aufl.). Springer

Fischer, R. (2018b). Höhenlungenödem. In F. Berghold et al. (Hrsg.), Alpin- und Höhenmedizin (2. Aufl.). Springer

Franz, J. R., Lyddon, N. E. & Kram, R. (2012). Mechanical work performed by the individual legs during uphill and downhill walking. J. Biochem. 45: 257-262

Gallagher, D., Heymsfield, S. B., Heo, M., Jebb, S. A., Murgatroyd, P. R. & Sakamoto, Y. (2000). Healthy percentage body fat ranges: an approach for developing guidelines based on body mass index. American Journal of Clinical Nutrition, 72, 694-70

Garber, C. E., Blissmer, B., Deschenes, M. R., Franklin, B. A. Lamonte, M. J. Lee, I. M., Nieman, D. C. & Swain, D. P. (2011). American Collage of Sports Medicine position stand. Med. Sci. Sports. Exerc. 43, 157-175

Gatterer, H. & Faulhaber, M. (2018). Höhentraining. In F. Berghold et al. (Hrsg.), Alpin- und Höhenmedizin (2. Aufl.). Springer

Geiger, S. (2015). Die Pille zum Gipfelglück. NZZ, 23.01.2015

Grocott, M. P. W., Martin, D. S., Levett, D. Z. H., McMorrow, R., Windsor, J. & Montgomery, H. E. (2009). Arterial Blood Gases and Oxygen Content in Climbers on Mount Everest. N. Engl. J. Med., 360, 140-149

Häckel, H. (1999). Meteorologie. Ulmer Verlag, Stuttgart

Harirchi, I., Arvin, A., Vash, J. H., Zafarmand, V. (2005). Frostbite: incidence and predis-
posing factors in mountaineers. Br. J. Sports Med. 39, 898-901

Hedin, S. (1955). Durch Asiens Wüsten (6. Aufl.). Eberhard Brockhaus Wiesbaden

Hochholzer, T. (1998). Trekking und Höhenbergsteigen - Ein medizinischer Ratgeber.
Lochnerverlag München

Hochholzer, T. (2003). Stöcke am Berg – Erfahrung aus der Praxis. In: Sicherheit am
Berg. Österreichisches Kuratorium für Alpine Sicherheit, Innsbruck, 35-37

Hochholzer, T. (2018). Orthopädische Probleme beim Bergsteigen. In F. Berghold et al.
(Hrsg.), Alpin- und Höhenmedizin (2. Aufl.). Springer

Hochholzer, Th. & Burtscher, M. (2010). Lehrbuch Trekking & Expeditionsbergsteigen:
Ein medizinischer Ratgeber, 2010, Panico Alpinverlag

Höbenreich, Ch. (2002). Todesrisiko Achttausender - Trockene Zahlen, nüchterne Fakten, Berg
& Steigen 1, 29-32

Hoi, K. (2018). Lebensrettende Sofortbergung. In F. Berghold et al. (Hrsg.), Alpin- und
Höhenmedizin (2. Aufl.). Springer

Holewijn, M., Heis, R., Wammes, L. J. (1992). Physiological strain due to load carrying in
heavy footwear. Eur. J. Appl. Physiol. Occup. Physiol. 65 (2), 129-134

Hüfner, K. & Schaffert, W. (2018). Neurologische und psychiatrische Notfälle im
Gebirge. In F. Berghold et al. (Hrsg.), Alpin- und Höhenmedizin (2. Aufl.).
Springer

Humboldt, A. v. (2006). Über einen Versuch den Gipfel des Chimborazo zu ersteigen.
Eichborn, Frankfurt am Main

Klimek, L. (2009). Allergieschock – Anaphylaxie. Erstmaßnahmen und Medici, 12, 497-
501 https://www. Konsequenzen. Ars amboss.com/de/wissen/anaphylaxie-
und-anaphylaktoide- reaktionen/ (abgerufen am 26.05.2022)

Üstra Reisen GmbH (2022). Kilimanjaro Machama-Route – 7 Tage. www.abenteuer-
tansania.de/reisevorschlag/Kilimanjaro-machame-route/ abgerufen am
17.04.2022

Koller, J. (2018). Strahlenschäden an der Haut im Hochgebirge. In F. Berghold et al.
(Hrsg.), Alpin- und Höhenmedizin (2. Aufl.). Springer

Kriemler, S. (2018). Besonderheiten des Kinder- und Jugendbergsteigens. In F. Berghold
et al. (Hrsg.), Alpin- und Höhenmedizin (2. Aufl.). Springer

Kruis, C. (2018). Alpine Traumatologie. In F. Berghold et al. (Hrsg.), Alpin- und
Höhenmedizin (2. Aufl.). Springer

Kühnel, W. (1989). Taschenatlas der Zytologie, Histologie und mikroskopischen
Anatomie. Thieme, Stuttgart

Kühnhauser, B. (2017). Blockierungen am Berg – der neue Trend, Vortragsmitschrift vom
06.05.2017, https://www.alpenverein.de/chameleon/public/eeb94e42-263c-15a0-
90d9-4fb0ac5abc7f/Forum-3-Kein-Vor-und-kein-ZZurueck-Blockierungen-am-Berg-
Mitschrift_28685.pdf

Küpper, Th, Ebel, K. & Gieseler, U. (Hrsg.) (2009). Moderne Berg- und Höhenmedizin: Handbuch für Ausbilder, Bergsteiger, Ärzte, Gentner-Verlag, Stuttgart

Jelinek, T. (2012). Impfvorsorge für Reisen – Weltweit gut geschützt. DAV Panorama, 4, 60-62

Lämmle, T., Voll, K. & Burtscher, M. (2008). Das Sauerstoff-Demandsystem WS 120 - ein neues System zur Notfallbehandlung höhenbedingter Erkrankungen. alpinmedizinischer Rundbrief, 38, 6-9

Lämmle, T. (2010). Höhe x Bergsteigen: Die taktischen Grundregeln des Höhenberg-steigens. DAV Summit Club GmbH

Lämmle, T. (2012). Hoch hinauf. DAV Panorama. 2-2012, 68-70

Lidegaard, O., Nielsen, L. H., Skovlund, C. W., Skjeldestat, F. E. & Lokkegaard, E. (2011). Risk of venous thrombo-embolism from the use of oral contraceptives containing different progesterons and oestrogen doses. Danish cohort study, 2001-9. BMJ 343, d6423.

Lullies, H. & Trincker, D. (1974). Taschenbuch der Physiologie. Gustav Fischer Verlag, Jena

McGuinness, J. (2007). Trekking in the Everest Region. Trailblazer Publications

Mees, K. (2005). Höhenanpassung: Höhenkrankheiten und Gesundheitsrisiken, Vorbe-reitung und Training, Bergsteigen, Trekking, Expeditionen. Bruckmann Verlag

Mees, K. (2011). Höhentrekking und Höhenbergsteigen. Bruckmann Verlag

Milledge, J. (1992). Respiratory water loss at altitude. Newsletter Int. Soc. Mountain Med. 2 (3), 5

Monod, J., Wyman, J. & Xhangeux, J. (1965). On the nature of allosteric transitions: a plausible model. J. Mol. Biol. 12,88-118

Nakayama, K., Ronai, Z. & Siah (2004). New Players in the Cellular Response to Hypoxia. Cell Cycle, 3(11), 1345-1347

Netzer, N. (2018). Schlaf und Atmung in der Höhe. In F. Berghold et al. (Hrsg.), Alpin- und Höhenmedizin (2. Aufl.). Springer

Oberhammer, R & Cauchy, E. (2018). Erfrierungen. In F. Berghold et al. (Hrsg.), Alpin- und Höhenmedizin (2. Aufl.). Springer

Österreichisches Kuratorium für Alpine Sicherheit (2022). Alpinunfallstatistik Winter 2021/2022. 12.04.2022, https://alpinesicherheit.at/presse/, abgerufen am 25.05.2022

Oelz, O. (1998). Überlebenskalkül versus Risikoabschätzung beim Expeditionsbergsteigen. In: ÖGAHM (Hrsg.): Jahrbuch der Höhenmedizin, 143 -147

Oelz, O. & Simonis, E. (2011). Kopfwehberge - Geschichte der Höhenmedizin, AS Verlag, Zürich

Paal, P. (2018). Blitzunfälle im Gebirge. In F. Berghold et al. (Hrsg.), Alpin- und Höhen-medizin (2. Aufl.). Springer

Paal, P. & Berger, M. M. (2018). Analgesie im alpinen Gelände. In F. Berghold et al. (Hrsg.), Alpin- und Höhenmedizin (2. Aufl.). Springer

Pandolf, K. B., Haisman, M. F. & Goldman, R. F. (1976). Metabolic energy expenditure and terrain coefficients for walking on snow. Ergonomics 19, 683-690

Pätzold, S. (2018). Höhentrekking und Höhenbergsteigen bei Herzinsuffizienz. In F. Berghold et al. (Hrsg.), Alpin- und Höhenmedizin (2. Aufl.). Springer

Philippe, M. (2018). Spezifische Belastungsmuster des Alpinsports. In F. Berghold et al. (Hrsg.), Alpin- und Höhenmedizin (2. Aufl.). Springer

Pollard, A. J., Murdoch, D. R., Rost, R. (Hrsg.) & Graf, Ch. (Hrsg.) (1998). Praktische Bergmedizin und Trekkingmedizin. Urban & Fischer Verlag

Pollard, A. J., Niermeyer, S., Berry, P., Berghold, F. et al. (2001). Children at high altitude: an international consensus statementby an ad hoc committee of the International Society of Mountain Medicine, March 12, 2001. High Alt. Med. Biol. 2,389-403

Pollard, A. J. & Murdoch, D. R. (2007). Bergmedizin, Höhenbedingte Erkrankungen und Gesundheitsgefahren bei Bergsteigern. Huber, Bern

Roedel, W. (2000). Physik unserer Umwelt: Die Atmosphäre. Springer-Verlag, Berlin/ Heidelberg/ New York

Ross, M. (2012). Mit Babybauch in die Berge? DAV Panorama, 5: 62-64

Sale, R. & Cleare, J. (2000). Climbing The World's 14 Highest Mountains. Mountaineers Books, Seattle

Salisbury, R., Hawley, E. & Bierling, B. (2021). The Himalaya by the Numbers – A Statistical Analysis of Mountaineering in the Nepal Himalaya, 1950-2019. The Himalayan Database Ann Arbor, Michigan, www.himalayandatabase.com, abgerufen am 14.04.2022

Schaffert, W. (2018a). Internistische Notfälle im Gebirge. In F. Berghold et al. (Hrsg.), Alpin- und Höhenmedizin (2. Aufl.). Springer

Schaffert, W. (2018b). Akute Höhenkrankheit. In F. Berghold et al. (Hrsg.), Alpin- und Höhenmedizin (2. Aufl.). Springer

Schaffert, W. (2018c). Stellenwert und Anforderungsprofil des Expeditionsarztes in extremer Höhe. In F. Berghold et al. (Hrsg.), Alpin- und Höhenmedizin (2. Aufl.). Springer

Schnabel, G., Harre, H-D. & Krug, J. (2011). Trainingslehre – Trainingswissenschaft (2. Aufl.). Meyer & Meyer, Aachen

Schobensberger, B. & Schobensberger, W. (2018). Präventivmedizinische und gesundheitstouristische Aspekte der mittleren Höhen. In F. Berghold et al. (Hrsg.), Alpin- und Höhenmedizin (2. Aufl.). Springer

Schuhmann, G. (2018). Augenschäden im Hochgebirge. In F. Berghold et al. (Hrsg.), Alpin- und Höhenmedizin (2. Aufl.). Springer

Schwierch, M. (2018). Risikomanagement und Unfallprävention im Bergsport. Ergebnisse alpiner Feldforschung. In F. Berghold et al. (Hrsg.), Alpin- und Höhenmedizin (2. Aufl.). Springer

Sonna, L.A. (2002). Pulmonary oedema at moderate high altitudes. Lancet, 359, 276-277

Speth, A. (2008). Lieber Sonne als Krebs. Ärzte Zeitung. 2. Oktober 2008, S. 2

Ständige Impfkommission, STIKO (2022). Empfehlungen der Ständigen Impfkommission (STIKO) am Robert-Koch-Institut. https://www.rki.de/DE/Content/Kommissionen/ STIKO/Empfehlungen/Impfempfehlungen_node.html, abgerufen am 29.05.2022

Striebel, H. W. (2009). Anästhesie Intensivmedizin Notfallmedizin. Schattauer Verlag

Sumann, G & Durrer, B. (2018). Möglichkeiten und Grenzen der alpinen Hubschrauberrettung. In F. Berghold et al. (Hrsg.), Alpin- und Höhenmedizin (2. Aufl.). Springer

The Himalayan Database online (2022). https://www.himalayandatabase.com/ online.html, aufgerufen am 14.04.2022

Treibel, W. (2011). Erste Hilfe und Gesundheit am Berg und auf Reisen. Bergverlag Rother

Üstra Reisen GmbH (2022). Kilimanjaro Machama-Route – 7 Tage. www.abenteuer-tansania.de/reisevorschlag/Kilimanjaro-machame-route/ abgerufen am 17.04.2022

Van der Kallen, F. (2018). Angstphänomene und Stress im Alpinsport. In F. Berghold et al. (Hrsg.), Alpin- und Höhenmedizin (2. Aufl.). Springer

Veitl, V. (2018). Ernährung beim Bergwandern und Bergsteigen. In F. Berghold et al. (Hrsg.), Alpin- und Höhenmedizin (2. Aufl.). Springer

Verbraucherzentrale (2022). Auslandsreisekrankenversicherung – darum ist sie wichtig. https://www.verbraucherzentrale.de/wissen/gesundheit-pflege/ krankenversicherung/auslandsreisekrankenversicherung-darum-ist-sie-wichtig-13885, 11.01.2022 abgerufen am 29.05.2022

Waanders, R. & Fischer, H. (2013). Hypoxität: Die individuelle Anfälligkeit, an AMS zu erkranken. Jahrbuch der österr. Gesell. F. Alpin- und Höhenmedizin 24, 119-132

Wagner, P. D. (2000). Reduced maximal output at altitude - mechanisms and significance. Respir. Physiol. 120(1), 1-11

Ward, M. P., Milledge, J.S. & West, J.B. (2000). High Altitude Medicine and Physiology. Arnold, London

Westerterp-Plantenga, M.S., Westerterp, K. R., Rubbens, M., Verwegen, C. R. T., Richelet, J. P. & Gardette, B. (1999). Appetite at „high altitude". Operation Everest III (Comex-,97): a simulated ascent of Mount Everest. J. Appl. Physiol. 87, 391-399

Wikipedia (2022, abgerufen am 27.04.2022). Grundumsatz. de.wikipedia.org/wiki/ Grundumsatz

Wikipedia (2022, aufgerufen am 14.04.2022). List of Mount Everest Records. https://en.wikipedia.org/wiki/List_of_Mount_Everest_records, aufgerufen am 14.04.2022

Wikipedia (2022, aufgerufen am 14.04.2022) Tourism in Nepal. https://en. wikipedia.org/wiki/Tourism_in_Nepal, aufgerufen am 14.04.2022

Zafren, K. (2013). Frostbite: prevention and initial management. High Alt. Med. Biol. 14, 9-12

Zell, E. & Krizan, Z (2014). Do people have insight into their abilities? A metasynthesis. Perspect. Physiol. Sci. 9, 111-125

Ziegler, B. (2018). Möglichkeiten und Grenzen terrestrischer Notfallmedizin. In F. Berghold et al. (Hrsg.), Alpin- und Höhenmedizin (2. Aufl.). Springer

Zinchuk, V. V. (2003). The involvement of nitric oxide in formation of hemoglobin oxygen-binding properties. Usp. Fisiol. Nauk 34, 33-45

Zintl, F. & Eisenhut, A. (2009). Ausdauertraining. blv, München

Zweiker, R. (2018). Höhentrekking und Höhenbergsteigen bei Hypertonie und koronarer Herzkrankheit. In F. Berghold et al. (Hrsg.), Alpin- und Höhenmedizin (2. Aufl.). Springer

13. Der Autor

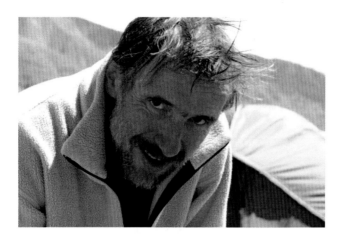

Abb. 165: Der Autor 2012 am Pik Lenin

Der Autor betreibt seit 30 Jahren selbst Höhentrekking und Bergsteigen bis in Höhen über 8.000 m. Seine Liebe zu den Bergen entdeckte er während des Studiums bei Fahrten in die Hohe Tatra (Tschechien) und in das Piringebirge (Bulgarien). 1992 fand er Kontakt zu einer Hochtourengruppe des Deutschen Alpenvereins, die sich der Bergausbildung von Sportstudenten verschrieben hatte. Nach vielen Fahrten in die Alpen und der Besteigung einer Reihe von 4.000ern zog es ihn in die Ferne. Trekking-Individualreisen führten ihn in das Khumbu-Gebiet in Nepal, in den russischen Altai, nach Peru und Ecuador, inklusive Besteigung von Cotopaxi und Cayambe. Es folgten 2011 die Besteigung des Elbrus (Kaukasus), 2012 des Pik Lenin (Pamir, Kirgistan), 2013 Expedition zum Broad Peak (Karakorum, Pakistan), 2014 Muztagh Ata (Pamir, China), 2015 zum Khan Tengri (Tienschan, Kirgistan), 2016 Cho Oyu (China, Himalaja), 2017 Ama Dablam (Nepal) und 2018 Baruntse / Mera-Peak (Nepal).

Beim Klettern im Elbstandsteingebirge ist er mittlerweile Hilfskraft für seine Enkelkinder.

Als Biochemiker haben ihn stets auch die Höhenanpassungsprozesse interessiert, seine eigenen, wie auch die seiner Mitstreiter. Auf seinen Reisen wurde er oft Zeuge der Auseinandersetzung von Bergsteigern mit den Symptomen der Höhenkrankheit. Die oftmals erschreckende Unkenntnis veranlasste ihn zum Schreiben dieses Buches.

Der Autor hat auf dem Gebiet der Biochemie des Energiestoffwechsels promoviert und war in der Biochemieausbildung von Medizinern tätig.

Abb. 166: Alpenglühen am Lhotse, 8.516 m

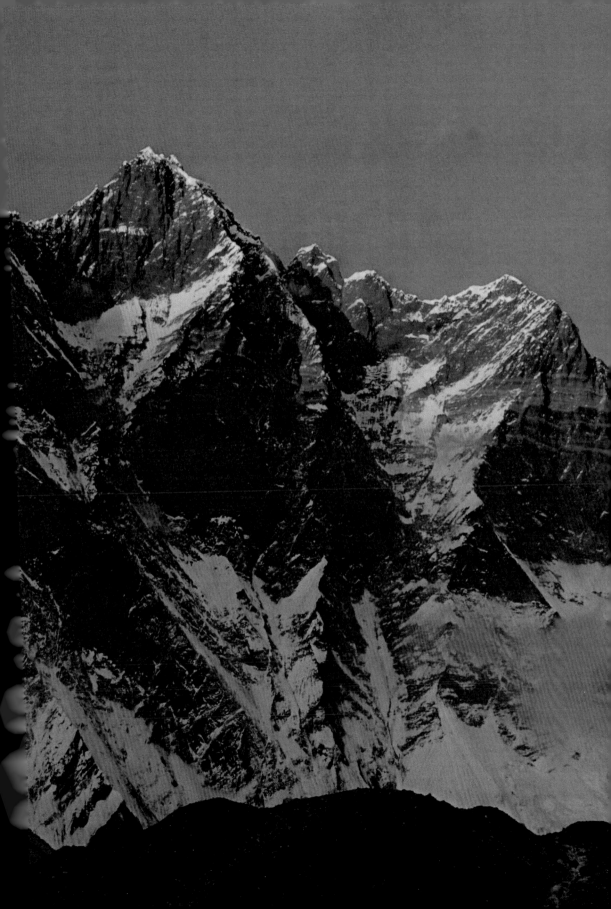